·协和外科手术标准化命名系列·

协和泌尿外科手术标准化命名

名誉主编 杜 斌 马小军
主 编 张玉石 赵 欣 周 炯

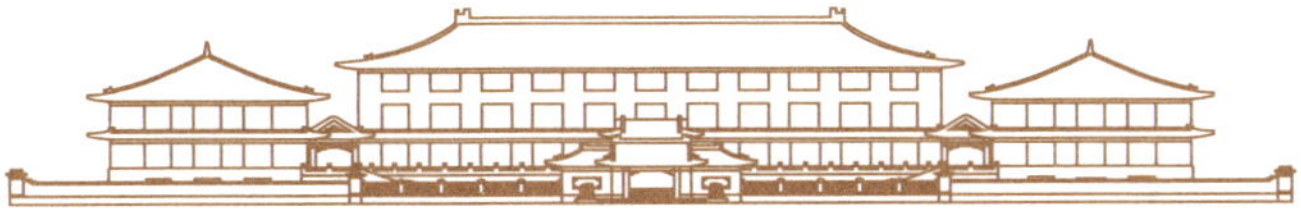

中国协和医科大学出版社
北 京

图书在版编目（CIP）数据

协和泌尿外科手术标准化命名 / 张玉石, 赵欣, 周炯主编. -- 北京 : 中国协和医科大学出版社, 2025. 7.
(协和外科手术标准化命名系列). -- ISBN 978-7-5679-2679-0

Ⅰ. R699-65

中国国家版本馆CIP数据核字第20257JZ281号

主　　编　张玉石　赵　欣　周　炯
责任编辑　李元君　杨雪娇
封面设计　邱晓俐
责任校对　张　麓
责任印制　黄艳霞
出版发行　**中国协和医科大学出版社**
（北京市东城区东单三条9号　邮编100730　电话010-65260431）
网　　址　www.pumcp.com
印　　刷　廊坊市佳艺印务有限公司
开　　本　710mm×1000mm　1/16
印　　张　20.25
字　　数　320千字
版　　次　2025年7月第1版
印　　次　2025年7月第1次印刷
定　　价　108.00元

编 者 名 单

名誉主编 杜 斌 马小军

主 审 李汉忠 纪志刚

主 编 张玉石 赵 欣 周 炯

副 主 编 王文达 谭旭彤 张国杰

秘 书 彭 飞

编 者 （按姓氏笔画排序）

马 琳 北京协和医院泌尿外科

王 栋 北京协和医院泌尿外科

王 站 北京协和医院泌尿外科

王 海 北京协和医院泌尿外科

王文达 北京协和医院泌尿外科

文 进 北京协和医院泌尿外科

邓建华 北京协和医院泌尿外科

左宇志 北京协和医院泌尿外科

石冰冰 北京协和医院泌尿外科

东 洁 北京协和医院泌尿外科

叶子兴 北京协和医院泌尿外科

乔 逸 北京协和医院泌尿外科

刘 义 北京协和医院泌尿外科

刘广华 北京协和医院泌尿外科

纪志刚　北京协和医院泌尿外科
严维刚　北京协和医院泌尿外科
李汉忠　北京协和医院泌尿外科
李亚囡　北京协和医院泌尿外科
李宏军　北京协和医院泌尿外科
连鹏鹄　北京协和医院泌尿外科
肖　河　北京协和医院泌尿外科
吴兴成　北京协和医院泌尿外科
张玉石　北京协和医院泌尿外科
张国杰　北京协和医院西院事务管理处
张学斌　北京协和医院泌尿外科
范欣荣　北京协和医院泌尿外科
周　炯　北京协和医院医务处
周　毅　北京协和医院泌尿外科
周敬敏　北京协和医院泌尿外科
周智恩　北京协和医院泌尿外科
郑国洋　北京协和医院泌尿外科
赵　扬　北京协和医院泌尿外科
赵　欣　北京协和医院泌尿外科
赵　奕　北京协和医院泌尿外科
荣　石　北京协和医院泌尿外科
徐维峰　北京协和医院泌尿外科
黄厚锋　北京协和医院泌尿外科
黄钟明　北京协和医院泌尿外科
彭　飞　北京协和医院泌尿外科

董德鑫　北京协和医院泌尿外科
谢　燚　北京协和医院泌尿外科
谭旭彤　北京协和医院医务处
樊　华　北京协和医院泌尿外科
魏梦超　北京协和医院泌尿外科

序

协和百年的历史，见证了中国泌尿外科的跨越式发展。在这个迅速演进的医学时代，我们比任何时候都更需要一个统一、精确的专业语言系统。《协和泌尿外科手术标准化命名》应运而生，正是回应了这一迫切的专业需求。

医学的进步，归根到底在于标准化与精准化。过去，我们常常为不同医疗机构甚至同一医疗机构的不同医生之间对手术命名的差异而困扰。一台相同的手术，可能因医生、医院的不同，而有着千差万别的命名方式。这种差异不仅影响了医疗质量的可控性，更阻碍了医学大数据的系统性积累与分析。

本书初步尝试构建了一个面向未来的泌尿外科手术标准化体系。以肾上腺手术为例，书中详细阐释了从传统开放手术到现代微创技术，再到前沿的机器人辅助手术的全方位操作路径。每一种手术类型都按照结构化的命名系统确定手术名称，根据实际难度和复杂程度进行手术分级，这种系统性的专业语言，将成为推动医疗质量持续提升的重要工具。

在大数据和人工智能迅速发展的今天，标准化已经不仅仅是一个技术问题，更是一个战略命题。统一的手术命名将为全国乃至全球的医疗大数据研究提供坚实基础，使我们能够更精准地提取、比较、分析和优化医疗技术。

我由衷地相信:《协和泌尿外科手术标准化命名》这本书将为全国医疗机构各科室手术名称的标准化做出一个样板，接下来我们也会组织其他外科进行手术名称的标准化，希望借此推动中国外科迈向更加规范、精准的发展道路。

医学是一门永远在进步的科学。我们今天的工作仅仅是抛砖引玉，不足之处在所难免，我们会在未来的实践中不断丰富和完善。

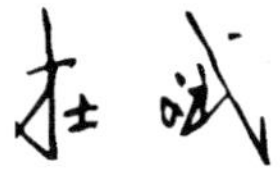

北京协和医院

2025年5月

前　言

标准化始终是医学进步的底层架构。作为《协和泌尿外科手术标准化命名》的主编，我深知它的使命不仅是一本专业参考书，更是中国泌尿外科迈向现代医疗管理的重要步骤。

手术标准化的意义远超我们的想象。在当今数字化、智能化的医疗环境中，精确的手术命名不仅关乎技术规范，更是医疗质量控制、学术研究和医疗大数据分析的基础。传统上，由于缺乏统一的标准，不同医疗机构对同一手术的描述往往显得零散、模糊，这种差异严重阻碍了医学知识的系统积累和技术的横向比较。

本书的编撰历时两年，凝聚了协和泌尿外科医疗人员的集体智慧。我们的目标是构建一个结构化、全面、精确、动态更新的手术命名体系。书中不仅详细阐述了从开放手术到腹腔镜，再到机器人辅助手术的多种操作路径，更为每一种手术类型赋予了更加符合临床实践的分级标准和简要的技术描述。

本书的创新之处在于以下几点。

1. 系统性　从手术入路到具体操作，提供全方位、多维度的标准化描述。

2. 结构化　手术名称都尽可能按照“手术方式+手术入路+手术部位+手术内涵”的结构命名，使读者通过手术名称能够获得更多的手术信息。

3. 精确性　每一个手术名称都经过协和泌尿专家的严格推敲审核，确保专业性和正确性。

4. 前瞻性　兼顾现有技术和未来发展，为医学创新预留空间。

对于年轻医生，这将是一本了解手术全貌的知识地图；对于资深专家，这将是技术交流的共同语言；对于医疗管理者，这将是质量控制的有力工具。

我们深知，医学标准化需要一个持续迭代的过程。因此，我们诚挚地邀请广大临床工作者不断反馈、完善，让这个系统始终保持开放和活力。

医学，永远在路上。愿《协和泌尿外科手术标准化命名》这本书能为中国泌尿外科的发展贡献自己的力量。

北京协和医院

2025年5月

目　　录

第一章

肾上腺手术

一、肾区肾上腺区探查术

手术分级：三级

侧卧位、半侧卧位或平卧位，经腹腔或经腹膜后腔，开放或经腹腔镜或经机器人辅助腹腔镜，进行肾区肾上腺区探查。

1. 开放经腹腔左侧肾上腺区探查术

平卧位，左侧肋缘下切口，进入腹腔，在结肠脾曲外上方切开壁层后腹膜，切断脾结肠韧带，切开结肠旁沟，推开结肠脾曲显露肾周筋膜，切开肾筋膜及肾周脂肪囊，暴露肾脏；在左侧肾上极肾周脂肪中显露肾上腺，进行肾区肾上腺区探查。仔细检查术野是否有出血，彻底止血，留置肾周引流管，逐层缝合关闭切口。

2. 开放经腹腔右侧肾上腺区探查术

平卧位，右侧肋缘下切口，进入腹腔，在结肠肝曲外上方切开壁层后腹膜，切开结肠旁沟，推开结肠肝曲显露肾周筋膜，切开肾筋膜及肾周脂肪囊，暴露肾脏；在右侧肾上极肾周脂肪中显露肾上腺，进行肾区肾上腺区探查。仔细检查术野是否有出血，彻底止血，留置肾周引流管，逐层缝合关闭切口。

3. 开放经腹膜后腔左侧肾上腺区探查术

健侧卧位，抬高腰桥，沿第12肋做切口，进入腹膜后腔，清理腹膜外脂肪，切开左侧肾筋膜及肾脂肪囊，暴露肾脏；在肾上极肾周脂肪中显露肾上腺，进行肾区肾上腺区探查。仔细检查术野是否有出血，彻底止血，留置肾周引流管，逐层缝合关闭切口。

4. 开放经腹膜后腔右侧肾上腺区探查术

健侧卧位，抬高腰桥，沿第12肋做切口，进入腹膜后腔，清理腹膜外脂肪，切开右侧肾筋膜及肾脂肪囊，暴露肾脏；在肾上极肾周脂肪中显露肾上腺，进行肾区肾上腺区探查。仔细检查术野是否有出血，彻底止血，留置肾周引流管，逐层缝合关闭切口。

5. 腹腔镜经腹腔左侧肾上腺区探查术

健侧半侧卧位，置入套管，建立气腹，在结肠脾曲外上方切开壁层后腹膜，切断脾结肠韧带，推开结肠脾曲显露肾周筋膜，切开肾筋膜及肾周脂肪囊，暴露肾脏，在肾上极肾周脂肪中显露肾上腺。仔细检查术野是否有出血，彻底止血，留置肾周引流管，逐层缝合关闭切口。

6. 腹腔镜经腹腔右侧肾上腺区探查术

健侧半侧卧位，置入套管，建立气腹，在结肠肝曲外上方切开壁层后腹膜，打开右结肠旁沟，切开肾筋膜及肾周脂肪囊，暴露肾脏，在肾上极肾周脂肪中显露肾上腺。仔细检查术野是否有出血，彻底止血，留置肾周引流管，逐层缝合关闭切口。

7. 腹腔镜经腹膜后腔左侧肾上腺区探查术

健侧卧位，抬高腰桥，于腋中线髂嵴上2指、腋后线及腋前线与肋缘交点分别置入套管，建立腹膜后腔操作通道，清理腹膜外脂肪，切开肾筋膜及肾周脂肪囊，暴露肾脏，在左侧肾上极肾周脂肪中显露肾上腺。仔细检查术野是否有出血，彻底止血，留置肾周引流管，逐层缝合关闭切口。

8. 腹腔镜经腹膜后腔右侧肾上腺区探查术

健侧卧位，抬高腰桥，于腋中线髂嵴上2指、腋后线及腋前线与肋缘交点分别置入套管，建立腹膜后腔操作通道，清理腹膜外脂肪，切开肾筋膜及肾周脂肪囊，暴露肾脏，在右侧肾上极肾周脂肪中显露肾上腺。仔细检查术野是否有出血，彻底止血，留置肾周引流管，逐层缝合关闭切口。

9. 机器人辅助腹腔镜经腹腔左侧肾上腺区探查术

健侧半卧位，手术侧抬高45°～60°，制备机器人腹腔操作空间。在结肠脾曲外上方切开壁层后腹膜，切断脾结肠韧带，推开结肠脾曲显露肾周筋膜，切开肾筋膜及肾周脂肪囊，暴露肾脏，在肾上极肾周脂肪中显露肾上腺。仔细检查术野是否有出血，彻底止血，留置肾周引流管，逐层缝合关闭切口。

10. 机器人辅助腹腔镜经腹腔右侧肾上腺区探查术

健侧半卧位，手术侧抬高45°～60°，制备机器人腹腔操作空间。在结肠肝曲外上方切开壁层后腹膜，打开右结肠旁沟，推开结肠肝曲显露肾周筋膜，切开肾筋膜及肾周脂肪囊，暴露肾脏，在肾上极肾周脂肪中显露肾上腺。仔细检查术野是否有出血，彻底止血，留置肾周引流管，逐层缝合关闭切口。

11. 机器人辅助腹腔镜经腹膜后腔左侧肾上腺区探查术

健侧卧位，抬高腰桥，制备腹膜后腔机器人操作空间，清理左侧腹膜后脂肪。切开左侧肾筋膜及肾周脂肪囊，暴露左侧肾脏，在肾上极肾周脂肪中显露肾上腺。仔细检查术野是否有出血，彻底止血，留置肾周引流管，逐层缝合关闭切口。

12. 机器人辅助腹腔镜经腹膜后腔右侧肾上腺区探查术

健侧卧位，抬高腰桥，制备腹膜后腔机器人操作空间，清理右侧腹膜后脂肪。切开右侧肾筋膜及肾周脂肪囊，暴露右侧肾脏，在肾上极肾周脂肪中显露肾上腺。仔细检查术野是否有出血，彻底止血，留置肾周引流管，逐层缝合关闭切口。

二、腹腔镜肾上腺囊肿切除术

手术分级：三级

健侧卧位，抬高腰桥，建立腹膜后腔腹腔镜操作空间。清理腹膜外脂肪，切开肾筋膜及肾周脂肪囊。于肾上极肾周脂肪中暴露游离肾上腺囊肿，完整切除肾上腺囊肿，尽量保留正常肾上腺组织。仔细检查术野是否有出血，彻底止血，留置肾周引流管，逐层缝合关闭切口。

1. 腹腔镜左侧肾上腺囊肿切除术

健侧卧位，抬高腰桥，建立腹膜后腔腹腔镜操作空间。清理腹膜外脂肪，切开肾筋膜及肾周脂肪囊。于左肾上极肾周脂肪中暴露游离肾上腺囊肿，完整切除肾上腺囊肿，尽量保留正常肾上腺组织。仔细检查术野是否有出血，彻底止血，留置肾周引流管，逐层缝合关闭切口。

2. 腹腔镜右侧肾上腺囊肿切除术

健侧卧位，抬高腰桥，建立腹膜后腔腹腔镜操作空间。清理腹膜外脂肪，切开肾筋膜及肾周脂肪囊。于右肾上极肾周脂肪中暴露游离肾上腺囊肿，完整切除肾上腺囊肿，尽量保留正常肾上腺组织。仔细检查术野是否有出血，彻底止血，留置肾周引流管，逐层缝合关闭切口。

三、肾上腺部分切除术

手术分级：四级

侧卧位、半侧卧位或平卧位，经腹腔或经腹膜后腔，开放或经腹腔镜或经机器人辅助腹腔镜，进行肾区肾上腺区探查，暴露游离肾上腺，分离肾上腺动静脉，游离肾上腺，切除病变部分肾上腺，仔细检查术野是否有出血，彻底止血，留置肾周引流管，逐层缝合关闭切口。

1. 开放经腹腔左侧肾上腺部分切除术

平卧位，左侧肋缘下切口，进入腹腔，在结肠脾曲外上方切开壁层后腹膜，切断脾结肠韧带，切开左结肠旁沟，推开结肠脾曲显露肾周筋膜，切开肾筋膜及肾周脂肪囊，暴露肾脏；在左侧肾上极肾周脂肪中显露肾上腺，分离肾上腺动静脉，游离肾上腺，切除病变部分肾上腺。仔细检查术野是否有出血，彻底止血，留置肾周引流管，逐层缝合关闭切口。

2. 开放经腹腔右侧肾上腺部分切除术

平卧位，右侧肋缘下切口，进入腹腔，在结肠肝曲外上方切开壁层后腹膜，切开右结肠旁沟，推开结肠右曲显露肾周筋膜，切开肾筋膜及肾周脂肪囊，暴露肾脏；在右侧肾上极肾周脂肪中显露肾上腺，分离肾上腺动静脉，游离肾上腺，切除病变部分肾上腺。仔细检查术野是否有出血，彻底止血，留置肾周引流管，逐层缝合关闭切口。

3. 开放经腹膜后腔左侧肾上腺部分切除术

健侧卧位，抬高腰桥，沿第12肋做切口，进入腹膜后腔，清理腹膜外脂肪，于腰大肌表面切开左侧肾筋膜及肾周脂肪囊，暴露肾脏；在肾上极肾周脂肪中显露肾上腺，分离肾上腺动静脉，游离肾上腺，切除病变部分肾上腺。仔细检查术野是否有出血，彻底止血，留置肾周引流管，逐层缝合关闭切口。

4. 开放经腹膜后腔右侧肾上腺部分切除术

健侧卧位，抬高腰桥，沿第12肋做切口，进入腹膜后腔，清理腹膜外脂肪，于腰大肌表面切开右侧肾筋膜及肾周脂肪囊，暴露肾脏；在肾上极肾周脂肪中显露肾上腺，分离肾上腺动静脉，游离肾上腺，切除病变部分肾上腺。仔细检查术野是否有出血，彻底止血，留置肾周引流管，逐层缝合关闭切口。

5. 腹腔镜经腹腔左侧肾上腺部分切除术

健侧半侧卧位，腰桥抬高，建立气腹，置入套管，在结肠脾曲外上方切开壁层后腹膜，切断脾结肠韧带，推开结肠脾曲显露肾周筋膜，切开肾筋膜及肾周脂肪囊，暴露肾脏；在肾上极肾周脂肪中显露肾上腺，分离肾上腺动静脉，游离肾上腺，切除病变部分肾上腺。仔细检查术野是否有出血，彻底止血，留置肾周引流管，逐层缝合关闭切口。

6. 腹腔镜经腹腔右侧肾上腺部分切除术

健侧半侧卧位，腰桥抬高，建立气腹，置入套管，在结肠肝曲外上方切开壁层后腹膜，切开右结肠旁沟，切开肾筋膜及肾周脂肪囊，暴露肾脏；在肾上极肾周脂肪中显露肾上腺，分离肾上腺动静脉，游离肾上腺，切除病变部分肾上腺。仔细检查术野是否有出血，彻底止血，留置肾周引流管，逐层缝合关闭切口。

7. 腹腔镜经腹膜后腔左侧肾上腺部分切除术

健侧卧位，抬高腰桥，于腋中线髂嵴上2指、腋前线及腋后线与肋缘交点分别置入套管，建立腹膜后腔操作通道，清除腹膜外脂肪，切开左侧肾筋膜及肾周脂肪囊，暴露左侧肾脏；在肾上极肾周脂肪中显露肾上腺，分离肾上腺动静脉，游离肾上腺，切除部分肾上腺。仔细检查术野是否有出血，彻底止血，留置肾周引流管，逐层缝合关闭切口。

8. 腹腔镜经腹膜后腔右侧肾上腺部分切除术

健侧卧位，抬高腰桥，于腋中线髂嵴上2指、腋前线及腋后线与肋缘交点分别置入套管，建立腹膜后腔操作通道，清除腹膜外脂肪，切开右侧肾筋膜及肾周脂肪囊，暴露右侧肾脏；在肾上极肾周脂肪中显露肾上腺，分离肾上腺动静脉，游离肾上腺，切除部分肾上腺。仔细检查术野是否有出血，彻底止血，留置肾周引流管，逐层缝合关闭切口。

9. 机器人辅助腹腔镜经腹腔左侧肾上腺部分切除术

健侧半侧卧位，手术侧抬高45°～60°，制备机器人腹腔操作空间。在结肠脾曲外上方切开壁层后腹膜，切断脾结肠韧带，推开结肠脾曲显露肾周筋膜，切开肾筋膜及肾周脂肪囊，暴露肾脏；在肾上极肾周脂肪中显露肾上腺，分离肾上腺动静脉，游离肾上腺，切除病变部分肾上腺。仔细检查术野是否有出血，彻底止血，留置肾周引流管，逐层缝合关闭切口。

10. 机器人辅助腹腔镜经腹腔右侧肾上腺部分切除术

健侧半侧卧位，手术侧抬高45°～60°，制备机器人腹腔操作空间。在结肠肝曲外上方切开壁层后腹膜，打开右结肠旁沟，推开结肠肝曲显露肾周筋膜，切开肾筋膜及肾周脂肪囊，暴露肾脏；在肾上极肾周脂肪中显露肾上腺，分离肾上腺动静脉，游离肾上腺，切除病变部分肾上腺。仔细检查术野是否有出血，彻底止血，留置肾周引流管，逐层缝合关闭切口。

11. 机器人辅助腹腔镜经腹膜后腔左侧肾上腺部分切除术

健侧卧位，抬高腰桥，制备腹膜后腔操作空间，清理腹膜后脂肪。切开左侧肾筋膜及肾周脂肪囊，暴露肾脏；在肾上极肾周脂肪中显露肾上腺，分离肾上腺动静脉，游离肾上腺，切除病变部分肾上腺。仔细检查术野是否有出血，彻底止血，留置肾周引流管，逐层缝合关闭切口。

12. 机器人辅助腹腔镜经腹膜后腔右侧肾上腺部分切除术

健侧卧位，抬高腰桥，制备腹膜后腔操作空间，清理腹膜后脂肪。切开右侧肾筋膜及肾周脂肪囊，暴露肾脏；在肾上极肾周脂肪中显露肾上腺，分离肾上腺动静脉，游离肾上腺，切除病变部分肾上腺，仔细检查术野是否有出血，彻底止血，留置肾周引流管，逐层缝合关闭切口。

四、肾上腺良性肿瘤切除术

手术分级：四级

侧卧位、半侧卧位或平卧位，经腹腔或经腹膜后腔，开放或经腹腔镜或经机器人辅助腹腔镜，进行肾区肾上腺区探查，暴露游离肾上腺肿瘤，切除肾上腺肿瘤，尽可能保留正常肾上腺组织。仔细检查术野是否有出血，彻底止血，留置肾周引流管，逐层缝合关闭切口。

1. 开放经腹腔左侧肾上腺肿瘤切除术

平卧位，左侧肋缘下切口，进入腹腔，在结肠脾曲外上方切开壁层后腹膜，切断脾结肠韧带，切开左结肠旁沟，推开结肠脾曲显露肾周筋膜，切开肾筋膜及肾周脂肪囊，暴露肾脏；在左侧肾上极肾周脂肪中显露肾上腺，分离肾上腺动静脉，游离肾上腺，暴露肾上腺肿瘤，完整切除肾上腺肿瘤。仔细检查术野是否有出血，彻底止血，留置肾周引流管，逐层缝合关闭切口。

2. 开放经腹腔右侧肾上腺肿瘤切除术

平卧位，右侧肋缘下切口，进入腹腔，在结肠肝曲外上方切开壁层后腹膜，切开右结肠旁沟，推开升结肠显露肾周筋膜，切开肾筋膜及肾周脂肪囊，暴露肾脏；在右侧肾上极肾周脂肪中显露肾上腺，分离肾上腺动静脉，游离肾上腺，暴露肾上腺肿瘤，完整切除肾上腺肿瘤。仔细检查术野是否有出血，彻底止血，留置肾周引流管，逐层缝合关闭切口。

3. 开放经腹膜后腔左侧肾上腺肿瘤切除术

健侧卧位，抬高腰桥，沿第12肋做切口，进入腹膜后腔，于腰大肌表面切开左侧肾筋膜及肾周脂肪囊，暴露左侧肾脏；在肾上极肾周脂肪中显露肾上腺，分离肾上腺动静脉，游离肾上腺，暴露肾上腺肿瘤，完整切除肾上腺肿瘤。仔细检查术野是否有出血，彻底止血，留置肾周引流管，逐层缝合关闭切口。

4. 开放经腹膜后腔右侧肾上腺肿瘤切除术

健侧卧位，抬高腰桥，沿第12肋做切口，进入腹膜后腔，于腰大肌表面切开右侧肾筋膜及肾周脂肪囊，暴露右侧肾脏；在肾上极肾周脂肪中显露肾上腺，分离肾上腺动静脉，游离肾上腺，暴露肾上腺肿瘤，完整切除肾上腺肿瘤。仔细检查术野是否有出血，彻底止血，留置肾周引流管，逐层缝合关闭切口。

5. 腹腔镜经腹腔左侧肾上腺肿瘤切除术

健侧半侧卧位，腰桥抬高，建立气腹，置入套管，在结肠脾曲外上方切开壁层后腹膜，切断脾结肠韧带，推开结肠脾曲显露肾周筋膜，切开肾筋膜及肾周脂肪囊，暴露肾脏；在肾上极肾周脂肪中显露肾上腺，分离肾上腺动静脉，游离肾上腺，暴露肾上腺肿瘤，完整切除肾上腺肿瘤。仔细检查术野是否有出血，彻底止血，留置肾周引流管，逐层缝合关闭切口。

6. 腹腔镜经腹腔右侧肾上腺肿瘤切除术

健侧半侧卧位，腰桥抬高，建立气腹，置入套管，在结肠肝曲外上方切开壁层后腹膜，切开右结肠旁沟，切开肾筋膜及肾周脂肪囊，暴露肾脏；在肾上极肾周脂肪中显露肾上腺，分离肾上腺动静脉，游离肾上腺，暴露肾上腺肿瘤，完整切除肾上腺肿瘤。仔细检查术野是否有出血，彻底止血，留置肾周引流管，逐层缝合关闭切口。

7. 腹腔镜经腹膜后腔左侧肾上腺肿瘤切除术

健侧卧位，抬高腰桥，于腋中线髂嵴上2指、腋前线及腋后线与肋缘交点置入套管，建立腹膜后操作通道，清除腹膜外脂肪，切开左侧肾筋膜及肾周脂肪囊，暴露左侧肾脏；在肾上极肾周脂肪中显露肾上腺，分离肾上腺动静脉，游离肾上腺，暴露肾上腺肿瘤，完整切除肾上腺肿瘤。仔细检查术野是否有出血，彻底止血，留置肾周引流管，逐层缝合关闭切口。

8. 腹腔镜经腹膜后腔右侧肾上腺肿瘤切除术

健侧卧位，抬高腰桥，于腋中线髂嵴上2指、腋前线及腋后线与肋缘交点置入套管，建立腹膜后操作通道，清除腹膜外脂肪，切开右侧肾筋膜及肾周脂肪囊，暴露右侧肾脏；在肾上极肾周脂肪中显露肾上腺，分离肾上腺动静脉，游离肾上腺，暴露肾上腺肿瘤，完整切除肾上腺肿瘤。仔细检查术野是否有出血，彻底止血，留置肾周引流管，逐层缝合关闭切口。

9. 机器人辅助腹腔镜经腹腔左侧肾上腺肿瘤切除术

健侧半侧卧位，手术侧抬高45°～60°，制备机器人腹腔操作空间。在结肠脾曲外上方切开壁层后腹膜，切断脾结肠韧带，推开结肠脾曲显露肾周筋膜，切开肾筋膜及肾周脂肪囊，暴露肾脏；在肾上极肾周脂肪中显露肾上腺，分离肾上腺动静脉，游离肾上腺，切除肾上腺肿瘤。仔细检查术野是否有出血，彻底止血，留置肾周引流管，逐层缝合关闭切口。

10. 机器人辅助腹腔镜经腹腔右侧肾上腺肿瘤切除术

健侧半侧卧位，手术侧抬高45°～60°，制备机器人腹腔操作空间。在结肠肝曲外上方切开壁层后腹膜，打开右结肠旁沟，推开结肠肝曲显露肾周筋膜，切开肾筋膜及肾周脂肪囊，暴露肾脏；在肾上极肾周脂肪中显露肾上腺，分离肾上腺动静脉，游离肾上腺，暴露肾上腺肿瘤，完整切除肾上腺肿瘤。仔细检查术野是否有出血，彻底止血，留置肾周引流管，逐层缝合关闭切口。

11. 机器人辅助腹腔镜经腹膜后腔左侧肾上腺肿瘤切除术

健侧卧位，抬高腰桥，制备腹膜后腔操作空间，清理腹膜后脂肪。切开左侧肾筋膜及肾周脂肪囊，暴露肾脏，在肾上极肾周脂肪中显露肾上腺，分离肾上腺动静脉，游离肾上腺下极或上极，暴露肾上腺肿瘤，完整切除肾上腺肿瘤。

仔细检查术野是否有出血，彻底止血，留置肾周引流管，逐层缝合关闭切口。

12. 机器人辅助腹腔镜经腹膜后腔右侧肾上腺肿瘤切除术

健侧卧位，抬高腰桥，制备腹膜后腔操作空间，清理腹膜后脂肪。切开右侧肾筋膜及肾周脂肪囊，暴露肾脏，在肾上极肾周脂肪中显露肾上腺，分离肾上腺动静脉，游离肾上腺下极或上极，暴露肾上腺肿瘤，完整切除肾上腺肿瘤。仔细检查术野是否有出血，彻底止血，留置肾周引流管，逐层缝合关闭切口。

五、肾上腺恶性肿瘤切除术

手术分级：四级

侧卧位、半侧卧位或平卧位，经腹腔或经腹膜后腔，开放或经腹腔镜或经机器人辅助腹腔镜，分离探查暴露肾上腺区肿瘤，完整切除肾上腺及周围组织（包括脂肪、淋巴结），达到R0切除。仔细检查术野是否有出血，彻底止血，留置肾周引流管，逐层关闭伤口。

1. 开放经腹腔左侧肾上腺区恶性肿瘤根治性切除术

平卧位，左侧垫高45°～60°，肋缘下切口，进入腹腔，在结肠脾曲外上方切开壁层后腹膜，切断脾结肠韧带，推开结肠脾曲显露肾周筋膜，切开肾筋膜及肾周脂肪囊，暴露肾脏；在肾上极肾周脂肪中显露肾上腺，自下而上游离肾上腺，向内前方继续离断肾上腺动脉，分离肾上腺中央静脉并结扎，将肾上腺、肿瘤及周围组织（脂肪、淋巴结等）完全游离，如果发现肿瘤侵犯周围脏器，需一并切除，整体取出标本。仔细检查术野是否有出血，彻底止血，留置肾周引流管，逐层缝合关闭切口。

2. 开放经腹腔右侧肾上腺区恶性肿瘤根治性切除术

平卧位，右侧垫高45°～60°，肋缘下切口，进入腹腔，在结肠肝曲外上方切开壁层后腹膜，打开右结肠旁沟，推开升结肠显露肾周筋膜，切开肾筋膜及肾周脂肪囊，暴露肾脏；在肾上极肾周脂肪中显露肾上腺，自下而上游离肾上腺，向内前方继续离断肾上腺动脉，分离肾上腺中央静脉并结扎，将肾上腺、肿瘤及周围组织（脂肪、淋巴结等）完全游离，如果发现肿瘤侵犯周围脏器，需一并切除，整体取出标本。仔细检查术野是否有出血，彻底止血，留置肾周引流管，逐层缝合关闭切口。

3. 开放经腹膜后腔左侧肾上腺区恶性肿瘤根治性切除术

健侧卧位，抬高腰桥，沿第12肋做切口，进入腹膜后腔，于腰大肌表面切开左侧肾筋膜及肾周脂肪囊，暴露肾脏；在肾上极肾周脂肪中显露肾上腺，自下而上游离肾上腺，向内前方继续离断肾上腺动脉，分离肾上腺中央静脉并结扎，将肾上腺、肿瘤及周围组织（脂肪、淋巴结等）完全游离，如果发现肿瘤侵犯周围脏器，需一并切除，整体取出标本。仔细检查术野是否有出血，彻底止血，留置肾周引流管，逐层缝合关闭切口。

4. 开放经腹膜后腔右侧肾上腺区恶性肿瘤根治性切除术

健侧卧位，抬高腰桥，沿第12肋做切口，进入腹膜后腔，于腰大肌表面切开右侧肾筋膜及肾周脂肪囊，暴露肾脏；在肾上极肾周脂肪中显露肾上腺，自下而上游离肾上腺，向内前方继续离断肾上腺动脉，分离肾上腺中央静脉并结扎，将肾上腺、肿瘤及周围组织（脂肪、淋巴结等）完全游离，如果发现肿瘤侵犯周围脏器，需一并切除，整体取出标本。仔细检查术野是否有出血，彻底止血，留置肾周引流管，逐层缝合关闭切口。

5. 腹腔镜经腹腔左侧肾上腺区恶性肿瘤根治性切除术

健侧半侧卧位，患侧垫高45°～60°，建立气腹，置入套管，在结肠脾曲外上方切开壁层后腹膜，切断脾结肠韧带，推开结肠脾曲显露肾周筋膜，切开肾筋膜及肾周脂肪囊，暴露肾脏；在肾上极肾周脂肪中显露肾上腺，自下而上游离肾上腺，向内前方继续离断肾上腺动脉，分离肾上腺中央静脉并结扎，将肾上腺、肿瘤及周围组织（脂肪、淋巴结等）完全游离，如果发现肿瘤侵犯周围脏器，需一并切除，整体取出标本。仔细检查术野是否有出血，彻底止血，留置肾周引流管，逐层缝合关闭切口。

6. 腹腔镜经腹腔右侧肾上腺区恶性肿瘤根治性切除术

健侧半侧卧位，患侧垫高45°～60°，建立气腹，置入套管，在结肠肝曲外上方切开壁层后腹膜，打开右结肠旁沟，推开升结肠显露肾周筋膜，切开肾筋膜及肾周脂肪囊，暴露肾脏；在肾上极肾周脂肪中显露肾上腺，自下而上游离肾上腺，向内前方继续离断肾上腺动脉，分离肾上腺中央静脉并结扎，将肾上腺、肿瘤及周围组织（脂肪、淋巴结等）完全游离，如果发现肿瘤侵犯周围脏器，需一并切除，整体取出标本。仔细检查术野是否有出血，彻底止血，留置肾周引流管，逐层缝合关闭切口。

7. 腹腔镜经腹腔后腔左侧肾上腺区恶性肿瘤根治性切除术

健侧卧位，抬高腰桥，于腋中线髂嵴上2指、腋前线及腋后线与肋缘交点置入套管，可根据情况，增加第4个套管，建立腹膜后操作通道，切开左侧肾筋膜及肾周脂肪囊，暴露肾脏；在肾上极肾周脂肪中显露肾上腺，自下而上游离肾上腺，向内前方继续离断肾上腺动脉，分离肾上腺中央静脉并结扎，将肾上腺、肿瘤及周围组织（脂肪、淋巴结等）完全游离，如果发现肿瘤侵犯周围脏器，需一并切除，整体取出标本。仔细检查术野是否有出血，彻底止血，留置肾周引流管，逐层缝合关闭切口。

8. 腹腔镜经腹腔后腔右侧肾上腺区恶性肿瘤根治性切除术

健侧卧位，抬高腰桥，于腋中线髂嵴上2指、腋前线及腋后线与肋缘交点置入套管，可根据情况，增加第4个套管，建立腹膜后操作通道，切开右侧肾筋膜及肾周脂肪囊，暴露肾脏；在肾上极肾周脂肪中显露肾上腺，自下而上游离肾上腺，向内前方继续离断肾上腺动脉，分离肾上腺中央静脉并结扎，将肾上腺、肿瘤及周围组织（脂肪、淋巴结等）完全游离，如果发现肿瘤侵犯周围脏器，需一并切除，整体取出标本。仔细检查术野是否有出血，彻底止血，留置肾周引流管，逐层缝合关闭切口。

9. 机器人辅助腹腔镜经腹腔左侧肾上腺区恶性肿瘤根治性切除术

健侧半卧位，手术侧抬高45°～60°，制备腹腔机器人操作空间。在结肠脾曲外上方切开壁层后腹膜，切断脾结肠韧带，推开结肠脾曲显露肾周筋膜，切开肾筋膜及肾周脂肪囊，暴露肾脏；在肾上极肾周脂肪中显露肾上腺，自下而上游离肾上腺，向内前方继续离断肾上腺动脉，分离肾上腺中央静脉并结扎，将肾上腺、肿瘤及周围组织（脂肪、淋巴结等）完全游离，如果发现肿瘤侵犯周围脏器，需一并切除，整体取出标本。仔细检查术野是否有出血，彻底止血，留置肾周引流管，逐层缝合关闭切口。

10. 机器人辅助腹腔镜经腹腔右侧肾上腺区恶性肿瘤根治性切除术

健侧半卧位，手术侧抬高45°～60°，制备腹腔机器人操作空间，在结肠肝曲外上方切开壁层后腹膜，打开右结肠旁沟，推开升结肠显露肾周筋膜，切开肾筋膜及肾周脂肪囊，暴露肾脏；在肾上极肾周脂肪中显露肾上腺，自下而上游离肾上腺，向内前方继续离断肾上腺动脉，分离肾上腺中央静脉并结扎，将肾上腺、肿瘤及周围组织（脂肪、淋巴结等）完全游离，如果发现肿瘤侵犯周围脏器，需一并切除，整体取出标本。仔细检查术野是否有出血，彻底止血，留置肾周引流管，逐层缝合关闭切口。

11. 机器人辅助腹腔镜经腹膜后腔左侧肾上腺区恶性肿瘤根治性切除术

健侧卧位，抬高腰桥，制备腹膜后腔机器人操作空间，清理腹膜后脂肪。切开左侧肾筋膜及肾周脂肪囊，暴露肾脏，在肾上极肾周脂肪中显露肾上腺，自下而上游离肾上腺，向内前方继续离断肾上腺动脉，分离肾上腺中央静脉并结扎，将肾上腺、肿瘤及周围组织（脂肪、淋巴结等）完全游离，如果发现肿瘤侵犯周围脏器，需一并切除，整体取出标本。仔细检查术野是否有出血，彻底止血，留置肾周引流管，逐层缝合关闭切口。

12. 机器人辅助腹腔镜经腹膜后腔右侧肾上腺区恶性肿瘤根治性切除术

健侧卧位，抬高腰桥，制备腹膜后腔机器人操作空间，清理腹膜后脂肪。切开右侧肾筋膜及肾周脂肪囊，暴露肾脏，在肾上极肾周脂肪中显露肾上腺，自下而上游离肾上腺，向内前方继续离断肾上腺动脉，分离肾上腺中央静脉并结扎，将肾上腺、肿瘤及周围组织（脂肪、淋巴结等）完全游离，如果发现肿瘤侵犯周围脏器，需一并切除，整体取出标本。仔细检查术野是否有出血，彻底止血，留置肾周引流管，逐层缝合关闭切口。

六、嗜铬细胞瘤/副神经节瘤切除术

手术分级：四级

侧卧位、半侧卧位或平卧位，消毒，经腹腔或经腹膜后腔，开放或经腹腔镜或经机器人辅助腹腔镜，分离探查暴露嗜铬细胞瘤/副神经节瘤，切除肿瘤，创面止血，当发现肿瘤后先夹闭肿瘤的供血血管，以防止大量儿茶酚胺涌入血液循环。术中注意观察患者血压变化，适当给予降压补液对症处理。

1. 开放经腹腔左侧嗜铬细胞瘤切除术

健侧半侧卧位，左侧垫高45°～60°，肋缘下切口，进入腹腔，在结肠脾曲外上方切开壁层后腹膜，切断脾结肠韧带，推开结肠脾曲显露肾周筋膜，切开肾筋膜及肾周脂肪囊，暴露肾脏；在肾上极肾周脂肪中显露肾上腺及肿瘤，完整游离肿瘤，边游离肿瘤边结扎肿瘤供血血管，根据患者病灶位置可分离肾上腺中央静脉并结扎，将肿瘤完全游离切除，取出标本。仔细检查术野是否有出血，彻底止血，留置肾周引流管，逐层缝合关闭切口。

2. 开放经腹腔右侧嗜铬细胞瘤切除术

健侧半侧卧位，右侧垫高45°～60°，肋缘下做“人”字切口，进入腹腔，在结肠肝曲外上方切开壁层后腹膜，打开右结肠旁沟，推开升结肠显露肾周筋膜，切开肾筋膜及肾周脂肪囊，暴露肾脏；在肾上极肾周脂肪中显露肾上腺及肿瘤，完整游离肿瘤，边游离肿瘤边结扎肿瘤供血血管，根据患者病灶位置可分离肾上腺中央静脉并结扎，将肿瘤完全游离切除，取出标本。仔细检查术野是否有出血，彻底止血，留置肾周引流管，逐层缝合关闭切口。

3. 开放经腹膜后腔左侧嗜铬细胞瘤切除术

健侧卧位，抬高腰桥，沿第12肋做切口，进入腹膜后腔，于腰大肌表面切开左侧肾筋膜及肾周脂肪囊，暴露肾脏；在肾上极肾周脂肪中显露肾上腺及肿瘤，自下外而上内游离肿瘤，根据患者病灶位置可分离肾上腺中央静脉并结扎，将肿瘤完全游离切除，取出标本。仔细检查术野是否有出血，彻底止血，留置肾周引流管，逐层缝合关闭切口。

4. 开放经腹膜后腔右侧嗜铬细胞瘤切除术

健侧卧位，抬高腰桥，沿第12肋做切口，进入腹膜后腔，于腰大肌表面切开右侧肾筋膜及肾周脂肪囊，暴露肾脏；在肾上极肾周脂肪中显露肾上腺及肿瘤，自下外而上内游离肿瘤，根据患者病灶位置可分离肾上腺中央静脉并结扎，将肿瘤完全游离切除，取出标本。仔细检查术野是否有出血，彻底止血，留置肾周引流管，逐层缝合关闭切口。

5. 腹腔镜经腹腔左侧嗜铬细胞瘤切除术

健侧半侧卧位，腰桥抬高，建立气腹，置入套管，进入腹腔，打开左结肠旁沟，将结肠向身体内侧翻转，暴露肾筋膜，切开肾筋膜及肾周脂肪囊，暴露肾脏；在肾上极肾周脂肪中显露肾上腺及肿瘤，自下外而上内游离肿瘤，根据患者病灶位置可分离肾上腺中央静脉并结扎，将肿瘤完全游离切除，取出标本。仔细检查术野是否有出血，彻底止血，留置肾周引流管，逐层缝合关闭切口。

6. 腹腔镜经腹腔右侧嗜铬细胞瘤切除术

健侧半侧卧位，腰桥抬高，建立气腹，置入套管，进入腹腔，打开升结肠结肠旁沟，将结肠向身体内侧翻转，暴露肾筋膜，切开肾筋膜及肾周脂肪囊，暴露肾脏；在肾上极肾周脂肪中显露肾上腺及肿瘤，自下外而上内游离肿瘤，根据患者病灶位置可分离肾上腺中央静脉并结扎，将肿瘤完全游离切除，取出标本。仔细检查术野是否有出血，彻底止血，留置肾周引流管，逐层缝合关闭切口。

7. 腹腔镜经腹膜后腔左侧嗜铬细胞瘤切除术

健侧卧位，抬高腰桥，建立腹膜后腔操作通道，切开左侧肾筋膜及肾周脂肪囊，暴露肾脏；在肾上极肾周脂肪中显露肾上腺及肿瘤，自下外而上内游离肿瘤，根据患者病灶位置可分离肾上腺中央静脉并结扎，将肿瘤完全游离切除，取出标本。仔细检查术野是否有出血，彻底止血，留置肾周引流管，逐层缝合关闭切口。

8. 腹腔镜经腹膜后腔右侧嗜铬细胞瘤切除术

健侧卧位，抬高腰桥，建立腹膜后腔操作通道，切开右侧肾筋膜及肾周脂肪囊，暴露肾脏；在肾上极肾周脂肪中显露肾上腺及肿瘤，自下外而上内游离肿瘤，根据患者病灶位置可分离肾上腺中央静脉并结扎，将肿瘤完全游离切除，取出标本。仔细检查术野是否有出血，彻底止血，留置肾周引流管，逐层缝合关闭切口。

9. 机器人辅助腹腔镜经腹腔左侧嗜铬细胞瘤切除术

健侧半侧卧位，手术侧抬高45°～60°，制备机器人腹腔操作空间。打开左结肠旁沟，将结肠向身体内侧翻转，暴露肾筋膜，切开肾筋膜及肾周脂肪囊，暴露肾脏；在肾上极肾周脂肪中显露肾上腺及肿瘤，自下外而上内游离肿瘤，根据患者病灶位置可分离肾上腺中央静脉并结扎，将肿瘤完全游离切除，取出标本。仔细检查术野是否有出血，彻底止血，留置肾周引流管，逐层缝合关闭切口。

10. 机器人辅助腹腔镜经腹腔右侧嗜铬细胞瘤切除术

健侧半侧卧位，手术侧抬高45°～60°，制备机器人腹腔操作空间。打开右结肠旁沟，将结肠向身体内侧翻转，暴露肾筋膜，切开肾筋膜及肾周脂肪囊，暴露肾脏；在肾上极肾周脂肪中显露肾上腺及肿瘤，自下外而上内游离肿瘤，根据患者病灶位置可分离肾上腺中央静脉并结扎，将肿瘤完全游离切除，取出标本。仔细检查术野是否有出血，彻底止血，留置肾周引流管，逐层缝合关闭切口。

11. 机器人辅助腹腔镜经腹膜后腔左侧嗜铬细胞瘤切除术

健侧卧位，抬高腰桥，制备腹膜后腔操作空间，清理腹膜后脂肪。切开左侧肾筋膜及肾周脂肪囊，暴露肾脏；在肾上极肾周脂肪中显露肾上腺及肿瘤，自下外而上内游离肿瘤，根据患者病灶位置可分离肾上腺中央静脉并结扎，将肿瘤完全游离切除，取出标本。仔细检查术野是否有出血，彻底止血，留置肾周引流管，逐层缝合关闭切口。

12. 机器人辅助腹腔镜经腹膜后腔右侧嗜铬细胞瘤切除术

健侧卧位，抬高腰桥，制备腹膜后腔操作空间，清理腹膜后脂肪。切开右侧肾筋膜及肾周脂肪囊，暴露肾脏；在肾上极肾周脂肪中显露肾上腺及肿瘤，自下外而上内游离肿瘤，根据患者病灶位置可分离肾上腺中央静脉并结扎，将肿瘤完全游离切除，取出标本。仔细检查术野是否有出血，彻底止血，留置肾周引流管，逐层缝合关闭切口。

13. 开放经腹腔左侧副神经节瘤切除术

平卧位，根据CT显示的肿瘤位置设计合适切口，进入腹腔及腹膜后间隙，寻找并游离左侧腹膜后肿瘤，如肿瘤有供血动脉可先离断动脉避免儿茶酚胺入血，完整切除肿瘤，取出标本。仔细检查术野是否有出血，彻底止血，留置肾周引流管，逐层缝合关闭切口。

14. 开放经腹腔右侧副神经节瘤切除术

平卧位，根据CT显示的肿瘤位置设计合适切口，进入腹腔及腹膜后间隙，寻找并游离右侧腹膜后肿瘤，如肿瘤有供血动脉可先离断动脉避免儿茶酚胺入血，完整切除肿瘤，取出标本。仔细检查术野是否有出血，彻底止血，留置肾周引流管，逐层缝合关闭切口。

15. 开放经腹膜后腔左侧副神经节瘤切除术

健侧卧位，抬高腰桥，沿第12肋做切口，进入左侧腹膜后腔，根据术前影像学定位显露肿瘤，寻找并游离肿瘤，如肿瘤有供血动脉可先离断动脉避免肾上腺髓质激素入血，完整切除肿瘤，取出标本。仔细检查术野是否有出血，彻底止血，留置肾周引流管，逐层缝合关闭切口。

16. 开放经腹膜后腔右侧副神经节瘤切除术

健侧卧位，抬高腰桥，沿第12肋做切口，进入右侧腹膜后腔，根据术前影像学定位显露肿瘤，寻找并游离肿瘤，如肿瘤有供血动脉可先离断动脉避免肾上腺髓质激素入血，完整切除肿瘤，取出标本。仔细检查术野是否有出血，彻底止血，留置肾周引流管，逐层缝合关闭切口。

17. 腹腔镜经腹腔左侧副神经节瘤切除术

健侧卧位或半侧卧位，腰桥抬高，根据CT显示的肿瘤位置设计合适的切口，建立气腹，置入套管，进入腹腔及腹膜后间隙，寻找并游离左侧腹膜后肿瘤，如肿瘤有供血动脉可先离断动脉避免肾上腺髓质激素入血，完整切除肿瘤，取出标本。仔细检查术野是否有出血，彻底止血，留置肾周引流管，逐层缝合关闭切口。

18. 腹腔镜经腹腔右侧副神经节瘤切除术

健侧卧位或半侧卧位，腰桥抬高，根据CT显示的肿瘤位置设计合适的切口，建立气腹，置入套管，进入腹腔及腹膜后间隙，寻找并游离右侧腹膜后肿瘤，如肿瘤有供血动脉可先离断动脉避免肾上腺髓质激素入血，完整切除肿瘤，取出标本。仔细检查术野是否有出血，彻底止血，留置肾周引流管，逐层缝合关闭切口。

19. 腹腔镜经腹膜后腔左侧副神经节瘤切除术

健侧卧位，抬高腰桥，建立腹膜后操作通道，进入左侧腹膜后腔，根据术前影像学定位显露肿瘤，寻找并游离肿瘤，如肿瘤有供血动脉可先离断动脉避免肾上腺髓质激素入血，完整切除肿瘤，取出标本。仔细检查术野是否有出血，彻底止血，留置肾周引流管，逐层缝合关闭切口。

20. 腹腔镜经腹膜后腔右侧副神经节瘤切除术

健侧卧位，抬高腰桥，建立腹膜后操作通道，进入右侧腹膜后腔，根据术前影像学定位显露肿瘤，寻找并游离肿瘤，如肿瘤有供血动脉可先离断动脉避免肾上腺髓质激素入血，完整切除肿瘤，取出标本。仔细检查术野是否有出血，彻底止血，留置肾周引流管，逐层缝合关闭切口。

21. 机器人辅助腹腔镜经腹腔左侧副神经节瘤切除术

健侧半卧位，手术侧抬高45°～60°，根据CT显示的肿瘤位置设计合适的切口，制备机器人腹腔操作空间。进入腹腔及腹膜后间隙，寻找并游离左侧腹膜后肿瘤，如肿瘤有供血动脉可先离断动脉避免肾上腺髓质激素入血，完整切除肿瘤，取出标本。仔细检查术野是否有出血，彻底止血，留置肾周引流管，逐层缝合关闭切口。

22. 机器人辅助腹腔镜经腹腔右侧副神经节瘤切除术

健侧半卧位，手术侧抬高45°～60°，根据CT显示的肿瘤位置设计合适的切口，制备机器人腹腔操作空间。进入腹腔及腹膜后间隙，寻找并游离右侧腹膜后肿瘤，如肿瘤有供血动脉可先离断动脉避免肾上腺髓质激素入血，完整切除肿瘤，取出标本。仔细检查术野是否有出血，彻底止血，留置肾周引流管，逐层缝合关闭切口。

23. 机器人辅助腹腔镜经腹膜后腔左侧副神经节瘤切除术

健侧卧位，抬高腰桥，制备腹膜后腔操作空间，清理腹膜后脂肪。进入左侧腹膜后腔，根据术前影像学定位显露肿瘤，寻找并游离肿瘤，如肿瘤有供血动脉可先离断动脉避免肾上腺髓质激素入血，完整切除肿瘤，取出标本。仔细检查术野是否有出血，彻底止血，留置肾周引流管，逐层缝合关闭切口。

24. 机器人辅助腹腔镜经腹膜后腔右侧副神经节瘤切除术

健侧卧位，抬高腰桥，制备腹膜后腔操作空间，清理腹膜后脂肪。进入右侧腹膜后腔，根据术前影像学定位显露肿瘤，寻找并游离肿瘤，如肿瘤有供血动脉可先离断动脉避免肾上腺髓质激素入血，完整切除肿瘤，取出标本。仔细检查术野是否有出血，彻底止血，留置肾周引流管，逐层缝合关闭切口。

七、肾上腺全切术

手术分级：四级

侧卧位、半侧卧位或平卧位，经腹腔或经腹膜后腔，开放或经腹腔镜或经机器人辅助腹腔镜，进行肾区肾上腺区探查，暴露游离肾上腺及肿瘤，完整切除肾上腺。仔细检查术野是否有出血，彻底止血，留置肾周引流管，逐层缝合关闭切口。

1. 开放经腹腔左侧肾上腺全切术

平卧位，肋缘下切口，进入腹腔，打开左结肠旁沟，将结肠向身体内侧翻转，暴露肾筋膜，切开肾筋膜及肾周脂肪囊，暴露肾脏；在肾上极肾周脂肪中显露肾上腺，完整游离肾上腺，分离肾上腺中央静脉并结扎，将肾上腺完全游离切除，取出标本。仔细检查术野是否有出血，彻底止血，留置肾周引流管，逐层缝合关闭切口。

2. 开放经腹腔右侧肾上腺全切术

平卧位，肋缘下切口，进入腹腔，打开右结肠旁沟，将结肠向身体内侧翻转，暴露肾筋膜，切开肾筋膜及肾周脂肪囊，暴露肾脏；在肾上极肾周脂肪中显露肾上腺，完整游离肾上腺，分离肾上腺中央静脉并结扎，将肾上腺完全游离切除，取出标本。仔细检查术野是否有出血，彻底止血，留置肾周引流管，逐层缝合关闭切口。

3. 开放经腹膜后腔左侧肾上腺全切术

健侧卧位，抬高腰桥，沿第12肋做切口，进入腹膜后腔，切开左侧肾筋膜及肾周脂肪囊，暴露肾脏；在肾上极肾周脂肪中显露肾上腺，分离肾上腺中央静脉，结扎切断肾上腺静脉，游离肾上腺，完整切除肾上腺。仔细检查术野是否有出血，彻底止血，留置肾周引流管，逐层缝合关闭切口。

4. 开放经腹膜后腔右侧肾上腺全切术

健侧卧位，抬高腰桥，沿第12肋做切口，进入腹膜后腔，切开右侧肾筋膜及肾周脂肪囊，暴露肾脏；在肾上极肾周脂肪中显露肾上腺，分离肾上腺中央静脉，结扎切断肾上腺静脉，游离肾上腺，完整切除肾上腺。仔细检查术野是否有出血，彻底止血，留置肾周引流管，逐层缝合关闭切口。

5. 腹腔镜经腹腔左侧肾上腺全切术

健侧半侧卧位，患侧垫高45°～60°，建立气腹，置入套管，进入腹腔，打开左结肠旁沟，将结肠向身体内侧翻转，暴露肾筋膜，切开肾筋膜及肾周脂肪囊，暴露肾脏；在肾上极肾周脂肪中显露肾上腺，分离肾上腺中央静脉，结扎切断肾上腺静脉，游离肾上腺，完整切除肾上腺。仔细检查术野是否有出血，彻底止血，留置肾周引流管，逐层缝合关闭切口。

6. 腹腔镜经腹腔右侧肾上腺全切术

健侧半侧卧位，患侧垫高45°～60°，建立气腹，置入套管，进入腹腔，打开右结肠旁沟，将结肠向身体内侧翻转，暴露肾筋膜，切开肾筋膜及肾周脂肪囊，暴露肾脏；在肾上极肾周脂肪中显露肾上腺，分离肾上腺中央静脉，结扎切断肾上腺静脉，游离肾上腺，完整切除肾上腺。仔细检查术野是否有出血，彻底止血，留置肾周引流管，逐层缝合关闭切口。

7. 腹腔镜经腹膜后腔左侧肾上腺全切术

健侧卧位，抬高腰桥，建立腹膜后操作通道，清理腹膜外脂肪，切开左侧肾筋膜及肾周脂肪囊，暴露肾脏；在肾上极肾周脂肪中显露肾上腺，分离肾上腺中央静脉，结扎切断肾上腺静脉，游离肾上腺，完整切除肾上腺。仔细检查术野是否有出血，彻底止血，留置肾周引流管，逐层缝合关闭切口。

8. 腹腔镜经腹膜后腔右侧肾上腺全切术

健侧卧位，抬高腰桥，建立腹膜后操作通道，清理腹膜外脂肪，切开右侧肾筋膜及肾周脂肪囊，暴露肾脏；在肾上极肾周脂肪中显露肾上腺，分离肾上腺中央静脉，结扎切断肾上腺静脉，游离肾上腺，完整切除肾上腺。仔细检查术野是否有出血，彻底止血，留置肾周引流管，逐层缝合关闭切口。

9. 机器人辅助腹腔镜经腹腔左侧肾上腺全切术

健侧半侧卧位，手术侧抬高45°～60°，制备机器人腹腔操作空间。进入腹腔，打开左结肠旁沟，将结肠向身体内侧翻转，暴露肾筋膜，切开肾筋膜及肾周脂肪囊，暴露肾脏；在肾上极肾周脂肪中显露肾上腺，分离肾上腺中央静脉，结扎切断肾上腺静脉，游离肾上腺，完整切除肾上腺。仔细检查术野是否有出血，彻底止血，留置肾周引流管，逐层缝合关闭切口。

10. 机器人辅助腹腔镜经腹腔右侧肾上腺全切术

健侧半侧卧位，手术侧抬高45°～60°，制备机器人腹腔操作空间。进入腹腔，打开右结肠旁沟，将结肠向身体内侧翻转，暴露肾筋膜，切开肾筋膜及肾周脂肪囊，暴露肾脏；在肾上极肾周脂肪中显露肾上腺，分离肾上腺中央静脉，结扎切断肾上腺静脉，游离肾上腺，完整切除肾上腺。仔细检查术野是否有出血，彻底止血，留置肾周引流管，逐层缝合关闭切口。

11. 机器人辅助腹腔镜经腹膜后腔左侧肾上腺全切术

健侧卧位，抬高腰桥，制备腹膜后腔操作空间，放置机器人套管，连接机器人操作臂，清理腹膜后脂肪。切开左侧肾筋膜及肾周脂肪囊，暴露肾脏，在肾上极肾周脂肪中显露肾上腺，分离肾上腺中央静脉，结扎切断肾上腺静脉，游离肾上腺，完整切除肾上腺。仔细检查术野是否有出血，彻底止血，留置肾周引流管，逐层缝合关闭切口。

12. 机器人辅助腹腔镜经腹膜后腔右侧肾上腺全切术

健侧卧位，抬高腰桥，制备腹膜后腔操作空间，放置机器人套管，连接机器人操作臂，清理腹膜后脂肪。切开右侧肾筋膜及肾周脂肪囊，暴露肾脏，在肾上极肾周脂肪中显露肾上腺，分离肾上腺中央静脉，结扎切断肾上腺静脉，游离肾上腺，完整切除肾上腺。仔细检查术野是否有出血，彻底止血，留置肾周引流管，逐层缝合关闭切口。

八、肾上腺组织自体移植术

手术分级：三级

在肾上腺全切后，将带有周围脂肪一同切下的肾上腺剔净脂肪后，称量整个腺体的重量。选择外观无结节，尚属正常的腺体组织约4g，以植皮刀切成1～2mm的薄片，选择待种植的肌肉部位，在肌层内挖出可埋植肾上腺薄片的着床。将清洗后的薄片平展地埋植在腹直肌层的着床内，将开口部缝合，包埋好种植组织，不致外脱，逐层缝合关闭切口。

1. 左侧肾上腺组织自体移植术

在左侧肾上腺切除后，剔除脂肪并称重腺体。选取约4g外观正常的腺体组织，切成1～2mm薄片。在选定的肌肉部位挖出着床（腹直肌鞘、大腿肌肉或腰大肌），将清洗后的薄片平展地埋植在肌肉层，缝合开口，确保种植组织不外脱，最后逐层缝合关闭切口。

2. 右侧肾上腺组织自体移植术

在右侧肾上腺切除后，剔除脂肪并称重腺体。选取约4g外观正常的腺体组织，切成1～2mm薄片。在选定的肌肉部位挖出着床（腹直肌鞘、大腿肌肉或腰大肌），将清洗后的薄片平展地埋植在肌肉层，缝合开口，确保种植组织不外脱，最后逐层缝合关闭切口。

第二章

肾和肾盂手术

一、肾周围粘连分解术

手术分级：三级

侧卧位、半侧卧位或平卧位，经腹腔或经腹膜后腔，开放或经腹腔镜或经机器人辅助腹腔镜，暴露肾脏、肾动脉、肾静脉、输尿管，保护肾蒂，游离周围粘连组织，避免损伤周围脏器、大血管。仔细检查术野是否有出血，彻底止血，必要时留置肾周引流管，逐层缝合关闭切口。

1. 开放经腹腔左侧肾周粘连松解术

平卧位，左侧肋缘下切口，经结肠旁沟游离结肠，将结肠拉向内侧。切开肾周筋膜和肾周脂肪，采用钝锐结合方式游离肾脏周围粘连带。注意在肾门处识别肾动脉、肾静脉和输尿管，并注意保护。仔细检查术野是否有出血，彻底止血，留置肾周引流管，逐层缝合关闭切口。

2. 开放经腹腔右侧肾周粘连松解术

平卧位，右侧肋缘下切口，经结肠旁沟游离结肠，将结肠拉向内侧。切开肾周筋膜和肾周脂肪，采用钝锐结合方式游离肾脏周围粘连带。注意在肾门处识别肾动脉、肾静脉和输尿管，并注意保护。仔细检查术野是否有出血，彻底止血，留置肾周引流管，逐层缝合关闭切口。

3. 开放经腹膜后腔左侧肾周粘连松解术

健侧卧位，抬高腰桥，采用第11肋间或第12肋下腰切口，切开皮肤、皮下脂肪、肌层，进入腹膜后腔。清理腹膜后脂肪，切开左侧肾周筋膜和肾周脂肪，采用钝锐结合方式游离肾脏周围粘连带。注意在肾门处识别肾动脉、肾静脉和输尿管，并注意保护。仔细检查术野是否有出血，彻底止血，留置肾周引流管，逐层缝合关闭切口。

4. 开放经腹膜后腔右侧肾周粘连松解术

健侧卧位，抬高腰桥，采用第11肋间或第12肋下腰切口，切开皮肤、皮下脂肪、肌层，进入腹膜后腔。清理腹膜后脂肪，切开右侧肾周筋膜和肾周脂肪，采用钝锐结合方式游离肾脏周围粘连带。注意在肾门处识别肾动脉、肾静脉和输尿管，并注意保护。仔细检查术野是否有出血，彻底止血，留置肾周引流管，逐层缝合关闭切口。

5. 腹腔镜经腹腔左侧肾周粘连松解术

健侧半侧卧位，患侧抬高45°～60°，制备腹腔操作空间，放置套管。经结肠旁沟游离结肠，将结肠拉向内侧。切开左侧肾周筋膜和肾周脂肪，采用钝锐结合方式游离肾脏周围粘连带。注意在肾门处识别肾动脉、肾静脉和输尿管，并注意保护。仔细检查术野是否有出血，彻底止血，留置肾周引流管，拔除套管，逐层缝合关闭切口。

6. 腹腔镜经腹腔右侧肾周粘连松解术

健侧半侧卧位，患侧抬高45°～60°，制备腹腔操作空间，放置套管。经结肠旁沟游离结肠，将结肠拉向内侧。切开右侧肾周筋膜和肾周脂肪，采用钝锐结合方式游离肾脏周围粘连带。注意在肾门处识别肾动脉、肾静脉和输尿管，并注意保护。仔细检查术野是否有出血，彻底止血，留置肾周引流管，拔除套管，逐层缝合关闭切口。

7. 腹腔镜经腹膜后腔左侧肾周粘连松解术

健侧卧位，抬高腰桥，制备腹膜后腔操作空间，放置套管。清理左侧腹膜后脂肪，切开肾周筋膜和肾周脂肪，采用钝锐结合方式游离肾脏周围粘连带。注意在肾门处识别肾动脉、肾静脉和输尿管，并注意保护。仔细检查术野是否有出血，彻底止血，留置肾周引流管，拔除套管，逐层缝合关闭切口。

8. 腹腔镜经腹膜后腔右侧肾周粘连松解术

健侧卧位，抬高腰桥，制备腹膜后腔操作空间，放置套管。清理右侧腹膜后脂肪，切开肾周筋膜和肾周脂肪，采用钝锐结合方式游离肾脏周围粘连带。注意在肾门处识别肾动脉、肾静脉和输尿管，并注意保护。仔细检查术野是否有出血，彻底止血，留置肾周引流管，拔除套管，逐层缝合关闭切口。

9. 机器人辅助腹腔镜经腹腔左侧肾周粘连松解术

健侧半侧卧位，患侧抬高45°～60°，制备腹腔操作空间，放置机器人套管，连接机器人操作臂。经结肠旁沟游离结肠，将结肠拉向内侧。切开左侧肾周筋膜和肾周脂肪，采用钝锐结合方式游离肾脏周围粘连带。注意在肾门处识别肾动脉、肾静脉和输尿管，并注意保护。仔细检查术野是否有出血，彻底止血，留置肾周引流管，拔除套管，逐层缝合关闭切口。

10. 机器人辅助腹腔镜经腹腔右侧肾周粘连松解术

健侧半侧卧位，患侧抬高45°～60°，制备腹腔操作空间，放置机器人套管，连接机器人操作臂。经结肠旁沟游离结肠，将结肠拉向内侧。切开右侧肾周筋膜和肾周脂肪，采用钝锐结合方式游离肾脏周围粘连带。注意在肾门处识别肾动脉、肾静脉和输尿管，并注意保护。仔细检查术野是否有出血，彻底止血，留置肾周引流管，拔除套管，逐层缝合关闭切口。

11. 机器人辅助腹腔镜经腹膜后腔左侧肾周粘连松解术

健侧卧位，抬高腰桥，制备腹膜后腔操作空间，放置机器人套管，连接机器人操作臂。清理左侧腹膜后脂肪，切开肾周筋膜和肾周脂肪，采用钝锐结合方式游离肾脏周围粘连带。注意在肾门处识别肾动脉、肾静脉和输尿管，并注意保护。仔细检查术野是否有出血，彻底止血，留置肾周引流管，拔除套管，逐层缝合关闭切口。

12. 机器人辅助腹腔镜经腹膜后腔右侧肾周粘连松解术

健侧卧位，抬高腰桥，制备腹膜后腔操作空间，放置机器人套管，连接机器人操作臂。清理右侧腹膜后脂肪，切开肾周筋膜和肾周脂肪，采用钝锐结合方式游离肾脏周围粘连带。注意在肾门处识别肾动脉、肾静脉和输尿管，并注意保护。仔细检查术野是否有出血，彻底止血，留置肾周引流管，拔除套管，逐层缝合关闭切口。

二、肾切除术

手术分级：四级

侧卧位、半侧卧位或平卧位，开放或经腹腔镜或经机器人辅助腹腔镜，切开肾周筋膜，分离肾周脂肪，暴露肾脏，分开腹膜及肾周筋膜，显露肾动脉、肾静脉、输尿管，结扎动静脉，切断输尿管，取出肾脏，逐层缝合关闭切口。

1. 开放经腹腔左肾切除术

平卧位，左侧肋缘下弧形切口，经结肠旁沟游离结肠，将结肠拉向内侧。切开肾周筋膜，于肾门处暴露肾动脉和肾静脉，分别夹闭切断肾动脉、肾静脉。切开肾周脂肪，采用钝锐结合方式沿肾脏表面游离肾脏和输尿管，夹闭并切断输尿管。取出标本。仔细检查术野是否有出血，彻底止血，留置肾窝引流管，逐层缝合关闭切口。

2. 开放经腹腔右肾切除术

平卧位，右侧肋缘下弧形切口，经结肠旁沟游离结肠，将结肠拉向内侧。切开肾周筋膜，于肾门处暴露肾动脉和肾静脉，分别夹闭切断肾动脉、肾静脉。切开肾周脂肪，采用钝锐结合方式沿肾脏表面游离肾脏和输尿管，夹闭并切断输尿管。取出标本。仔细检查术野是否有出血，彻底止血，留置肾窝引流管，逐层缝合关闭切口。

3. 开放经腹膜后腔左肾切除术

健侧卧位，抬高腰桥，采用第11肋间或第12肋下腰切口，切开皮肤、皮下脂肪、肌层，进入腹膜后腔。清理左侧腹膜后脂肪。切开肾周筋膜，在肾门处识别肾动脉搏动，分离肾门处脂肪，暴露肾动脉、肾静脉，分别夹闭切断肾动脉、肾静脉。切开肾周脂肪，采用钝锐结合方式沿肾脏表面游离肾脏和输尿管，夹闭并切断输尿管。取出标本。仔细检查术野是否有出血，彻底止血，留置肾窝引流管，逐层缝合关闭切口。

4. 开放经腹膜后腔右肾切除术

健侧卧位，抬高腰桥，采用第11肋间或第12肋下腰切口，切开皮肤、皮下脂肪、肌层，进入腹膜后腔。清理右侧腹膜后脂肪。切开肾周筋膜，在肾门处识别肾动脉搏动，分离肾门处脂肪，暴露肾动脉、肾静脉，分别夹闭切断肾动脉、肾静脉。切开肾周脂肪，采用钝锐结合方式沿肾脏表面游离肾脏和输尿管，夹闭并切断输尿管。取出标本。仔细检查术野是否有出血，彻底止血，留置肾窝引流管，逐层缝合关闭切口。

5. 腹腔镜经腹腔左肾切除术

健侧半侧卧位，患侧抬高45°～60°，制备腹腔操作空间，放置套管。经结肠旁沟游离结肠，将结肠拉向内侧。切开左侧肾周筋膜，于肾门处暴露肾动脉和肾静脉，分别夹闭切断肾动脉、肾静脉。切开肾周脂肪，采用钝锐结合方式沿肾脏表面游离肾脏和输尿管，夹闭并切断输尿管。扩大皮肤切口，取出标本。仔细检查术野是否有出血，彻底止血，留置肾窝引流管，拔除套管，逐层缝合关闭切口。

6. 腹腔镜经腹腔右肾切除术

健侧半侧卧位，患侧抬高45°～60°，制备腹腔操作空间，放置套管。经结肠旁沟游离结肠，将结肠拉向内侧。切开右侧肾周筋膜，于肾门处暴露肾动脉和肾静脉，分别夹闭切断肾动脉、肾静脉。切开肾周脂肪，采用钝锐结合方式沿肾脏表面游离肾脏和输尿管，夹闭并切断输尿管。扩大皮肤切口，取出标本。仔细检查术野是否有出血，彻底止血，留置肾窝引流管，拔除套管，逐层缝合关闭切口。

7. 腹腔镜经腹膜后腔左肾切除术

健侧卧位，抬高腰桥，制备腹膜后腔操作空间，放置套管。清理左侧腹膜后脂肪。切开肾周筋膜，在肾门处识别肾动脉搏动，分离肾门处脂肪，暴露肾动脉、肾静脉，分别夹闭切断肾动脉、肾静脉。切开肾周脂肪，采用钝锐结合方式沿肾脏表面游离肾脏和输尿管，夹闭并切断输尿管。扩大皮肤切口，取出标本。仔细检查术野是否有出血，彻底止血，留置肾窝引流管，拔除套管，逐层缝合关闭切口。

8. 腹腔镜经腹膜后腔右肾切除术

健侧卧位，抬高腰桥，制备腹膜后腔操作空间，放置套管。清理右侧腹膜后脂肪。切开肾周筋膜，在肾门处识别肾动脉搏动，分离肾门处脂肪，暴露肾动脉、肾静脉，分别夹闭切断肾动脉、肾静脉。切开肾周脂肪，采用钝锐结合方式沿肾脏表面游离肾脏和输尿管，夹闭并切断输尿管。扩大皮肤切口，取出标本。仔细检查术野是否有出血，彻底止血，留置肾窝引流管，拔除套管，逐层缝合关闭切口。

9. 机器人辅助腹腔镜经腹腔左肾切除术

健侧半侧卧位，患侧抬高45°～60°，制备腹腔操作空间，放置机器人套管，连接机器人操作臂。经结肠旁沟游离结肠，将结肠拉向内侧。切开左侧肾周筋膜，于肾门处暴露肾动脉和肾静脉，分别夹闭切断肾动脉、肾静脉。切开肾周脂肪，采用钝锐结合方式沿肾脏表面游离肾脏和输尿管，夹闭并切断输尿管。扩大皮肤切口，取出标本。仔细检查术野是否有出血，彻底止血，留置肾窝引流管，拔除套管，逐层缝合关闭切口。

10. 机器人辅助腹腔镜经腹腔右肾切除术

健侧半侧卧位，患侧抬高45°～60°，制备腹腔操作空间，放置机器人套管，连接机器人操作臂。经结肠旁沟游离结肠，将结肠拉向内侧。切开右侧肾周筋膜，于肾门处暴露肾动脉和肾静脉，分别夹闭切断肾动脉、肾静脉。切开肾周脂肪，采用钝锐结合方式沿肾脏表面游离肾脏和输尿管，夹闭并切断输尿管。扩大皮肤切口，取出标本。仔细检查术野是否有出血，彻底止血，留置肾窝引流管，拔除套管，逐层缝合关闭切口。

11. 机器人辅助腹腔镜经腹膜后腔左肾切除术

健侧半侧卧位，制备腹膜后腔操作空间，放置机器人套管，连接机器人操作臂。清理腹膜后脂肪。切开左侧肾周筋膜，在肾门处识别肾动脉搏动，分离肾门处脂肪，暴露肾动脉、肾静脉，分别夹闭切断肾动脉、肾静脉。切开肾周脂肪，采用钝锐结合方式沿肾脏表面游离肾脏和输尿管，夹闭并切断输尿管。扩大皮肤切口，取出标本。仔细检查术野是否有出血，彻底止血，留置肾窝引流管，拔除套管，逐层缝合关闭切口。

12. 机器人辅助腹腔镜经腹膜后腔右肾切除术

健侧半侧卧位，制备腹膜后腔操作空间，放置机器人套管，连接机器人操作臂。清理腹膜后脂肪。切开右侧肾周筋膜，在肾门处识别肾动脉搏动，分离肾门处脂肪，暴露肾动脉、肾静脉，分别夹闭切断肾动脉、肾静脉。切开肾周脂肪，采用钝锐结合方式沿肾脏表面游离肾脏和输尿管，夹闭并切断输尿管。扩大皮肤切口，取出标本。仔细检查术野是否有出血，彻底止血，留置肾窝引流管，拔除套管，逐层缝合关闭切口。

三、根治性肾切除术

手术分级：四级

侧卧位、半侧卧位或平卧位，开放或经腹腔镜或经机器人辅助腹腔镜，切开肾周筋膜，分离肾周脂肪，脂肪囊外分离肾脏，处理肾动脉、肾静脉，结扎离断输尿管及生殖静脉，切除脂肪囊及肾脏肾上腺（根据患者病情），取出标本，留置肾窝引流管，逐层缝合关闭切口。

1. 开放经腹腔左肾根治性切除术

平卧位，左侧肋缘下弧形切口，经结肠旁沟游离结肠，将结肠拉向内侧。切开肾周筋膜，于肾门处暴露肾动脉和肾静脉，分别夹闭切断肾动脉、肾静脉。采用钝锐结合方式沿肾周脂肪囊外游离肾脏和输尿管，夹闭并切断输尿管。取出标本。仔细检查术野是否有出血，彻底止血，留置肾窝引流管，逐层缝合关闭切口。

2. 开放经腹腔右肾根治性切除术

平卧位，右侧肋缘下弧形切口，经结肠旁沟游离结肠，将结肠拉向内侧。切开肾周筋膜，于肾门处暴露肾动脉和肾静脉，分别夹闭切断肾动脉、肾静脉。采用钝锐结合方式沿肾周脂肪囊外游离肾脏和输尿管，夹闭并切断输尿管。取出标本。仔细检查术野是否有出血，彻底止血，留置肾窝引流管，逐层缝合关闭切口。

3. 开放经腹膜后腔左肾根治性切除术

健侧卧位，抬高腰桥，采用第11肋间或第12肋下腰切口，切开皮肤、皮下脂肪、肌层，进入腹膜后腔。清理左侧腹膜后脂肪。切开肾周筋膜，在肾门处识别肾动脉搏动，分离肾门处脂肪，暴露肾动脉、肾静脉，分别夹闭切断肾动脉、肾静脉。采用钝锐结合方式沿肾周脂肪囊外游离肾脏和输尿管，夹闭并切断输尿管。取出标本。仔细检查术野是否有出血，彻底止血，留置肾窝引流管，逐层缝合关闭切口。

4. 开放经腹膜后腔右肾根治性切除术

健侧卧位，抬高腰桥，采用第11肋间或第12肋下腰切口，切开皮肤、皮下脂肪、肌层，进入腹膜后腔。清理右侧腹膜后脂肪。切开肾周筋膜，在肾门处识别肾动脉搏动，分离肾门处脂肪，暴露肾动脉、肾静脉，分别夹闭切断肾动脉、肾静脉。采用钝锐结合方式沿肾周脂肪囊外游离肾脏和输尿管，夹闭并切断输尿管。取出标本。仔细检查术野是否有出血，彻底止血，留置肾窝引流管，逐层缝合关闭切口。

5. 腹腔镜经腹腔左肾根治性切除术

健侧半侧卧位，患侧抬高45°～60°，制备腹腔操作空间，放置套管。经结肠旁沟游离结肠，将结肠拉向内侧。切开左侧肾周筋膜，于肾门处暴露肾动脉和肾静脉，分别夹闭切断肾动脉、肾静脉。采用钝锐结合方式沿肾周脂肪囊外游离肾脏和输尿管，夹闭并切断输尿管。扩大皮肤切口，取出标本。仔细检查术野是否有出血，彻底止血，留置肾窝引流管，拔除套管，逐层缝合关闭切口。

6. 腹腔镜经腹腔右肾根治性切除术

健侧半侧卧位，患侧抬高45°～60°，制备腹腔操作空间，放置套管。经结肠旁沟游离结肠，将结肠拉向内侧。切开右侧肾周筋膜，于肾门处暴露肾动脉和肾静脉，分别夹闭切断肾动脉、肾静脉。采用钝锐结合方式沿肾周脂肪囊外游离肾脏和输尿管，夹闭并切断输尿管。扩大皮肤切口，取出标本。仔细检查术野是否有出血，彻底止血，留置肾窝引流管，拔除套管，逐层缝合关闭切口。

7. 腹腔镜经腹膜后腔左肾根治性切除术

健侧卧位，抬高腰桥，制备腹膜后腔操作空间，放置套管。清理左侧腹膜后脂肪。切开肾周筋膜，在肾门处识别肾动脉搏动，分离肾门处脂肪，暴露肾动脉、肾静脉，分别夹闭切断肾动脉、肾静脉。采用钝锐结合方式沿肾周脂肪囊外游离肾脏和输尿管，夹闭并切断输尿管。扩大皮肤切口，取出标本。仔细检查术野是否有出血，彻底止血，留置肾窝引流管，拔除套管，逐层缝合关闭切口。

8. 腹腔镜经腹膜后腔右肾根治性切除术

健侧卧位，抬高腰桥，制备腹膜后腔操作空间，放置套管。清理右侧腹膜后脂肪。切开肾周筋膜，在肾门处识别肾动脉搏动，分离肾门处脂肪，暴露肾动脉、肾静脉，分别夹闭切断肾动脉、肾静脉。采用钝锐结合方式沿肾周脂肪囊外游离肾脏和输尿管，夹闭并切断输尿管。扩大皮肤切口，取出标本。仔细检查术野是否有出血，彻底止血，留置肾窝引流管，拔除套管，逐层缝合关闭切口。

9. 机器人辅助腹腔镜经腹腔左肾根治性切除术

健侧半侧卧位，患侧抬高45°～60°，制备腹腔操作空间，放置机器人套管，连接机器人操作臂。经结肠旁沟游离结肠，将结肠拉向内侧。切开左侧肾周筋膜，于肾门处暴露肾动脉和肾静脉，分别夹闭切断肾动脉、肾静脉。采用钝锐结合方式沿肾周脂肪囊外游离肾脏和输尿管，夹闭并切断输尿管。扩大皮肤切口，取出标本。仔细检查术野是否有出血，彻底止血，留置肾窝引流管，拔除套管，逐层缝合关闭切口。

10. 机器人辅助腹腔镜经腹腔右肾根治性切除术

健侧半侧卧位，患侧抬高45°～60°，制备腹腔操作空间，放置机器人套管，连接机器人操作臂。经结肠旁沟游离结肠，将结肠拉向内侧。切开右侧肾周筋膜，于肾门处暴露肾动脉和肾静脉，分别夹闭切断肾动脉、肾静脉。采用钝锐结合方式沿肾周脂肪囊外游离肾脏和输尿管，夹闭并切断输尿管。扩大皮肤切口，取出标本。仔细检查术野是否有出血，彻底止血，留置肾窝引流管，拔除套管，逐层缝合关闭切口。

11. 机器人辅助腹腔镜经腹膜后腔左肾根治性切除术

健侧卧位，抬高腰桥，制备腹膜后腔操作空间，放置机器人套管，连接机器人操作臂。清理左侧腹膜后脂肪。切开肾周筋膜，在肾门处识别肾动脉搏动，分离肾门处脂肪，暴露肾动脉、肾静脉，分别夹闭切断肾动脉、肾静脉。采用钝锐结合方式沿肾周脂肪囊外游离肾脏和输尿管，夹闭并切断输尿管。扩大皮肤切口，取出标本。仔细检查术野是否有出血，彻底止血，留置肾窝引流管，拔除套管，逐层缝合关闭切口。

12. 机器人辅助腹腔镜经腹膜后腔右肾根治性切除术

健侧卧位，抬高腰桥，制备腹膜后腔操作空间，放置机器人套管，连接机器人操作臂。清理右侧腹膜后脂肪。切开肾周筋膜，在肾门处识别肾动脉搏动，分离肾门处脂肪，暴露肾动脉、肾静脉，分别夹闭切断肾动脉、肾静脉。采用钝锐结合方式沿肾周脂肪囊外游离肾脏和输尿管，夹闭并切断输尿管。扩大皮肤切口，取出标本。仔细检查术野是否有出血，彻底止血，留置肾窝引流管，拔除套管，逐层缝合关闭切口。

四、肾静脉瘤栓取出术

手术分级：四级

平卧位、半侧卧位或侧卧位，消毒，开放或经腹腔镜或经机器人辅助腹腔镜，选择经腹腔或经腹膜后腔，在肾周筋膜内暴露肾脏，剥除肾动脉、肾静脉及肾盂周围脂肪组织，分别游离肾动脉、肾静脉，夹闭并切断肾动脉，分离肾静脉，确定肾静脉瘤栓位置及大小，阻断静脉瘤栓近心端，切开下腔静脉，完整切除肾静脉和静脉瘤栓，并缝合下腔静脉，松开阻断观察下腔静脉是否出血。取出标本。仔细检查术野是否有出血，彻底止血，留置肾窝引流管，逐层缝合关闭切口。

1. 开放经腹腔左肾静脉瘤栓取出术

平卧位，左侧肋缘下弧形切口，经结肠旁沟游离结肠，将结肠拉向内侧。切开肾周筋膜，于肾门处暴露肾动脉和肾静脉，确定肾静脉瘤栓位置及大小，于静脉瘤栓近心端夹闭切断肾静脉。采用钝锐结合方式沿肾周脂肪囊外游离肾脏和输尿管，夹闭并切断输尿管。取出标本。仔细检查术野是否有出血，彻底止血，留置肾窝引流管，逐层缝合关闭切口。

2. 开放经腹膜右肾静脉瘤栓取出术

平卧位，右侧肋缘下弧形切口。经结肠旁沟游离结肠，将结肠拉向内侧。切开肾周筋膜，于肾门处暴露肾动脉和肾静脉，确定肾静脉瘤栓位置及大小，于静脉瘤栓近心端夹闭切断肾静脉。采用钝锐结合方式沿肾周脂肪囊外游离肾脏和输尿管，夹闭并切断输尿管。取出标本。仔细检查术野是否有出血，彻底止血，留置肾窝引流管，逐层缝合关闭切口。

3. 开放经腹膜后腔左肾静脉瘤栓取出术

健侧卧位，抬高腰桥，采用第11肋间或第12肋下腰切口，切开皮肤、皮下脂肪、肌层，进入腹膜后腔。清理左侧腹膜后脂肪。切开肾周筋膜，在肾门处识别肾动脉搏动，分离肾门处脂肪，暴露肾动脉、肾静脉，夹闭切断肾动脉。之后分离肾静脉，确定肾静脉瘤栓位置及大小，于静脉瘤栓近心端夹闭切断肾静脉。采用钝锐结合方式沿肾周脂肪囊外游离肾脏和输尿管，夹闭并切断输尿管。取出标本。仔细检查术野是否有出血，彻底止血，留置肾窝引流管，逐层缝合关闭切口。

4. 开放经腹膜后腔右肾静脉瘤栓取出术

健侧卧位，抬高腰桥，采用第11肋间或第12肋下腰切口，切开皮肤、皮下脂肪、肌层，进入腹膜后腔。清理右侧腹膜后脂肪。切开肾周筋膜，在肾门处识别肾动脉搏动，分离肾门处脂肪，暴露肾动脉、肾静脉，夹闭切断肾动脉。之后分离肾静脉，确定肾静脉瘤栓位置及大小，于静脉瘤栓近心端夹闭切断肾静脉。采用钝锐结合方式沿肾周脂肪囊外游离肾脏和输尿管，夹闭并切断输尿管。取出标本。仔细检查术野是否有出血，彻底止血，留置肾窝引流管，逐层缝合关闭切口。

5. 腹腔镜经腹腔左肾静脉瘤栓取出术

健侧半侧卧位，患侧抬高45°～60°，制备腹腔操作空间，放置套管。经结肠旁沟游离结肠，将结肠拉向内侧。切开左侧肾周筋膜，于肾门处暴露肾动脉和肾静脉，夹闭切断肾动脉。之后分离肾静脉，确定肾静脉瘤栓位置及大小，于静脉瘤栓近心端夹闭切断肾静脉。采用钝锐结合方式沿肾周脂肪囊外游离肾脏和输尿管，夹闭并切断输尿管。扩大皮肤切口，取出标本。仔细检查术野是否有出血，彻底止血，留置肾窝引流管，拔除套管，逐层缝合关闭切口。

6. 腹腔镜经腹腔右肾静脉瘤栓取出术

健侧半侧卧位，患侧抬高45°～60°，制备腹腔操作空间，放置套管。经结肠旁沟游离结肠，将结肠拉向内侧。切开右侧肾周筋膜，于肾门处暴露肾动脉和肾静脉，夹闭切断肾动脉。之后分离肾静脉，确定肾静脉瘤栓位置及大小，于静脉瘤栓近心端夹闭切断肾静脉。采用钝锐结合方式沿肾周脂肪囊外游离肾脏和输尿管，夹闭并切断输尿管。扩大皮肤切口，取出标本。仔细检查术野是否有出血，彻底止血，留置肾窝引流管，拔除套管，逐层缝合关闭切口。

7. 腹腔镜经腹膜后腔左肾静脉瘤栓取出术

健侧卧位，抬高腰桥，制备腹膜后腔操作空间，放置套管。清理左侧腹膜后脂肪。切开肾周筋膜，在肾门处识别肾动脉搏动，分离肾门处脂肪，暴露肾动脉、肾静脉，夹闭切断肾动脉。之后分离肾静脉，确定肾静脉瘤栓位置及大小，于静脉瘤栓近心端夹闭切断肾静脉。采用钝锐结合方式沿肾周脂肪囊外游离肾脏和输尿管，夹闭并切断输尿管。扩大皮肤切口，取出标本。仔细检查术野是否有出血，彻底止血，留置肾窝引流管，拔除套管，逐层缝合关闭切口。

8. 腹腔镜经腹膜后腔右肾静脉瘤栓取出术

健侧卧位，抬高腰桥，制备腹膜后腔操作空间，放置套管。清理右侧腹膜后脂肪。切开肾周筋膜，在肾门处识别肾动脉搏动，分离肾门处脂肪，暴露肾动脉、肾静脉，夹闭切断肾动脉。之后分离肾静脉，确定肾静脉瘤栓位置及大小，于静脉瘤栓近心端夹闭切断肾静脉。采用钝锐结合方式沿肾周脂肪囊外游离肾脏和输尿管，夹闭并切断输尿管。扩大皮肤切口，取出标本。仔细检查术野是否有出血，彻底止血，留置肾窝引流管，拔除套管，逐层缝合关闭切口。

9. 机器人辅助腹腔镜经腹腔左肾静脉瘤栓取出术

健侧半侧卧位，患侧抬高45°～60°，制备腹腔操作空间，放置机器人套管，连接机器人操作臂。经结肠旁沟游离结肠，将结肠拉向内侧。切开左侧肾周筋膜，于肾门处暴露肾动脉和肾静脉，夹闭切断肾动脉。之后分离肾静脉，确定肾静脉瘤栓位置及大小，于静脉瘤栓近心端夹闭切断肾静脉。采用钝锐结合方式沿肾周脂肪囊外游离肾脏和输尿管，夹闭并切断输尿管。扩大皮肤切口，取出标本。仔细检查术野是否有出血，彻底止血，留置肾窝引流管，拔除套管，逐层缝合关闭切口。

10. 机器人辅助腹腔镜经腹腔右肾静脉瘤栓取出术

健侧半侧卧位，患侧抬高45°～60°，制备腹腔操作空间，放置机器人套管，连接机器人操作臂。经结肠旁沟游离结肠，将结肠拉向内侧。切开右侧肾周筋膜，于肾门处暴露肾动脉和肾静脉，夹闭切断肾动脉。之后分离肾静脉，确定肾静脉瘤栓位置及大小，于静脉瘤栓近心端夹闭切断肾静脉。采用钝锐结合方式沿肾周脂肪囊外游离肾脏和输尿管，夹闭并切断输尿管。扩大皮肤切口，取出标本。仔细检查术野是否有出血，彻底止血，留置肾窝引流管，拔除套管，逐层缝合关闭切口。

11. 机器人辅助腹腔镜经腹膜后腔左肾静脉瘤栓取出术

健侧卧位，抬高腰桥，制备腹膜后腔操作空间，放置机器人套管，连接机器人操作臂。清理左侧腹膜后脂肪。切开肾周筋膜，在肾门处识别肾动脉搏动，分离肾门处脂肪，暴露肾动脉、肾静脉，夹闭切断肾动脉。之后分离肾静脉，确定肾静脉瘤栓位置及大小，于静脉瘤栓近心端夹闭切断肾静脉。采用钝锐结合方式沿肾周脂肪囊外游离肾脏和输尿管，夹闭并切断输尿管。扩大皮肤切口，取出标本。仔细检查术野是否有出血，彻底止血，留置肾窝引流管，拔除套管，逐层缝合关闭切口。

12. 机器人辅助腹腔镜经腹膜后腔右肾静脉瘤栓取出术

健侧卧位，抬高腰桥，制备腹膜后腔操作空间，放置机器人套管，连接机器人操作臂。清理右侧腹膜后脂肪。切开肾周筋膜，在肾门处识别肾动脉搏动，分离肾门处脂肪，暴露肾动脉、肾静脉，夹闭切断肾动脉。之后分离肾静脉，确定肾静脉瘤栓位置及大小，于静脉瘤栓近心端夹闭切断肾静脉。采用钝锐结合方式沿肾周脂肪囊外游离肾脏和输尿管，夹闭并切断输尿管。扩大皮肤切口，取出标本。仔细检查术野是否有出血，彻底止血，留置肾窝引流管，拔除套管，逐层缝合关闭切口。

13. 开放经腹腔左肾静脉＋下腔静脉瘤栓取出术

平卧位，左侧肋缘下弧形切口。经结肠旁沟游离结肠，将结肠拉向内侧。切开肾周筋膜，于肾门处暴露肾动脉和肾静脉，夹闭切断肾动脉。之后分离肾静脉和邻近的下腔静脉，确定下腔静脉瘤栓位置及大小，于瘤栓近心端、远心端分别阻断下腔静脉后，切开下腔静脉，完整切除肾静脉和下腔静脉瘤栓，切除肾静脉，并缝合下腔静脉。松开阻断观察下腔静脉是否出血，彻底止血。采用钝锐结合方式沿肾周脂肪囊外游离肾脏和输尿管，夹闭并切断输尿管。取出标本。仔细检查术野是否有出血，彻底止血，留置肾窝引流管，逐层缝合关闭切口。

14. 开放经腹腔右肾静脉＋下腔静脉瘤栓取出术

平卧位，右侧肋缘下弧形切口。经结肠旁沟游离结肠，将结肠拉向内侧。切开肾周筋膜，于肾门处暴露肾动脉和肾静脉，夹闭切断肾动脉。之后分离肾静脉和邻近的下腔静脉，确定下腔静脉瘤栓位置及大小，于瘤栓近心端、远心端分别阻断下腔静脉后，切开下腔静脉，完整切除肾静脉和下腔静脉瘤栓，切除肾静脉，并缝合下腔静脉。松开阻断观察下腔静脉是否出血，彻底止血。采用钝锐结合方式沿肾周脂肪囊外游离肾脏和输尿管，夹闭并切断输尿管。取出标本。仔细检查术野是否有出血，彻底止血，留置肾窝引流管，逐层缝合关闭切口。

15. 开放经腹膜后腔左肾静脉＋下腔静脉瘤栓取出术

健侧卧位，抬高腰桥，采用第11肋间或第12肋下腰切口，切开皮肤、皮下脂肪、肌层，进入腹膜后腔。清理左侧腹膜后脂肪。切开肾周筋膜，在肾门处识别肾动脉搏动，分离肾门处脂肪，暴露肾动脉、肾静脉，夹闭切断肾动脉。之后分离肾静脉和邻近的下腔静脉，确定下腔静脉瘤栓位置及大小，于瘤栓近心端、远心端分别阻断下腔静脉后，切开下腔静脉，完整切除肾静脉和下腔静脉瘤栓，切除肾静脉，并缝合下腔静脉。松开阻断观察下腔静脉是否出血，彻底止血。采用钝锐结合方式沿肾周脂肪囊外游离肾脏和输尿管，夹闭并切断输尿管。取出标本。仔细检查术野是否有出血，彻底止血，留置肾窝引流管，逐层缝合关闭切口。

16. 开放经腹膜后腔右肾静脉＋下腔静脉瘤栓取出术

健侧卧位，抬高腰桥，采用第11肋间或第12肋下腰切口，切开皮肤、皮下脂肪、肌层，进入腹膜后腔。清理右侧腹膜后脂肪。切开肾周筋膜，在肾门处识别肾动脉搏动，分离肾门处脂肪，暴露肾动脉、肾静脉，夹闭切断肾动脉。之后分离肾静脉和邻近的下腔静脉，确定下腔静脉瘤栓位置及大小，于瘤栓近心端、远心端分别阻断下腔静脉后，切开下腔静脉，完整切除肾静脉和下腔静脉瘤栓，切除肾静脉，并缝合下腔静脉。松开阻断观察下腔静脉是否出血，彻底止血。采用钝锐结合方式沿肾周脂肪囊外游离肾脏和输尿管，夹闭并切断输尿管。取出标本。仔细检查术野是否有出血，彻底止血，留置肾窝引流管，逐层缝合关闭切口。

17. 腹腔镜经腹腔左肾静脉+下腔静脉瘤栓取出术

健侧半侧卧位，患侧抬高45°～60°，制备腹腔操作空间，放置套管。经结肠旁沟游离结肠，将结肠拉向内侧。切开左侧肾周筋膜，于肾门处暴露肾动脉和肾静脉，夹闭切断肾动脉。之后分离肾静脉和邻近的下腔静脉，确定下腔静脉瘤栓位置及大小，于瘤栓近心端、远心端分别阻断下腔静脉后，切开下腔静脉，完整切除肾静脉和下腔静脉瘤栓，切除肾静脉，并缝合下腔静脉。松开阻断观察下腔静脉是否出血，彻底止血。采用钝锐结合方式沿肾周脂肪囊外游离肾脏和输尿管，夹闭并切断输尿管。扩大皮肤切口，取出标本。仔细检查术野是否有出血，彻底止血，留置肾窝引流管，拔除套管，逐层缝合关闭切口。

18. 腹腔镜经腹腔右肾静脉+下腔静脉瘤栓取出术

健侧半侧卧位，患侧抬高45°～60°，制备腹腔操作空间，放置套管。经结肠旁沟游离结肠，将结肠拉向内侧。切开右侧肾周筋膜，于肾门处暴露肾动脉和肾静脉，夹闭切断肾动脉。之后分离肾静脉和邻近的下腔静脉，确定下腔静脉瘤栓位置及大小，于瘤栓近心端、远心端分别阻断下腔静脉后，切开下腔静脉，完整切除肾静脉和下腔静脉瘤栓，切除肾静脉，并缝合下腔静脉。松开阻断观察下腔静脉是否出血，彻底止血。采用钝锐结合方式沿肾周脂肪囊外游离肾脏和输尿管，夹闭并切断输尿管。扩大皮肤切口，取出标本。仔细检查术野是否有出血，彻底止血，留置肾窝引流管，拔除套管，逐层缝合关闭切口。

19. 腹腔镜经腹膜后腔左肾静脉+下腔静脉瘤栓取出术

健侧卧位，抬高腰桥，制备腹膜后腔操作空间，放置套管。清理左侧腹膜后脂肪。切开肾周筋膜，在肾门处识别肾动脉搏动，分离肾门处脂肪，暴露肾动脉、肾静脉，夹闭切断肾动脉。之后分离肾静脉和邻近的下腔静脉，确定下腔静脉瘤栓位置及大小，于瘤栓近心端、远心端分别阻断下腔静脉后，切开下腔静脉，完整切除肾静脉和下腔静脉瘤栓，切除肾静脉，并缝合下腔静脉。松开阻断观察下腔静脉是否出血，彻底止血。采用钝锐结合方式沿肾周脂肪囊外游离肾脏和输尿管，夹闭并切断输尿管。扩大皮肤切口，取出标本。仔细检查术野是否有出血，彻底止血，留置肾窝引流管，拔除套管，逐层缝合关闭切口。

20. 腹腔镜经腹膜后腔右肾静脉＋下腔静脉瘤栓取出术

健侧卧位，抬高腰桥，制备腹膜后腔操作空间，放置套管。清理右侧腹膜后脂肪。切开肾周筋膜，在肾门处识别肾动脉搏动，分离肾门处脂肪，暴露肾动脉、肾静脉，夹闭切断肾动脉。之后分离肾静脉和邻近的下腔静脉，确定下腔静脉瘤栓位置及大小，于瘤栓近心端、远心端分别阻断下腔静脉后，切开下腔静脉，完整切除肾静脉和下腔静脉瘤栓，切除肾静脉，并缝合下腔静脉。松开阻断观察下腔静脉是否出血，彻底止血。采用钝锐结合方式沿肾周脂肪囊外游离肾脏和输尿管，夹闭并切断输尿管。扩大皮肤切口，取出标本。仔细检查术野是否有出血，彻底止血，留置肾窝引流管，拔除套管，逐层缝合关闭切口。

21. 机器人辅助腹腔镜经腹腔左肾静脉＋下腔静脉瘤栓取出术

健侧半侧卧位，患侧抬高45°～60°，制备腹腔操作空间，放置机器人套管，连接机器人操作臂。经结肠旁沟游离结肠，将结肠拉向内侧。切开左侧肾周筋膜，于肾门处暴露肾动脉和肾静脉，夹闭切断肾动脉。之后分离肾静脉和邻近的下腔静脉，确定下腔静脉瘤栓位置及大小，于瘤栓近心端、远心端分别阻断下腔静脉后，切开下腔静脉，完整切除肾静脉和下腔静脉瘤栓，完整切除肾静脉，并缝合下腔静脉。松开阻断观察下腔静脉是否出血，彻底止血。采用钝锐结合方式沿肾周脂肪囊外游离肾脏和输尿管，夹闭并切断输尿管。扩大皮肤切口，取出标本。仔细检查术野是否有出血，彻底止血，留置肾窝引流管，拔除套管，逐层缝合关闭切口。

22. 机器人辅助腹腔镜经腹腔右肾静脉＋下腔静脉瘤栓取出术

健侧半侧卧位，患侧抬高45°～60°，制备腹腔操作空间，放置机器人套管，连接机器人操作臂。经结肠旁沟游离结肠，将结肠拉向内侧。切开右侧肾周筋膜，于肾门处暴露肾动脉和肾静脉，夹闭切断肾动脉。之后分离肾静脉和邻近的下腔静脉，确定下腔静脉瘤栓位置及大小，于瘤栓近心端、远心端分别阻断下腔静脉后，切开下腔静脉，完整切除肾静脉和下腔静脉瘤栓，完整切除肾静脉，并缝合下腔静脉。松开阻断观察下腔静脉是否出血，彻底止血。采用钝锐结合方式沿肾周脂肪囊外游离肾脏和输尿管，夹闭并切断输尿管。扩大皮肤切口，取出标本。仔细检查术野是否有出血，彻底止血，留置肾窝引流管，拔除套管，逐层缝合关闭切口。

23. 机器人辅助腹腔镜经腹膜后腔左肾静脉＋下腔静脉瘤栓取出术

健侧卧位，抬高腰桥，制备腹膜后腔操作空间，放置机器人套管，连接机器人操作臂。清理左侧腹膜后脂肪。切开肾周筋膜，在肾门处识别肾动脉搏动，分离肾门处脂肪，暴露肾动脉、肾静脉，夹闭切断肾动脉。之后分离肾静脉和邻近的下腔静脉，确定下腔静脉瘤栓位置及大小，于瘤栓近心端、远心端分别阻断下腔静脉后，切开下腔静脉，完整切除肾静脉和下腔静脉瘤栓，完整切除肾静脉，并缝合下腔静脉。松开阻断观察下腔静脉是否出血，彻底止血。采用钝锐结合方式沿肾周脂肪囊外游离肾脏和输尿管，夹闭并切断输尿管。扩大皮肤切口，取出标本。仔细检查术野是否有出血，彻底止血，留置肾窝引流管，拔除套管，逐层缝合关闭切口。

24. 机器人辅助腹腔镜经腹膜后腔右肾静脉＋下腔静脉瘤栓取出术

健侧卧位，抬高腰桥，制备腹膜后腔操作空间，放置机器人套管，连接机器人操作臂。清理右侧腹膜后脂肪。切开肾周筋膜，在肾门处识别肾动脉搏动，分离肾门处脂肪，暴露肾动脉、肾静脉，夹闭切断肾动脉。之后分离肾静脉和邻近的下腔静脉，确定下腔静脉瘤栓位置及大小，于瘤栓近心端、远心端分别阻断下腔静脉后，切开下腔静脉，完整切除肾静脉和下腔静脉瘤栓，完整切除肾静脉，并缝合下腔静脉。松开阻断观察下腔静脉是否出血，彻底止血。采用钝锐结合方式沿肾周脂肪囊外游离肾脏和输尿管，夹闭并切断输尿管。扩大皮肤切口，取出标本。仔细检查术野是否有出血，彻底止血，留置肾窝引流管，拔除套管，逐层缝合关闭切口。

五、肾部分切除术

手术分级：四级

平卧位、半侧卧位或侧卧位，消毒，开放或经腹腔镜或经机器人辅助腹腔镜，选择经腹腔或经腹膜后腔，在肾周筋膜内暴露肾脏，剥除肾动脉、肾静脉及肾盂周围脂肪组织，分别游离肾动脉、肾静脉，阻断肾动脉。可以使用碎冰覆盖肾脏，钝性分离肿瘤，沿肿瘤边缘，完整切除肿瘤，缝合肾脏创面。开放肾动脉，观察吻合口是否渗血，仔细检查术野是否有出血，彻底止血，留置肾周引流管，逐层缝合关闭切口。

1. 开放经腹腔左肾部分切除术

平卧位，左侧肋缘下弧形切口。经结肠旁沟游离结肠，将结肠拉向内侧。切开肾周筋膜，于肾门处暴露肾动脉。采用钝锐结合方式沿肾脏表面游离并显露肿瘤（可以使用碎冰覆盖肾脏）。阻断肾动脉后，距肿瘤边缘0.5cm左右，完整切除肿瘤及肿瘤周围部分肾组织，缝合肾脏创面及受损的集合系统。取出标本。开放肾动脉，观察肾脏创面是否渗血，彻底止血。留置肾周引流管，逐层缝合关闭切口。

2. 开放经腹腔右肾部分切除术

平卧位，右侧肋缘下弧形切口。经结肠旁沟游离结肠，将结肠拉向内侧。切开肾周筋膜，于肾门处暴露肾动脉。采用钝锐结合方式沿肾脏表面游离并显露肿瘤（可以使用碎冰覆盖肾脏）。阻断肾动脉后，距肿瘤边缘0.5cm左右，完整切除肿瘤及肿瘤周围部分肾组织，缝合肾脏创面及受损的集合系统。取出标本。开放肾动脉，观察肾脏创面是否渗血，彻底止血。留置肾周引流管，逐层缝合关闭切口。

3. 开放经腹膜后腔左肾部分切除术

健侧卧位，抬高腰桥，采用第11肋间或第12肋下腰切口，切开皮肤、皮下脂肪、肌层，进入腹膜后腔。清理左侧腹膜后脂肪。切开肾周筋膜，在肾门处识别肾动脉搏动，分离肾门处脂肪，暴露肾动脉。采用钝锐结合方式沿肾脏表面游离并显露肿瘤（可以使用碎冰覆盖肾脏）。阻断肾动脉后，距肿瘤边缘0.5cm左右，完整切除肿瘤及肿瘤周围部分肾组织，缝合肾脏创面及受损的集合系统。取出标本。开放肾动脉，观察肾脏创面是否渗血，彻底止血。留置肾周引流管，逐层缝合关闭切口。

4. 开放经腹膜后腔右肾部分切除术

健侧卧位，抬高腰桥，采用第11肋间或第12肋下腰切口，切开皮肤、皮下脂肪、肌层，进入腹膜后腔。清理右侧腹膜后脂肪。切开肾周筋膜，在肾门处识别肾动脉搏动，分离肾门处脂肪，暴露肾动脉。采用钝锐结合方式沿肾脏表面游离并显露肿瘤（可以使用碎冰覆盖肾脏）。阻断肾动脉后，距肿瘤边缘0.5cm左右，完整切除肿瘤及肿瘤周围部分肾组织，缝合肾脏创面及受损的集合系统。取出标本。开放肾动脉，观察肾脏创面是否渗血，彻底止血。留置肾周引流管，逐层缝合关闭切口。

5. 腹腔镜经腹腔左肾部分切除术

健侧半侧卧位，患侧抬高45°～60°，制备腹腔操作空间，放置套管。经结肠旁沟游离结肠，将结肠拉向内侧。切开左侧肾周筋膜，于肾门处暴露肾动脉。采用钝锐结合方式沿肾脏表面游离并显露肿瘤。阻断肾动脉后，距肿瘤边缘0.5cm左右，完整切除肿瘤及肿瘤周围部分肾组织，缝合肾脏创面及受损的集合系统。根据标本大小扩大皮肤切口，取出标本。开放肾动脉，观察肾脏创面是否渗血，彻底止血。留置肾周引流管，拔除套管，逐层缝合关闭切口。

6. 腹腔镜经腹腔右肾部分切除术

健侧半侧卧位，患侧抬高45°～60°，制备腹腔操作空间，放置套管。经结肠旁沟游离结肠，将结肠拉向内侧。切开右侧肾周筋膜，于肾门处暴露肾动脉。采用钝锐结合方式沿肾脏表面游离并显露肿瘤。阻断肾动脉后，距肿瘤边缘0.5cm左右，完整切除肿瘤及肿瘤周围部分肾组织，缝合肾脏创面及受损的集合系统。根据标本大小扩大皮肤切口，取出标本。开放肾动脉，观察肾脏创面是否渗血，彻底止血。留置肾周引流管，拔除套管，逐层缝合关闭切口。

7. 腹腔镜经腹膜后腔左肾部分切除术

健侧卧位，抬高腰桥，制备腹膜后腔操作空间，放置套管。清理左侧腹膜后脂肪。切开肾周筋膜，在肾门处识别肾动脉搏动，分离肾门处脂肪，暴露肾动脉。采用钝锐结合方式沿肾脏表面游离并显露肿瘤（可以使用碎冰覆盖肾脏）。阻断肾动脉后，距肿瘤边缘0.5cm左右，完整切除肿瘤及肿瘤周围部分肾组织，缝合肾脏创面及受损的集合系统。根据标本大小扩大皮肤切口，取出标本。开放肾动脉，观察肾脏创面是否渗血，彻底止血。留置肾周引流管，拔除套管，逐层缝合关闭切口。

8. 腹腔镜经腹膜后腔右肾部分切除术

健侧卧位，抬高腰桥，制备腹膜后腔操作空间，放置套管。清理右侧腹膜后脂肪。切开肾周筋膜，在肾门处识别肾动脉搏动，分离肾门处脂肪，暴露肾动脉。采用钝锐结合方式沿肾脏表面游离并显露肿瘤（可以使用碎冰覆盖肾脏）。阻断肾动脉后，距肿瘤边缘0.5cm左右，完整切除肿瘤及肿瘤周围部分肾组织，缝合肾脏创面及受损的集合系统。根据标本大小扩大皮肤切口，取出标本。开放肾动脉，观察肾脏创面是否渗血，彻底止血。留置肾周引流管，拔除套管，逐层缝合关闭切口。

9. 机器人辅助腹腔镜经腹腔左肾部分切除术

健侧半侧卧位，患侧抬高45°～60°，制备腹腔操作空间，放置机器人套管，连接机器人操作臂。经结肠旁沟游离结肠，将结肠拉向内侧。切开左侧肾周筋膜，于肾门处暴露肾动脉。采用钝锐结合方式沿肾脏表面游离并显露肿瘤。阻断肾动脉后，距肿瘤边缘0.5cm左右，完整切除肿瘤及肿瘤周围部分肾组织，缝合肾脏创面及受损的集合系统。根据标本大小扩大皮肤切口，取出标本。开放肾动脉，观察肾脏创面是否渗血，彻底止血。留置肾周引流管，拔除套管，逐层缝合关闭切口。

10. 机器人辅助腹腔镜经腹腔右肾部分切除术

健侧半侧卧位，患侧抬高45°～60°，制备腹腔操作空间，放置机器人套管，连接机器人操作臂。经结肠旁沟游离结肠，将结肠拉向内侧。切开右侧肾周筋膜，于肾门处暴露肾动脉。采用钝锐结合方式沿肾脏表面游离并显露肿瘤。阻断肾动脉后，距肿瘤边缘0.5cm左右，完整切除肿瘤及肿瘤周围部分肾组织，缝合肾脏创面及受损的集合系统。根据标本大小扩大皮肤切口，取出标本。开放肾动脉，观察肾脏创面是否渗血，彻底止血。留置肾周引流管，拔除套管，逐层缝合关闭切口。

11. 机器人辅助腹腔镜经腹膜后腔左肾部分切除术

右侧卧位，制备腹膜后腔操作空间，放置机器人套管，连接机器人操作臂。清理腹膜后脂肪。切开肾周筋膜，在肾门处识别肾动脉搏动，分离肾门处脂肪，暴露肾动脉。采用钝锐结合方式沿肾脏表面游离并显露肿瘤。阻断肾动脉后，距肿瘤边缘0.5cm左右，完整切除肿瘤及肿瘤周围部分肾组织，缝合肾脏创面及受损的集合系统。根据标本大小扩大皮肤切口，取出标本。开放肾动脉，观察肾脏创面是否渗血，彻底止血。留置肾周引流管，拔除套管，逐层缝合关闭切口。

12. 机器人辅助腹腔镜经腹膜后腔右肾部分切除术

左侧卧位，制备腹膜后腔操作空间，放置机器人套管，连接机器人操作臂。清理腹膜后脂肪。切开肾周筋膜，在肾门处识别肾动脉搏动，分离肾门处脂肪，暴露肾动脉。采用钝锐结合方式沿肾脏表面游离并显露肿瘤。阻断肾动脉后，距肿瘤边缘0.5cm左右，完整切除肿瘤及肿瘤周围部分肾组织，缝合肾脏创面及受损的集合系统。根据标本大小扩大皮肤切口，取出标本。开放肾动脉，观察肾脏创面是否渗血，彻底止血。留置肾周引流管，拔除套管，逐层缝合关闭切口。

六、肾肿瘤剜除术

手术分级：四级

针对肾良性肿瘤的一种手术方式。平卧位、半侧卧位或侧卧位，消毒，开放或经腹腔镜或经机器人辅助腹腔镜，选择经腹腔或经腹膜后腔，在肾周筋膜内游离肾脏，保留肾肿瘤周围的脂肪组织，游离肾蒂以便必要时阻断，在肿瘤周边切开肾包膜，在肾组织受压所形成的假包膜外钝性分离，完整剜除肿瘤，以钛夹、血管夹、超声刀止血，仔细检查肾集合系统，损伤的肾盏应缝合，缝合创面，留置肾周引流管，逐层缝合关闭切口。

1. 开放经腹腔左肾肿瘤剜除术

平卧位，左侧肋缘下弧形切口。经结肠旁沟游离结肠，将结肠拉向内侧。切开肾周筋膜，于肾门处暴露肾动脉。沿肾脏表面游离并显露肿瘤（可以使用碎冰覆盖肾脏）。阻断肾动脉，采用钝锐结合方式沿肿瘤假包膜进行分离，直至完整剜除肿瘤。缝合肾脏创面及受损的集合系统。取出标本。观察肾脏创面是否渗血，彻底止血。留置肾周引流管，逐层缝合关闭切口。

2. 开放经腹腔右肾肿瘤剜除术

平卧位，右侧肋缘下弧形切口。经结肠旁沟游离结肠，将结肠拉向内侧。切开肾周筋膜，于肾门处暴露肾动脉。沿肾脏表面游离并显露肿瘤（可以使用碎冰覆盖肾脏）。阻断肾动脉，采用钝锐结合方式沿肿瘤假包膜进行分离，直至完整剜除肿瘤。缝合肾脏创面及受损的集合系统。取出标本。观察肾脏创面是否渗血，彻底止血。留置肾周引流管，逐层缝合关闭切口。

3. 开放经腹膜后腔左肾肿瘤剜除术

健侧卧位，抬高腰桥，采用第11肋间或第12肋下腰切口，切开皮肤、皮下脂肪、肌层，进入腹膜后腔。清理左侧腹膜后脂肪。切开肾周筋膜，在肾门处识别肾动脉搏动，分离肾门处脂肪，暴露肾动脉。沿肾脏表面游离并显露肿瘤（可以使用碎冰覆盖肾脏）。阻断肾动脉，采用钝锐结合方式沿肿瘤假包膜进行分离，直至完整剜除肿瘤。缝合肾脏创面及受损的集合系统。取出标本。观察肾脏创面是否渗血，彻底止血。留置肾周引流管，逐层缝合关闭切口。

4. 开放经腹膜后腔右肾肿瘤剜除术

健侧卧位，抬高腰桥，采用第11肋间或第12肋下腰切口，切开皮肤、皮下脂肪、肌层，进入腹膜后腔。清理右侧腹膜后脂肪。切开肾周筋膜，在肾门处识别肾动脉搏动，分离肾门处脂肪，暴露肾动脉。沿肾脏表面游离并显露肿瘤（可以使用碎冰覆盖肾脏）。阻断肾动脉，采用钝锐结合方式沿肿瘤假包膜进行分离，直至完整剜除肿瘤。缝合肾脏创面及受损的集合系统。取出标本。观察肾脏创面是否渗血，彻底止血。留置肾周引流管，逐层缝合关闭切口。

5. 腹腔镜经腹腔左肾肿瘤剜除术

右侧半卧位，患侧抬高45°～60°，制备腹腔操作空间，放置套管。经结肠旁沟游离结肠，将结肠拉向内侧。切开肾周筋膜，于肾门处暴露肾动脉。沿肾脏表面游离并显露肿瘤。阻断肾动脉，采用钝锐结合方式沿肿瘤假包膜进行分离，直至完整剜除肿瘤。缝合肾脏创面及受损的集合系统。根据标本大小扩大皮肤切口，取出标本。观察肾脏创面是否渗血，彻底止血。留置肾周引流管，拔除套管，逐层缝合关闭切口。

6. 腹腔镜经腹腔右肾肿瘤剜除术

左侧半卧位，患侧抬高45°～60°，制备腹腔操作空间，放置套管。经结肠旁沟游离结肠，将结肠拉向内侧。切开肾周筋膜，于肾门处暴露肾动脉。沿肾脏表面游离并显露肿瘤。阻断肾动脉，采用钝锐结合方式沿肿瘤假包膜进行分离，直至完整剜除肿瘤。缝合肾脏创面及受损的集合系统。根据标本大小扩大皮肤切口，取出标本。观察肾脏创面是否渗血，彻底止血。留置肾周引流管，拔除套管，逐层缝合关闭切口。

7. 腹腔镜经腹膜后腔左肾肿瘤剜除术

健侧卧位，抬高腰桥，制备腹膜后腔操作空间，放置套管。清理左侧腹膜后脂肪。切开肾周筋膜，于肾门处暴露肾动脉。沿肾脏表面游离并显露肿瘤。阻断肾动脉，采用钝锐结合方式沿肿瘤假包膜进行分离，直至完整剜除肿瘤。缝合肾脏创面及受损的集合系统。根据标本大小扩大皮肤切口，取出标本。观察肾脏创面是否渗血，彻底止血。留置肾周引流管，拔除套管，逐层缝合关闭切口。

8. 腹腔镜经腹膜后腔右肾肿瘤剜除术

健侧卧位，抬高腰桥，制备腹膜后腔操作空间，放置套管。清理右侧腹膜后脂肪。切开肾周筋膜，于肾门处暴露肾动脉。沿肾脏表面游离并显露肿瘤。阻断肾动脉，采用钝锐结合方式沿肿瘤假包膜进行分离，直至完整剜除肿瘤。缝合肾脏创面及受损的集合系统。根据标本大小扩大皮肤切口，取出标本。观察肾脏创面是否渗血，彻底止血。留置肾周引流管，拔除套管，逐层缝合关闭切口。

9. 机器人辅助腹腔镜经腹腔左肾肿瘤剜除术

健侧半侧卧位，患侧抬高45°～60°，制备腹腔操作空间，放置机器人套管，连接机器人操作臂。经结肠旁沟游离结肠，将结肠拉向内侧。切开左侧肾周筋膜，于肾门处暴露肾动脉。沿肾脏表面游离并显露肿瘤。阻断肾动脉，采用钝锐结合方式沿肿瘤假包膜进行分离，直至完整剜除肿瘤。缝合肾脏创面及受损的集合系统。根据标本大小扩大皮肤切口，取出标本。观察肾脏创面是否渗血，彻底止血。留置肾周引流管，拔除套管，逐层缝合关闭切口。

10. 机器人辅助腹腔镜经腹腔右肾肿瘤剜除术

健侧半侧卧位，患侧抬高45°～60°，制备腹腔操作空间，放置机器人套管，连接机器人操作臂。经结肠旁沟游离结肠，将结肠拉向内侧。切开右侧肾周筋膜，于肾门处暴露肾动脉。沿肾脏表面游离并显露肿瘤。阻断肾动脉，采用钝锐结合方式沿肿瘤假包膜进行分离，直至完整剜除肿瘤。缝合肾脏创面及受损的集合系统。根据标本大小扩大皮肤切口，取出标本。观察肾脏创面是否渗血，彻底止血。留置肾周引流管，拔除套管，逐层缝合关闭切口。

11. 机器人辅助腹腔镜经腹膜后腔左肾肿瘤剜除术

健侧卧位，抬高腰桥，制备腹膜后腔操作空间，放置机器人套管，连接机器人操作臂。清理左侧腹膜后脂肪。切开肾周筋膜，在肾门处识别肾动脉搏动，分离肾门处脂肪，暴露肾动脉。沿肾脏表面游离并显露肿瘤。阻断肾动脉，采用钝锐结合方式沿肿瘤假包膜进行分离，直至完整剜除肿瘤。缝合肾脏创面及受损的集合系统。根据标本大小扩大皮肤切口，取出标本。观察肾脏创面是否渗血，彻底止血。留置肾周引流管，拔除套管，逐层缝合关闭切口

12. 机器人辅助腹腔镜经腹膜后腔右肾肿瘤剜除术

健侧卧位，抬高腰桥，制备腹膜后腔操作空间，放置机器人套管，连接机器人操作臂。清理右侧腹膜后脂肪。切开肾周筋膜，在肾门处识别肾动脉搏动，分离肾门处脂肪，暴露肾动脉。沿肾脏表面游离并显露肿瘤。阻断肾动脉，采用钝锐结合方式沿肿瘤假包膜进行分离，直至完整剜除肿瘤。缝合肾脏创面及受损的集合系统。根据标本大小扩大皮肤切口，取出标本。观察肾脏创面是否渗血，彻底止血。留置肾周引流管，拔除套管，逐层缝合关闭切口。

七、肾盂癌/输尿管癌根治术

手术分级：四级

①单纯腹腔镜术式。平卧位或侧卧位或半侧卧位，留置尿管，消毒，开放或经腹腔镜或经机器人辅助腹腔镜，选择经腹腔或经腹膜后腔，切开肾周脂肪囊，游离肾下极和输尿管上段，夹闭输尿管上段，在肾周游离，显露肾动脉、肾静脉，夹闭切断肾动脉、肾静脉，切除肾脏。改变体位或一体位，向下游离输尿管至输尿管膀胱连接处，袖状切除输尿管，缝合膀胱，留置引流管，逐层缝合关闭切口。②联合膀胱镜术式。截石位，置入膀胱电切镜，找到患侧输尿管，使用钩状电极，切开输尿管口，深达浆膜。改变体位为平卧位或侧卧位，开放或经腹腔镜或经机器人辅助腹腔镜，选择经腹腔或经腹膜后腔，切开肾周脂肪囊，游离肾下极和输尿管上段，夹闭输尿管上段，在肾周游离，显露肾动脉、肾静脉，夹闭切断肾动脉、肾静脉，切除肾脏。沿输尿管向下游离，完整切除输尿管及部分膀胱，留置引流管，逐层缝合关闭切口。

1. 开放经腹腔左侧半尿路切除术

平卧位，左侧肋缘下弧形切口。经结肠旁沟游离结肠，将结肠拉向内侧。切开肾周筋膜，于肾门处暴露肾动脉和肾静脉，分别夹闭切断肾动脉、肾静脉。切开肾周脂肪，采用钝锐结合方式沿肾脏表面游离肾脏并尽可能向下游离输尿管，夹闭输尿管上段。仔细检查术野是否有出血，彻底止血。留置肾窝引流管，逐层缝合关闭切口。之后采用反麦氏点弧形切口，于输尿管跨髂血管处寻找并游离输尿管至输尿管膀胱连接处，袖状切除输尿管，缝合膀胱，取出标本。留置髂窝引流管，逐层缝合关闭切口。

2. 开放经腹腔右侧半尿路切除术

平卧位，右侧肋缘下弧形切口。经结肠旁沟游离结肠，将结肠拉向内侧。切开肾周筋膜，于肾门处暴露肾动脉和肾静脉，分别夹闭切断肾动脉、肾静脉。切开肾周脂肪，采用钝锐结合方式沿肾脏表面游离肾脏并尽可能向下游离输尿管，夹闭输尿管上段。仔细检查术野是否有出血，彻底止血。留置肾窝引流管，逐层缝合关闭切口。之后采用经麦氏点弧形切口，于输尿管跨髂血管处寻找并游离输尿管至输尿管膀胱连接处，袖状切除输尿管，缝合膀胱，取出标本。留置髂窝引流管，逐层缝合关闭切口

3. 开放经腹膜后腔左侧半尿路切除术

健侧卧位，抬高腰桥，采用第11肋间或第12肋下腰切口，切开皮肤、皮下脂肪、肌层，进入腹膜后腔。清理腹膜后脂肪。切开肾周筋膜，在肾门处识别肾动脉搏动，分离肾门处脂肪，暴露肾动脉、肾静脉，分别夹闭切断肾动脉、肾静脉。切开肾周脂肪，采用钝锐结合方式沿肾脏表面游离肾脏并尽可能向下游离输尿管，夹闭输尿管上段。仔细检查术野是否有出血，彻底止血。留置肾窝引流管，逐层缝合关闭切口。之后改平卧位，采用经反麦氏点弧形切口，于输尿管跨髂血管处寻找并游离输尿管至输尿管膀胱连接处，袖状切除输尿管，缝合膀胱，取出标本。留置髂窝引流管，逐层缝合关闭切口。

4. 开放经腹膜后腔右侧半尿路切除术

健侧卧位，抬高腰桥，采用第11肋间或第12肋下腰切口，切开皮肤、皮下脂肪、肌层，进入腹膜后腔。清理腹膜后脂肪。切开肾周筋膜，在肾门处识别肾动脉搏动，分离肾门处脂肪，暴露肾动脉、肾静脉，分别夹闭切断肾动脉、肾静脉。切开肾周脂肪，采用钝锐结合方式沿肾脏表面游离肾脏并尽可能向下游离输尿管，夹闭输尿管上段。仔细检查术野是否有出血，彻底止血。留置肾窝引流管，逐层缝合关闭切口。之后改平卧位，采用经麦氏点弧形切口，于输尿管跨髂血管处寻找并游离输尿管至输尿管膀胱连接处，袖状切除输尿管，缝合膀胱，取出标本。留置髂窝引流管，逐层缝合关闭切口。

5. 腹腔镜经腹腔左侧半尿路切除术

健侧半侧卧位，患侧抬高45°～60°，制备腹腔操作空间，放置套管。经结肠旁沟游离结肠，将结肠拉向内侧。切开肾周筋膜，于肾门处暴露肾动脉和肾静脉，分别夹闭切断肾动脉、肾静脉。切开肾周筋膜，在肾门处识别肾动脉搏动，分离肾门处脂肪，暴露肾动脉、肾静脉，分别夹闭切断肾动脉、肾静脉。切开肾周脂肪，采用钝锐结合方式沿肾脏表面游离肾脏并尽可能向下游离输尿管，夹闭输尿管上段。仔细检查术野是否有出血，彻底止血。留置肾窝引流管，拔除套管，关闭切口。之后改平卧位，采用经反麦氏点弧形切口，于输尿管跨髂血管处寻找并游离输尿管至输尿管膀胱连接处，袖状切除输尿管，缝合膀胱，取出标本。留置髂窝引流管，逐层缝合关闭切口。

6. 腹腔镜经腹腔右侧半尿路切除术

健侧半侧卧位，患侧抬高45°～60°，制备腹腔操作空间，放置套管。经结肠旁沟游离结肠，将结肠拉向内侧。切开肾周筋膜，于肾门处暴露肾动脉和肾静脉，分别夹闭切断肾动脉、肾静脉。切开肾周筋膜，在肾门处识别肾动脉搏动，分离肾门处脂肪，暴露肾动脉、肾静脉，分别夹闭切断肾动脉、肾静脉。切开肾周脂肪，采用钝锐结合方式沿肾脏表面游离肾脏并尽可能向下游离输尿管，夹闭输尿管上段。仔细检查术野是否有出血，彻底止血。留置肾窝引流管，拔除套管，关闭切口。之后改平卧位，采用经麦氏点弧形切口，于输尿管跨髂血管处寻找并游离输尿管至输尿管膀胱连接处，袖状切除输尿管，缝合膀胱，取出标本。留置髂窝引流管，逐层缝合关闭切口。

7. 腹腔镜经腹膜后腔左侧半尿路切除术

健侧卧位，抬高腰桥，制备腹膜后腔操作空间，放置套管。清理腹膜后脂肪。切开肾周筋膜，在肾门处识别肾动脉搏动，分离肾门处脂肪，暴露肾动脉、肾静脉，分别夹闭切断肾动脉、肾静脉。切开肾周脂肪，采用钝锐结合方式沿肾脏表面游离肾脏并尽可能向下游离输尿管，夹闭输尿管上段。仔细检查术野是否有出血，彻底止血。留置肾窝引流管，拔除套管，关闭切口。之后改平卧位，采用经反麦氏点弧形切口，于输尿管跨髂血管处寻找并游离输尿管至输尿管膀胱连接处，袖状切除输尿管，缝合膀胱，取出标本。留置髂窝引流管，逐层缝合关闭切口。

8. 腹腔镜经腹膜后腔右侧半尿路切除术

健侧卧位，抬高腰桥，制备腹膜后腔操作空间，放置套管。清理腹膜后脂肪。切开肾周筋膜，在肾门处识别肾动脉搏动，分离肾门处脂肪，暴露肾动脉、肾静脉，分别夹闭切断肾动脉、肾静脉。切开肾周脂肪，采用钝锐结合方式沿肾脏表面游离肾脏并尽可能向下游离输尿管，夹闭输尿管上段。仔细检查术野是否有出血，彻底止血。留置肾窝引流管，拔除套管，关闭切口。之后改平卧位，采用经麦氏点弧形切口，于输尿管跨髂血管处寻找并游离输尿管至输尿管膀胱连接处，袖状切除输尿管，缝合膀胱，取出标本。留置髂窝引流管，逐层缝合关闭切口。

9. 机器人辅助腹腔镜经腹腔左侧半尿路切除术

健侧半侧卧位，患侧抬高45°～60°，制备腹腔操作空间，放置机器人套管，连接机器人操作臂。经结肠旁沟游离结肠，将结肠拉向内侧。切开肾周筋膜，于肾门处暴露肾动脉和肾静脉，分别夹闭切断肾动脉、肾静脉。切开肾周脂肪，采用钝锐结合方式沿肾脏表面游离肾脏并尽可能向下游离输尿管，夹闭输尿管上段。仔细检查术野是否有出血，彻底止血。留置肾窝引流管，拔除套管，关闭切口。之后改平卧位，采用经反麦氏点弧形切口，或与之前同一体位，继续机器人下，于输尿管跨髂血管处寻找并游离输尿管至输尿管膀胱连接处，袖状切除输尿管，缝合膀胱，取出标本。留置髂窝引流管，逐层缝合关闭切口。

10. 机器人辅助腹腔镜经腹腔右侧半尿路切除术

健侧半侧卧位，患侧抬高45°～60°，制备腹腔操作空间，放置机器人套管，连接机器人操作臂。经结肠旁沟游离结肠，将结肠拉向内侧。切开肾周筋膜，于肾门处暴露肾动脉和肾静脉，分别夹闭切断肾动脉、肾静脉。切开肾周脂肪，采用钝锐结合方式沿肾脏表面游离肾脏并尽可能向下游离输尿管，夹闭输尿管上段。仔细检查术野是否有出血，彻底止血。留置肾窝引流管，拔除套管，关闭切口。之后改平卧位，采用经麦氏点弧形切口，或与之前同一体位，继续机器人下，于输尿管跨髂血管处寻找并游离输尿管至输尿管膀胱连接处，袖状切除输尿管，缝合膀胱，取出标本。留置髂窝引流管，逐层缝合关闭切口。

11. 机器人辅助腹腔镜经腹膜后腔左侧半尿路切除术

健侧卧位，抬高腰桥，制备腹膜后腔操作空间，放置机器人套管，连接机器人操作臂。清理腹膜后脂肪。切开肾周筋膜，在肾门处识别肾动脉搏动，分离肾门处脂肪，暴露肾动脉、肾静脉，分别夹闭切断肾动脉、肾静脉。切开肾周脂肪，采用钝锐结合方式沿肾脏表面游离肾脏并尽可能向下游离输尿管，夹闭输尿管上段。仔细检查术野是否有出血，彻底止血。留置肾窝引流管，拔除套管，关闭切口。之后改平卧位，采用经反麦氏点弧形切口，于输尿管跨髂血管处寻找并游离输尿管至输尿管膀胱连接处，袖状切除输尿管，缝合膀胱，取出标本。留置髂窝引流管，逐层缝合关闭切口。

12. 机器人辅助腹腔镜经腹膜后腔右侧半尿路切除术

健侧卧位，抬高腰桥，制备腹膜后腔操作空间，放置机器人套管，连接机器人操作臂。清理腹膜后脂肪。切开肾周筋膜，在肾门处识别肾动脉搏动，分离肾门处脂肪，暴露肾动脉、肾静脉，分别夹闭切断肾动脉、肾静脉。切开肾周脂肪，采用钝锐结合方式沿肾脏表面游离肾脏并尽可能向下游离输尿管，夹闭输尿管上段。仔细检查术野是否有出血，彻底止血。留置肾窝引流管，拔除套管，关闭切口。之后改平卧位，采用经麦氏点弧形切口，于输尿管跨髂血管处寻找并游离输尿管至输尿管膀胱连接处，袖状切除输尿管，缝合膀胱，取出标本。留置髂窝引流管，逐层缝合关闭切口。

13. 开放经腹腔左侧半尿路切除术（联合经尿道电切）

截石位，置入膀胱电切镜，寻找患侧输尿管口，使用钩状电极，距管口0.5cm环形切开输尿管口，深达浆膜层。留置尿管。之后改平卧位，左侧肋缘下弧形切口。经结肠旁沟游离结肠，将结肠拉向内侧。切开肾周筋膜，于肾门处暴露肾动脉和肾静脉，分别夹闭切断肾动脉、肾静脉。切开肾周脂肪，采用钝锐结合方式沿肾脏表面游离肾脏和输尿管，夹闭输尿管上段后，尽可能向下游离输尿管至膀胱入口处，直至输尿管口与膀胱完全离断。取出标本。仔细检查术野是否有出血，彻底止血。留置肾窝和髂窝引流管各一根，逐层缝合关闭切口。

14. 开放经腹腔右侧半尿路切除术（联合经尿道电切）

截石位，置入膀胱电切镜，寻找患侧输尿管口，使用钩状电极，距管口0.5cm环形切开输尿管口，深达浆膜层。留置尿管。之后改平卧位，右侧肋缘下弧形切口。经结肠旁沟游离结肠，将结肠拉向内侧。切开肾周筋膜，于肾门处暴露肾动脉和肾静脉，分别夹闭切断肾动脉、肾静脉。切开肾周脂肪，采用钝锐结合方式沿肾脏表面游离肾脏和输尿管，夹闭输尿管上段后，尽可能向下游离输尿管至膀胱入口处，直至输尿管口与膀胱完全离断。取出标本。仔细检查术野是否有出血，彻底止血。留置肾窝和髂窝引流管各一根，逐层缝合关闭切口。

15. 开放经腹膜后腔左侧半尿路切除术（联合经尿道电切）

截石位，置入膀胱电切镜，寻找患侧输尿管口，使用钩状电极，距管口0.5cm环形切开输尿管口，深达浆膜层。留置尿管。之后改右侧卧位，抬高腰桥，采用第11肋间或第12肋下腰切口，切开皮肤、皮下脂肪、肌层，进入腹膜后腔。清理腹膜后脂肪。切开肾周筋膜，在肾门处识别肾动脉搏动，分离肾门处脂肪，暴露肾动脉、肾静脉，分别夹闭切断肾动脉、肾静脉。切开肾周脂肪，采用钝锐结合方式沿肾脏表面游离肾脏和输尿管，夹闭输尿管上段后，尽可能向下游离输尿管至膀胱入口处，直至输尿管口与膀胱完全离断。取出标本。仔细检查术野是否有出血，彻底止血。留置肾窝和髂窝引流管各一根，逐层缝合关闭切口。

16. 开放经腹膜后腔右侧半尿路切除术（联合经尿道电切）

截石位，置入膀胱电切镜，寻找患侧输尿管口，使用钩状电极，距管口0.5cm环形切开输尿管口，深达浆膜层。留置尿管。之后改左侧卧位，抬高腰桥，采用第11肋间或第12肋下腰切口，切开皮肤、皮下脂肪、肌层，进入腹膜后腔。清理腹膜后脂肪。切开肾周筋膜，在肾门处识别肾动脉搏动，分离肾门处脂肪，暴露肾动脉、肾静脉，分别夹闭切断肾动脉、肾静脉。切开肾周脂肪，采用钝锐结合方式沿肾脏表面游离肾脏和输尿管，夹闭输尿管上段后，尽可能向下游离输尿管至膀胱入口处，直至输尿管口与膀胱完全离断。取出标本。仔细检查术野是否有出血，彻底止血。留置肾窝和髂窝引流管各一根，逐层缝合关闭切口。

17. 腹腔镜经腹腔左侧半尿路切除术（联合经尿道电切）

截石位，置入膀胱电切镜，寻找患侧输尿管口，使用钩状电极，距管口0.5cm环形切开输尿管口，深达浆膜层。留置尿管。之后改右侧半侧卧位，患侧抬高45°～60°，制备腹腔操作空间，放置套管。经结肠旁沟游离结肠，将结肠拉向内侧。切开肾周筋膜，于肾门处暴露肾动脉和肾静脉，分别夹闭切断肾动脉、肾静脉。切开肾周脂肪，采用钝锐结合方式沿肾脏表面游离肾脏和输尿管。夹闭输尿管上段后，拔除套管，扩大皮肤切口，或继续腹腔镜下，尽可能向下游离输尿管至膀胱入口处，直至输尿管口与膀胱完全离断。取出标本。仔细检查术野是否有出血，彻底止血。留置肾窝和髂窝引流管各一根，逐层缝合关闭切口。

18. 腹腔镜经腹腔右侧半尿路切除术（联合经尿道电切）

截石位，置入膀胱电切镜，寻找患侧输尿管口，使用钩状电极，距管口0.5cm环形切开输尿管口，深达浆膜层。留置尿管。之后改左侧半侧卧位，患侧抬高45°～60°，制备腹腔操作空间，放置套管。经结肠旁沟游离结肠，将结肠拉向内侧。切开肾周筋膜，于肾门处暴露肾动脉和肾静脉，分别夹闭切断肾动脉、肾静脉。切开肾周脂肪，采用钝锐结合方式沿肾脏表面游离肾脏和输尿管。夹闭输尿管上段后，拔除套管，扩大皮肤切口，或继续腹腔镜下，尽可能向下游离输尿管至膀胱入口处，直至输尿管口与膀胱完全离断。取出标本。仔细检查术野是否有出血，彻底止血。留置肾窝和髂窝引流管各一根，逐层缝合关闭切口。

19. 腹腔镜经腹膜后腔左侧半尿路切除术（联合经尿道电切）

截石位，置入膀胱电切镜，寻找患侧输尿管口，使用钩状电极，距管口0.5cm环形切开输尿管口，深达浆膜层。留置尿管。之后改右侧卧位，抬高腰桥，制备腹膜后腔操作空间，放置套管。清理腹膜后脂肪。切开肾周筋膜，在肾门处识别肾动脉搏动，分离肾门处脂肪，暴露肾动脉、肾静脉，分别夹闭切断肾动脉、肾静脉。切开肾周脂肪，采用钝锐结合方式沿肾脏表面游离肾脏和输尿管。夹闭输尿管上段后，拔除套管，扩大皮肤切口，尽可能向下游离输尿管至膀胱入口处，直至输尿管口与膀胱完全离断。取出标本。仔细检查术野是否有出血，彻底止血。留置肾窝和髂窝引流管各一根，逐层缝合关闭切口。

20. 腹腔镜经腹膜后腔右侧半尿路切除术（联合经尿道电切）

截石位，置入膀胱电切镜，寻找患侧输尿管口，使用钩状电极，距管口0.5cm环形切开输尿管口，深达浆膜层。留置尿管。之后改左侧卧位，抬高腰桥，制备腹膜后腔操作空间，放置套管。清理腹膜后脂肪。切开肾周筋膜，在肾门处识别肾动脉搏动，分离肾门处脂肪，暴露肾动脉、肾静脉，分别夹闭切断肾动脉、肾静脉。切开肾周脂肪，采用钝锐结合方式沿肾脏表面游离肾脏和输尿管。夹闭输尿管上段后，拔除套管，扩大皮肤切口，尽可能向下游离输尿管至膀胱入口处，直至输尿管口与膀胱完全离断。取出标本。仔细检查术野是否有出血，彻底止血。留置肾窝和髂窝引流管各一根，逐层缝合关闭切口。

21. 机器人辅助腹腔镜经腹腔左侧半尿路切除术（联合经尿道电切）

截石位，置入膀胱电切镜，寻找患侧输尿管口，使用钩状电极，距管口0.5cm环形切开输尿管口，深达浆膜层。留置尿管。之后改右侧半侧卧位，患侧抬高45°～60°，制备机器人腹腔操作空间，放置机器人套管。经结肠旁沟游离结肠，将结肠拉向内侧。切开肾周筋膜，于肾门处暴露肾动脉和肾静脉，分别夹闭切断肾动脉、肾静脉。切开肾周脂肪，采用钝锐结合方式沿肾脏表面游离肾脏和输尿管。夹闭输尿管上段后，拔除套管，扩大皮肤切口，或继续腹腔镜下，尽可能向下游离输尿管至膀胱入口处，直至输尿管口与膀胱完全离断。取出标本。仔细检查术野是否有出血，彻底止血。留置肾窝和髂窝引流管各一根，逐层缝合关闭切口。

22. 机器人辅助腹腔镜经腹腔右侧半尿路切除术（联合经尿道电切）

截石位，置入膀胱电切镜，寻找患侧输尿管口，使用钩状电极，距管口0.5cm环形切开输尿管口，深达浆膜层。留置尿管。之后改左侧半侧卧位，患侧抬高45°～60°，制备机器人腹腔操作空间，放置机器人套管。经结肠旁沟游离结肠，将结肠拉向内侧。切开肾周筋膜，于肾门处暴露肾动脉和肾静脉，分别夹闭切断肾动脉、肾静脉。切开肾周脂肪，采用钝锐结合方式沿肾脏表面游离肾脏和输尿管。夹闭输尿管上段后，拔除套管，扩大皮肤切口，或继续腹腔镜下，尽可能向下游离输尿管至膀胱入口处，直至输尿管口与膀胱完全离断。取出标本。仔细检查术野是否有出血，彻底止血。留置肾窝和髂窝引流管各一根，逐层缝合关闭切口。

23. 机器人辅助腹腔镜经腹膜后腔左侧半尿路切除术（联合经尿道电切）

截石位，置入膀胱电切镜，寻找患侧输尿管口，使用钩状电极，距管口0.5cm环形切开输尿管口，深达浆膜层。留置尿管。之后改右侧卧位，抬高腰桥，制备机器人腹膜后腔操作空间，放置机器人套管。清理腹膜后脂肪。切开肾周筋膜，在肾门处识别肾动脉搏动，分离肾门处脂肪，暴露肾动脉、肾静脉，分别夹闭切断肾动脉、肾静脉。切开肾周脂肪，采用钝锐结合方式沿肾脏表面游离肾脏和输尿管。夹闭输尿管上段后，拔除套管，扩大皮肤切口，尽可能向下游离输尿管至膀胱入口处，直至输尿管口与膀胱完全离断。取出标本。仔细检查术野是否有出血，彻底止血。留置肾窝和髂窝引流管各一根，逐层缝合关闭切口。

24. 机器人辅助腹腔镜经腹膜后腔右侧半尿路切除术（联合经尿道电切）

截石位，置入膀胱电切镜，寻找患侧输尿管口，使用钩状电极，距管口0.5cm环形切开输尿管口，深达浆膜层。留置尿管。之后改左侧卧位，抬高腰桥，制备机器人腹膜后腔操作空间，放置机器人套管。清理腹膜后脂肪。切开肾周筋膜，在肾门处识别肾动脉搏动，分离肾门处脂肪，暴露肾动脉、肾静脉，分别夹闭切断肾动脉、肾静脉。切开肾周脂肪，采用钝锐结合方式沿肾脏表面游离肾脏和输尿管。夹闭输尿管上段后，拔除套管，扩大皮肤切口，尽可能向下游离输尿管至膀胱入口处，直至输尿管口与膀胱完全离断。取出标本。仔细检查术野是否有出血，彻底止血。留置肾窝和髂窝引流管各一根，逐层缝合关闭切口。

八、超声引导下经皮肾穿刺造瘘术

手术分级：三级

健侧卧位或平俯卧位，如积水明显可术前B超定位。穿刺点选在第12肋下至第10肋间腋后线到肩胛线之间区域，也可选用第11～12肋下腋后线做穿刺点，穿刺方向与水平面成30°～60°。穿刺针穿入集合系统直至有尿液流出。通过造瘘针金属鞘引入导丝，以尖刀沿导丝刺开皮肤及筋膜，退出针鞘。筋膜扩张器套在导丝上扩张，将所需管径的扩张管连同14～16F的Peel-away鞘一起旋转至肾盂内。退出扩张管，沿导丝置入相应造瘘道，B超再次确定造瘘道位置。缝合皮肤切口并固定造瘘道，接引流袋。

1. 超声引导下左侧经皮肾穿刺造瘘术

右侧卧位或平俯卧位，如积水明显可术前B超定位。穿刺点选在第12肋下至第10肋间腋后线到肩胛线之间区域，也可选用第11～12肋下腋后线做穿刺点，穿刺方向与水平面成30°～60°。穿刺针穿入集合系统直至有尿液流出。通过造瘘针金属鞘引入导丝，以尖刀沿导丝刺开皮肤及筋膜，退出针鞘。筋膜扩张器套在导丝上扩张，将所需管径的扩张管连同14～16F的Peel-away鞘一起旋转至肾盂内。退出扩张管，沿导丝置入相应造瘘道，B超再次确定造瘘道位置。缝合皮肤切口并固定造瘘道，接引流袋。

2. 超声引导下右侧经皮肾穿刺造瘘术

左侧卧位或平俯卧位，如积水明显可术前B超定位。穿刺点选在第12肋下至第10肋间腋后线到肩胛线之间区域，也可选用第11～12肋下腋后线做穿刺点，穿刺方向与水平面成30°～60°。穿刺针穿入集合系统直至有尿液流出。通过造瘘针金属鞘引入导丝，以尖刀沿导丝刺开皮肤及筋膜，退出针鞘。筋膜扩张器套在导丝上扩张，将所需管径的扩张管连同14～16F的Peel-away鞘一起旋转至肾盂内。退出扩张管，沿导丝置入相应造瘘道，B超再次确定造瘘道位置。缝合皮肤切口并固定造瘘道，接引流袋。

九、肾蒂淋巴管结扎术

手术分级：四级

平卧位、侧卧位、半侧卧位，肾脏的淋巴在肾门处汇合成数支主干后经腰干回流。通过开放、腹腔镜或机器人辅助腹腔镜，仔细、小心地剥离肾门处及输尿管上段的淋巴管，尽量将该处脂肪组织及淋巴管剥离干净，使肾动脉、肾静脉“骨骼化”，并使输尿管上段完全裸露。在肾门处结扎淋巴管。留置肾周引流管，逐层缝合关闭切口。

1. 开放经腹腔左侧肾蒂淋巴结结扎

平卧位，左侧肋缘下弧形切口。经结肠旁沟游离结肠，将结肠拉向内侧。切开肾周筋膜和肾周脂肪，离断结扎肾周淋巴管、输尿管上段、肾盂周围淋巴管、肾蒂血管周围淋巴管后，将肾上极包膜与腰背筋膜及腰大肌筋膜缝合固定。仔细检查术野是否有出血，彻底止血，留置肾周引流管，逐层缝合关闭切口。

2. 开放经腹腔右侧肾蒂淋巴结结扎

平卧位，右侧肋缘下弧形切口。经结肠旁沟游离结肠，将结肠拉向内侧。

切开肾周筋膜和肾周脂肪，离断结扎肾周淋巴管、输尿管上段、肾盂周围淋巴管、肾蒂血管周围淋巴管后，将肾上极包膜与腰背筋膜及腰大肌筋膜缝合固定。仔细检查术野是否有出血，彻底止血，留置肾周引流管，逐层缝合关闭切口。

3. 开放经腹腔双侧肾蒂淋巴结结扎

平卧位，双侧肋缘下弧形切口。分别经双侧结肠旁沟游离结肠，将结肠拉向内侧。切开肾周筋膜和肾周脂肪，离断结扎肾周淋巴管、输尿管上段、肾盂周围淋巴管、肾蒂血管周围淋巴管后，将肾上极包膜与腰背筋膜及腰大肌筋膜缝合固定。仔细检查术野是否有出血，彻底止血，留置肾周引流管，逐层缝合关闭切口。

4. 开放经腹膜后腔左侧肾蒂淋巴结结扎

健侧卧位，抬高腰桥，采用腰切口，清理左侧腹膜后脂肪。切开肾周筋膜和肾周脂肪，离断结扎肾周淋巴管、输尿管上段、肾盂周围淋巴管、肾蒂血管周围淋巴管后，将肾上极包膜与腰背筋膜及腰大肌筋膜缝合固定。仔细检查术野是否有出血，彻底止血，留置肾周引流管，逐层缝合关闭切口。

5. 开放经腹膜后腔右侧肾蒂淋巴结结扎

健侧卧位，抬高腰桥，采用腰切口，清理右侧腹膜后脂肪。切开肾周筋膜和肾周脂肪，离断结扎肾周淋巴管、输尿管上段、肾盂周围淋巴管、肾蒂血管周围淋巴管后，将肾上极包膜与腰背筋膜及腰大肌筋膜缝合固定。仔细检查术野是否有出血，彻底止血，留置肾周引流管，逐层缝合关闭切口。

6. 开放经腹膜后腔双侧肾蒂淋巴结结扎

侧卧位，采用腰切口，清理腹膜后脂肪。切开肾周筋膜和肾周脂肪，离断结扎肾周淋巴管、输尿管上段、肾盂周围淋巴管、肾蒂血管周围淋巴管后，将肾上极包膜与腰背筋膜及腰大肌筋膜缝合固定。仔细检查术野是否有出血，彻底止血，留置肾周引流管，逐层缝合关闭切口。更换体位，换为对侧侧卧位，重复以上步骤。

7. 腹腔镜经腹腔左侧肾蒂淋巴结结扎

健侧半侧卧位，手术侧抬高45°～ 65°，制备腹腔镜操作空间。经结肠旁沟游离结肠，将结肠拉向内侧。打开左侧肾周筋膜，游离肾周脂肪，离断结扎肾周淋巴管、输尿管上段、肾盂周围淋巴管、肾蒂血管周围淋巴管后，将肾上极包膜与腰背筋膜及腰大肌筋膜缝合固定。仔细检查术野是否有出血，彻底止血，留置肾周引流管，逐层缝合关闭切口。

8. 腹腔镜经腹腔右侧肾蒂淋巴结结扎

健侧半侧卧位，手术侧抬高45°～ 60°，制备腹腔镜操作空间。经结肠旁沟游离结肠，将结肠拉向内侧。打开右侧肾周筋膜，游离肾周脂肪，离断结扎肾周淋巴管、输尿管上段、肾盂周围淋巴管、肾蒂血管周围淋巴管后，将肾上极包膜与腰背筋膜及腰大肌筋膜缝合固定。仔细检查术野是否有出血，彻底止血，留置肾周引流管，逐层缝合关闭切口。

9. 腹腔镜经腹腔双侧肾蒂淋巴结结扎

半侧卧位，手术侧抬高45°～ 60°，制备腹腔镜操作空间。经结肠旁沟游离结肠，将结肠拉向内侧。打开肾周筋膜，游离肾周脂肪，离断结扎肾周淋巴管、输尿管上段、肾盂周围淋巴管、肾蒂血管周围淋巴管后，将肾上极包膜与腰背筋膜及腰大肌筋膜缝合固定。仔细检查术野是否有出血，彻底止血。留置肾周引流管，逐层缝合关闭切口。更换体位，换为对侧半侧卧位，重复以上步骤。

10. 腹腔镜经腹膜后腔左侧肾蒂淋巴结结扎

健侧卧位，抬高腰桥，制备腹膜后腔操作空间，放置套管，清理左侧腹膜后脂肪。打开肾周筋膜，游离肾周脂肪，离断结扎肾周淋巴管、输尿管上段、肾盂周围淋巴管、肾蒂血管周围淋巴管后，将肾上极包膜与腰背筋膜及腰大肌筋膜缝合固定。仔细检查术野是否有出血，彻底止血。留置肾周引流管，逐层缝合关闭切口。

11. 腹腔镜经腹膜后腔右侧肾蒂淋巴结结扎

健侧卧位，抬高腰桥，制备腹膜后腔操作空间，放置套管，清理右侧腹膜后脂肪。打开肾周筋膜，游离肾周脂肪，离断结扎肾周淋巴管、输尿管上段、肾盂周围淋巴管、肾蒂血管周围淋巴管后，将肾上极包膜与腰背筋膜及腰大肌筋膜缝合固定。仔细检查术野是否有出血，彻底止血。留置肾周引流管，逐层缝合关闭切口。

12. 腹腔镜经腹膜后腔双侧肾蒂淋巴结结扎

侧卧位，制备腹膜后腔操作空间，放置套管，清理腹膜后脂肪。打开肾周筋膜，游离肾周脂肪，离断结扎肾周淋巴管、输尿管上段、肾盂周围淋巴管、肾蒂血管周围淋巴管后，将肾上极包膜与腰背筋膜及腰大肌筋膜缝合固定。仔细检查术野是否有出血，彻底止血。留置肾周引流管，逐层缝合关闭切口。更换体位，换为对侧侧卧位，重复以上步骤。

13. 机器人辅助腹腔镜经腹腔左侧肾蒂淋巴结结扎

健侧半侧卧位，手术侧抬高45°～60°，制备腹腔操作空间，连接机器人操作臂。经结肠旁沟游离结肠，将结肠拉向内侧。打开左侧肾周筋膜，游离肾周脂肪，离断结扎肾周淋巴管、输尿管上段、肾盂周围淋巴管、肾蒂血管周围淋巴管后，将肾上极包膜与腰背筋膜及腰大肌筋膜缝合固定。仔细检查术野是否有出血，彻底止血。留置肾周引流管，逐层缝合关闭切口。

14. 机器人辅助腹腔镜经腹腔右侧肾蒂淋巴结结扎

健侧半侧卧位，手术侧抬高45°～60°，制备腹腔操作空间，连接机器人操作臂。经结肠旁沟游离结肠，将结肠拉向内侧。打开右侧肾周筋膜，游离肾周脂肪，离断结扎肾周淋巴管、输尿管上段、肾盂周围淋巴管、肾蒂血管周围淋巴管后，将肾上极包膜与腰背筋膜及腰大肌筋膜缝合固定。仔细检查术野是否有出血，彻底止血。留置肾周引流管，逐层缝合关闭切口。

15. 机器人辅助腹腔镜经腹腔双侧肾蒂淋巴结结扎

半侧卧位，手术侧抬高45°～60°，制备腹腔操作空间，连接机器人操作臂。经结肠旁沟游离结肠，将结肠拉向内侧。打开肾周筋膜，游离肾周脂肪，离断结扎肾周淋巴管、输尿管上段、肾盂周围淋巴管、肾蒂血管周围淋巴管后，将肾上极包膜与腰背筋膜及腰大肌筋膜缝合固定。仔细检查术野是否有出血，彻底止血。留置肾周引流管，逐层缝合关闭切口。更换体位，换为对侧半侧卧位，重复以上步骤。

16. 机器人辅助腹腔镜经腹膜后腔左侧肾蒂淋巴结结扎

健侧卧位，抬高腰桥，制备腹膜后腔操作空间，放置机器人套管，连接机器人操作臂，清理左侧腹膜后脂肪。切开肾周筋膜和肾周脂肪，离断结扎肾周淋巴管、输尿管上段、肾盂周围淋巴管、肾蒂血管周围淋巴管后，将肾上极包膜与腰背筋膜及腰大肌筋膜缝合固定。仔细检查术野是否有出血，彻底止血，留置肾周引流管，逐层缝合关闭切口。

17. 机器人辅助腹腔镜经腹膜后腔右侧肾蒂淋巴结结扎

健侧卧位，抬高腰桥，制备腹膜后腔操作空间，放置机器人套管，连接机器人操作臂，清理右侧腹膜后脂肪。切开肾周筋膜和肾周脂肪，离断结扎肾周淋巴管、输尿管上段、肾盂周围淋巴管、肾蒂血管周围淋巴管后，将肾上极包膜与腰背筋膜及腰大肌筋膜缝合固定。仔细检查术野是否有出血，彻底止血，留置肾周引流管，逐层缝合关闭切口。

18. 机器人辅助腹腔镜经腹膜后腔双侧肾蒂淋巴结结扎

侧卧位，制备腹膜后腔操作空间，放置机器人套管，连接机器人操作臂，清理腹膜后脂肪。切开肾周筋膜和肾周脂肪，离断结扎肾周淋巴管、输尿管上段、肾盂周围淋巴管、肾蒂血管周围淋巴管后，将肾上极包膜与腰背筋膜及腰大肌筋膜缝合固定。仔细检查术野是否有出血，彻底止血。留置肾周引流管，逐层缝合关闭切口。更换体位，换为对侧侧卧位，重复以上步骤。

十、经皮肾周穿刺引流术

手术分级：三级

健侧卧位或平俯卧位，如积水明显可术前B超定位。穿刺点选在第12肋下至第10肋间腋后线到肩胛线之间区域，也可选用第11～12肋下腋后线做穿刺点，穿刺方向与水平面成30°～60°。穿刺针穿入病灶直至有引流液流出。通过造瘘针金属鞘引入导丝，以尖刀沿导丝刺开皮肤及筋膜，退出针鞘。筋膜扩张器套在导丝上扩张，将所需管径的扩张管连同14～16F的Peel-away鞘一起旋转至肾周病灶内。退出扩张管，沿导丝置入相应造瘘道，B超再次确定造瘘道位置。缝合皮肤切口并固定造瘘道，接引流袋。

1. 超声引导下左侧经皮肾周穿刺引流术

右侧卧位或平俯卧位，如积水明显可术前B超定位。穿刺点选在第12肋下至第10肋间腋后线到肩胛线之间区域，也可选用第11～12肋下腋后线做穿刺点，穿刺方向与水平面成30°～60°。穿刺针穿入病灶直至有引流液流出。通过造瘘针金属鞘引入导丝，以尖刀沿导丝刺开皮肤及筋膜，退出针鞘。筋膜扩张器套在导丝上扩张，将所需管径的扩张管连同14～16F的Peel-away鞘一起旋转至肾周病灶内。退出扩张管，沿导丝置入相应造瘘道，B超再次确定造瘘道位置。缝合皮肤切口并固定造瘘道，接引流袋。

2. 超声引导下右侧经皮肾周穿刺引流术

左侧卧位或平俯卧位，如积水明显可术前B超定位。穿刺点选在第12肋下至第10肋间腋后线到肩胛线之间区域，也可选用第11～12肋下腋后线做穿刺点，穿刺方向与水平面成30°～60°。穿刺针穿入病灶直至有引流液流出。通过造瘘针金属鞘引入导丝，以尖刀沿导丝刺开皮肤及筋膜，退出针鞘。筋膜扩张器器套在导丝上扩张，将所需管径的扩张管连同14～16F的Peel-away鞘一起旋转至肾周病灶内。退出扩张管，沿导丝置入相应造瘘道，B超再次确定造瘘道位置。缝合皮肤切口并固定造瘘道，接引流袋。

十一、肾实质切开取石术

手术分级：四级

侧卧位、半侧卧位或平卧位，消毒，选择开放或经腹腔镜或经机器人辅助腹腔镜，充分分离肾脏，分离肾动脉、肾静脉主干，在肾实质切开前阻断肾脏血流，确定相对无血管区，细探针穿刺探查，肾实质切开，取出结石，冲洗，取净结石，仔细检查术野是否有出血，彻底止血，可吸收线缝合肾盂肾盏，缝合肾实质，必要时放置肾造瘘道或DJ管引流，留置肾周引流管，逐层缝合关闭切口。

1. 开放经腹腔左肾切开取石术

平卧位，左肋缘下切口。经结肠旁沟游离结肠，将结肠拉向内侧。打开肾筋膜。充分分离肾脏，分离肾动脉、肾静脉主干，在肾实质切开前阻断肾脏血流。用针刺入结石部位定位，沿针头方向用尖刃刀切开肾实质，复杂结石可联合切开肾盂与肾实质。经肾皮质切口伸入取石钳，在肾盂内夹取结石。确认无残余结石后，彻底冲洗，清除肾内泥石、碎石及血凝块，检查输尿管无梗阻后，顺行置留DJ管，缝合肾实质切口。松开肾蒂阻断后检查渗血，留置肾周引流管。逐层缝合关闭切口。

2. 开放经腹腔右肾切开取石术

平卧位，右肋缘下切口。经结肠旁沟游离结肠，将结肠拉向内侧。打开肾筋膜。充分分离肾脏，分离肾动脉、肾静脉主干，在肾实质切开前阻断肾脏血流。用针刺入结石部位定位，沿针头方向用尖刃刀切开肾实质，复杂结石可联合切开肾盂与肾实质。经肾皮质切口伸入取石钳，在肾盂内夹取结石。确认无残余结石后，彻底冲洗，清除肾内泥石、碎石及血凝块，检查输尿管无梗阻后，顺行置留DJ管，缝合肾实质切口。松开肾蒂阻断后检查渗血，留置肾周引流管。逐层缝合关闭切口。

3. 开放经腹膜后腔左肾切开取石术

健侧卧位，抬高腰桥，根据结石位置选择切口部位，打开左肾筋膜。逐层切开至肾脏，游离肾下极及背侧脂肪囊，将肾脏翻向内侧，显露肾盂后壁及输尿管上段。阻断肾动脉。用针刺入结石部位定位，沿针头方向用尖刃刀切开肾实质，复杂结石可联合切开肾盂与肾实质。经肾皮质切口伸入取石钳，在肾盂内夹取结石。确认无残余结石后，彻底冲洗，清除肾内泥石、碎石及血凝块，检查输尿管无梗阻后，顺行置留DJ管，缝合肾实质切口。松开肾蒂阻断后检查渗血，留置肾周引流管。逐层缝合关闭切口。

4. 开放经腹膜后腔右肾切开取石术

健侧卧位，抬高腰桥，根据结石位置选择切口部位，打开右肾筋膜。逐层切开至肾脏，游离肾下极及背侧脂肪囊，将肾脏翻向内侧，显露肾盂后壁及输尿管上段。阻断肾动脉。用针刺入结石部位定位，沿针头方向用尖刃刀切开肾实质，复杂结石可联合切开肾盂与肾实质。经肾皮质切口伸入取石钳，在肾盂内夹取结石。确认无残余结石后，彻底冲洗，清除肾内泥石、碎石及血凝块，检查输尿管无梗阻后，顺行置留DJ管，缝合肾实质切口。松开肾蒂阻断后检查渗血，留置肾周引流管。逐层缝合关闭切口。

5. 腹腔镜经腹腔左肾切开取石术

健侧半侧卧位，手术侧抬高45°～60°，制备腹腔操作空间。经结肠旁沟游离结肠，将结肠拉向内侧。暴露左肾动脉和肾静脉，阻断肾动脉。在结石对应的肾实质区域，可通过术中超声定位结石，纵向切开肾皮质及髓质，切口长度根据结石大小调整。通过操作孔置入取石钳，在腹腔镜引导下夹取结石，复杂结石可结合激光碎石后分块取出。确认无残余结石后，彻底冲洗，清除肾内泥石、碎石及血凝块，检查输尿管无梗阻后，顺行置留DJ管，缝合肾实质切口。松开肾蒂阻断后检查渗血，留置肾周引流管。逐层缝合关闭切口。

6. 腹腔镜经腹腔右肾切开取石术

健侧半侧卧位，手术侧抬高45°～60°，制备腹腔操作空间。经结肠旁沟游离结肠，将结肠拉向内侧。暴露右肾动脉和肾静脉，阻断肾动脉。在结石对应的肾实质区域，可通过术中超声定位结石，纵向切开肾皮质及髓质，切口长度根据结石大小调整。通过操作孔置入取石钳，在腹腔镜引导下夹取结石，复杂结石可结合激光碎石后分块取出。确认无残余结石后，彻底冲洗，清除肾内泥石、碎石及血凝块，检查输尿管无梗阻后，顺行置留DJ管，缝合肾实质切口。松开肾蒂阻断后检查渗血，留置肾周引流管。逐层缝合关闭切口。

7. 腹腔镜经腹膜后腔左肾切开取石术

健侧卧位，抬高腰桥，制备腹腔操作空间。打开左肾筋膜。逐层切开至肾脏，游离肾下极及背侧脂肪囊，将肾脏翻向内侧，显露肾盂后壁及输尿管上段。阻断肾动脉。在结石对应的肾实质区域，纵向切开肾皮质及髓质，切口长度根据结石大小调整。通过操作孔置入取石钳，在腹腔镜引导下夹取结石，复杂结石可结合激光碎石后分块取出。确认无残余结石后，彻底冲洗，清除肾内泥石、碎石及血凝块，检查输尿管无梗阻后，顺行置留DJ管，缝合肾实质切口。松开肾蒂阻断后检查渗血，留置肾周引流管。逐层缝合关闭切口。

8. 腹腔镜经腹膜后腔右肾切开取石术

健侧卧位，抬高腰桥，制备腹腔操作空间。打开右肾筋膜。逐层切开至肾脏，游离肾下极及背侧脂肪囊，将肾脏翻向内侧，显露肾盂后壁及输尿管上段。阻断肾动脉。在结石对应的肾实质区域，纵向切开肾皮质及髓质，切口长度根据结石大小调整。通过操作孔置入取石钳，在腹腔镜引导下夹取结石，复杂结石可结合激光碎石后分块取出。确认无残余结石后，彻底冲洗，清除肾内泥石、碎石及血凝块，检查输尿管无梗阻后，顺行置留DJ管，缝合肾实质切口。松开肾蒂阻断后检查渗血，留置肾周引流管。逐层缝合关闭切口。

9. 机器人辅助腹腔镜经腹腔左肾切开取石术

健侧半侧卧位，手术侧抬高45°～60°，制备腹腔操作空间，连接机器人操作臂。经结肠旁沟游离结肠，将结肠拉向内侧。充分游离左侧肾脏，暴露肾动脉和肾静脉，阻断肾动脉。在结石对应的肾实质区域，纵向切开肾皮质及髓质，切口长度根据结石大小调整。通过操作孔置入取石钳，在腹腔镜引导下夹取结石，复杂结石可结合激光碎石后分块取出。确认无残余结石后，彻底冲洗，清除肾内泥石、碎石及血凝块，检查输尿管无梗阻后，顺行置留DJ管，缝合肾实质切口。松开肾蒂阻断后检查渗血，留置肾周引流管。逐层缝合关闭切口。

10. 机器人辅助腹腔镜经腹腔右肾切开取石术

健侧半侧卧位，手术侧抬高45°～60°，制备腹腔操作空间，连接机器人操作臂。经结肠旁沟游离结肠，将结肠拉向内侧。充分游离右侧肾脏，暴露肾动脉和肾静脉，阻断肾动脉。在结石对应的肾实质区域，纵向切开肾皮质及髓质，切口长度根据结石大小调整。通过操作孔置入取石钳，在腹腔镜引导下夹取结石，复杂结石可结合激光碎石后分块取出。确认无残余结石后，彻底冲洗，清除肾内泥石、碎石及血凝块，检查输尿管无梗阻后，顺行置留DJ管，缝合肾实质切口。松开肾蒂阻断后检查渗血，留置肾周引流管。逐层缝合关闭切口。

11. 机器人辅助腹腔镜经腹膜后腔左肾切开取石术

健侧卧位，抬高腰桥，制备腹膜后腔操作空间，放置机器人套管，连接机器人操作臂，清理腹膜后脂肪。打开左肾筋膜。逐层切开至肾脏，游离肾下极及背侧脂肪囊，将肾脏翻向内侧，显露肾盂后壁及输尿管上段。阻断肾动脉。在结石对应的肾实质区域，纵向切开肾皮质及髓质，切口长度根据结石大小调整。通过操作孔置入取石钳，在腹腔镜引导下夹取结石，复杂结石可结合激光碎石后分块取出。确认无残余结石后，彻底冲洗，清除肾内泥石、碎石及血凝块，检查输尿管无梗阻后，顺行置留DJ管，缝合肾实质切口。松开肾蒂阻断后检查渗血，留置肾周引流管。逐层缝合关闭切口。

12. 机器人辅助腹腔镜经腹膜后腔右肾切开取石术

健侧卧位，抬高腰桥，制备腹膜后腔操作空间，放置机器人套管，连接机器人操作臂，清理腹膜后脂肪。打开右肾筋膜。逐层切开至肾脏，游离肾下极及背侧脂肪囊，将肾脏翻向内侧，显露肾盂后壁及输尿管上段。阻断肾动脉。在结石对应的肾实质区域，纵向切开肾皮质及髓质，切口长度根据结石大小调整。通过操作孔置入取石钳，在腹腔镜引导下夹取结石，复杂结石可结合激光碎石后分块取出。确认无残余结石后，彻底冲洗，清除肾内泥石、碎石及血凝块，检查输尿管无梗阻后，顺行置留DJ管，缝合肾实质切口。松开肾蒂阻断后检查渗血，留置肾周引流管。逐层缝合关闭切口。

十二、经皮肾镜异物取出术

手术分级：三级

先取截石位，经膀胱镜在患侧置入输尿管导管，外接无菌盐水灌注。再取健侧卧位或俯卧位，二次消毒、铺巾，在B超或X线引导下穿刺目标肾盏，穿刺成功后，置入导丝，在导丝引导下经筋膜扩张器逐层扩张，建立经皮肾镜通路，置入经皮肾镜，使用异物钳取出异物，仔细检查无明显活动性出血后，留置肾盂造瘘道一根，局部固定包扎，拔出输尿管导管，常规留置尿管一根，逐层缝合关闭切口。

1. 左侧经皮肾镜异物取出术

先取膀胱截石位，经膀胱镜在左侧置入输尿管导管，外接无菌盐水灌注。再取右侧卧位或俯卧位，二次消毒、铺巾，在B超或X线引导下穿刺目标肾盏，穿刺成功后，置入导丝，在导丝引导下经筋膜扩张器逐层扩张，建立经皮肾镜通路，置入经皮肾镜，使用异物钳取出异物，仔细检查无明显活动性出血后，留置肾盂造瘘道一根，局部固定包扎，拔出输尿管导管，常规留置尿管一根，逐层缝合关闭切口。

2. 右侧经皮肾镜异物取出术

先取膀胱截石位，经膀胱镜在右侧置入输尿管导管，外接无菌盐水灌注。再取左侧卧位或俯卧位，二次消毒、铺巾，在B超或X线引导下穿刺目标肾盏，穿刺成功后，置入导丝，在导丝引导下经筋膜扩张器逐层扩张，建立经皮肾镜通路，置入经皮肾镜，使用异物钳取出异物，仔细检查无明显活动性出血后，留置肾盂造瘘道一根，局部固定包扎，拔出输尿管导管，常规留置尿管一根，逐层缝合关闭切口。

十三、经皮肾镜碎石取石术

手术分级：三级

先取截石位，经膀胱镜在患侧置入输尿管导管，外接无菌盐水灌注。再取健侧卧位或俯卧位，二次消毒、铺巾，在B超或X线引导下穿刺目标肾盏，穿刺成功后，置入导丝，在导丝引导下经筋膜扩张器逐层扩张，建立经皮肾镜通路，置入经皮肾镜启动钬激光或超声气压弹道碎石设备，击碎结石、冲出，仔细检查无结石残留及明显活动性出血后，留置肾盂造瘘道一根，局部固定包扎，拔出输尿管导管，常规留置尿管一根，缝合皮肤切口。

1. 左侧经皮肾镜碎石取石术

先取膀胱截石位，经膀胱镜在左侧置入输尿管导管，外接无菌盐水灌注。再取右侧卧位或俯卧位，二次消毒、铺巾，在B超或X线引导下穿刺目标肾盏，穿刺成功后，置入导丝，在导丝引导下经筋膜扩张器逐层扩张，建立经皮肾镜通路，置入经皮肾镜启动钬激光或超声气压弹道碎石设备，击碎结石、冲出，仔细检查无结石残留及明显活动性出血后，留置肾盂造瘘道一根，局部固定包扎，拔出输尿管导管，常规留置尿管一根，缝合皮肤切口。

2. 右侧经皮肾镜碎石取石术

先取膀胱截石位，经膀胱镜在右侧置入输尿管导管，外接无菌盐水灌注。再取左侧卧位或俯卧位，二次消毒、铺巾，在B超或X线引导下穿刺目标肾盏，穿刺成功后，置入导丝，在导丝引导下经筋膜扩张器逐层扩张，建立经皮肾镜通路，置入经皮肾镜启动钬激光或超声气压弹道碎石设备，击碎结石、冲出，仔细检查无结石残留及明显活动性出血后，留置肾盂造瘘道一根，局部固定包扎，拔出输尿管导管，常规留置尿管一根，缝合皮肤切口。

3. 双侧经皮肾镜碎石取石术

先取膀胱截石位，经膀胱镜在双侧置入输尿管导管，外接无菌盐水灌注。再取俯卧位，二次消毒、铺巾，在B超或X线引导下穿刺目标肾盏，穿刺成功后，置入导丝，在导丝引导下经筋膜扩张器逐层扩张，建立经皮肾镜通路，置入经皮肾镜启动钬激光或超声气压弹道碎石设备，击碎结石、冲出，仔细检查无结石残留及明显活动性出血后，留置肾盂造瘘道一根，局部固定包扎，拔出输尿管导管，常规留置尿管一根，缝合皮肤切口。然后重复以上步骤，进行对侧碎石。

十四、肾固定术

手术分级：三级

平卧位、侧卧位或半卧位，消毒，开放或经腹腔镜或经机器人辅助腹腔镜，暴露肾脏，将肾脏包膜固定于腰大肌或肋骨上或将肾周筋膜固定于腰大肌，留置肾周引流管，仔细检查术野是否有出血，彻底止血，逐层缝合关闭切口。

1. 开放经腹腔左肾固定术

平卧位，左侧肋缘下弧形切口。经结肠旁沟游离结肠，将结肠拉向内侧。切开肾周筋膜和肾周脂肪，钝性与锐性相结合充分游离肾脏及输尿管上段，注意保护肾脏及输尿管血供，将肾脏无张力地恢复到解剖位置后，用缝线将下垂肾脏悬吊于肋骨、腰肋韧带或固定于腰方肌、腰大肌。仔细检查术野是否有出血，彻底止血，留置肾周引流管，逐层缝合关闭切口。

2. 开放经腹腔右肾固定术

平卧位，右侧肋缘下弧形切口。经结肠旁沟游离结肠，将结肠拉向内侧。切开肾周筋膜和肾周脂肪，钝性与锐性相结合充分游离肾脏及输尿管上段，注意保护肾脏及输尿管血供，将肾脏无张力地恢复到解剖位置后，用缝线将下垂肾脏悬吊于肋骨、腰肋韧带或固定于腰方肌、腰大肌。仔细检查术野是否有出血，彻底止血，留置肾周引流管，逐层缝合关闭切口。

3. 开放经腹膜后腔左肾固定术

右侧卧位，第12肋下腰切口，切开皮肤、皮下脂肪、肌层，进入腹膜后腔。清理腹膜后脂肪，切开肾周筋膜和肾周脂肪，显露肾脏，沿肾包膜表面做钝性与锐性相结合的分离，遇纤维条索带时应切断结扎，注意保护供应肾脏的迷走血管，经游离后尽可能去除肾包膜表面的脂肪组织，同法游离输尿管，注意不能剥离太多，以防输尿管缺血坏死。肾脏和输尿管游离后，要求能无张力地恢复到解剖位置。游离满意后，用缝线将下垂肾脏悬吊于肋骨、腰肋韧带或固定于腰方肌、腰大肌。仔细检查术野是否有出血，彻底止血，留置肾周引流管一根，逐层缝合关闭切口。

4. 开放经腹膜后腔右肾固定术

左侧卧位，第12肋下腰切口，切开皮肤、皮下脂肪、肌层，进入腹膜后腔。清理腹膜后脂肪，切开肾周筋膜和肾周脂肪，显露肾脏，沿肾包膜表面做钝性与锐性相结合的分离，遇纤维条索带时应切断结扎，注意保护供应肾脏的迷走血管，经游离后尽可能去除肾包膜表面的脂肪组织，同法游离输尿管，注意不能剥离太多，以防输尿管缺血坏死。肾脏和输尿管游离后，要求能无张力地恢复到解剖位置。游离满意后，用缝线将下垂肾脏悬吊于肋骨、腰肋韧带或固定于腰方肌、腰大肌。仔细检查术野是否有出血，彻底止血，留置肾周引流管一根，逐层缝合关闭切口。

5. 腹腔镜经腹腔左肾固定术

健侧半侧卧位，手术侧抬高45°～60°，制备腹腔操作空间。经结肠旁沟游离结肠，将结肠拉向内侧。充分游离左肾脏及输尿管上段，注意保护肾脏及输尿管血供，将肾脏无张力地恢复到解剖位置后，用缝线将下垂肾脏悬吊于肋骨、腰肋韧带或固定于腰方肌、腰大肌。仔细检查术野是否有出血，彻底止血，留置肾周引流管，逐层缝合关闭切口。

6. 腹腔镜经腹腔右肾固定术

健侧半侧卧位，手术侧抬高45°～60°，制备腹腔操作空间。经结肠旁沟游离结肠，将结肠拉向内侧。充分游离右肾脏及输尿管上段，注意保护肾脏及输尿管血供，将肾脏无张力地恢复到解剖位置后，用缝线将下垂肾脏悬吊于肋骨、腰肋韧带或固定于腰方肌、腰大肌。仔细检查术野是否有出血，彻底止血，留置肾周引流管，逐层缝合关闭切口。

7. 腹腔镜经腹膜后腔左肾固定术

右侧卧位，制备腹膜后腔操作空间，放置套管。清理腹膜后脂肪，切开肾周筋膜和肾周脂肪，钝性与锐性相结合，充分游离肾脏及输尿管上段，注意保护肾脏及输尿管血供，将肾脏无张力地恢复到解剖位置后，用缝线将下垂肾脏悬吊于肋骨、腰肋韧带或固定于腰方肌、腰大肌。仔细检查术野是否有出血，彻底止血，留置肾周引流管，逐层缝合关闭切口。

8. 腹腔镜经腹膜后腔右肾固定术

左侧卧位，制备腹膜后腔操作空间，放置套管。清理腹膜后脂肪，切开肾周筋膜和肾周脂肪，钝性与锐性相结合，充分游离肾脏及输尿管上段，注意保护肾脏及输尿管血供，将肾脏无张力地恢复到解剖位置后，用缝线将下垂肾脏悬吊于肋骨、腰肋韧带或固定于腰方肌、腰大肌。仔细检查术野是否有出血，彻底止血，留置肾周引流管，逐层缝合关闭切口。

9. 机器人辅助腹腔镜经腹腔左肾固定术

健侧半侧卧位，手术侧抬高45°～60°，制备腹腔操作空间，连接机器人操作臂。经结肠旁沟游离结肠，将结肠拉向内侧。切开左肾周筋膜和肾周脂肪，钝性与锐性相结合，充分游离肾脏及输尿管上段，注意保护肾脏及输尿管血供，将肾脏无张力地恢复到解剖位置后，用缝线将下垂肾脏悬吊于肋骨、腰肋韧带或固定于腰方肌、腰大肌。仔细检查术野是否有出血，彻底止血，留置肾周引流管，逐层缝合关闭切口。

10. 机器人辅助腹腔镜经腹腔右肾固定术

健侧半侧卧位，手术侧抬高45°～60°，制备腹腔操作空间，连接机器人操作臂。经结肠旁沟游离结肠，将结肠拉向内侧。切开右肾周筋膜和肾周脂肪，钝性与锐性相结合，充分游离肾脏及输尿管上段，注意保护肾脏及输尿管血供，将肾脏无张力地恢复到解剖位置后，用缝线将下垂肾脏悬吊于肋骨、腰肋韧带或固定于腰方肌、腰大肌。仔细检查术野是否有出血，彻底止血，留置肾周引流管，逐层缝合关闭切口。

11. 机器人辅助腹腔镜经腹膜后腔左肾固定术

右侧卧位，制备腹膜后腔操作空间，放置套管。清理腹膜后脂肪，切开肾周筋膜和肾周脂肪，钝性与锐性相结合，充分游离肾脏及输尿管上段，注意保护肾脏及输尿管血供，将肾脏无张力地恢复到解剖位置后，用缝线将下垂肾脏悬吊于肋骨、腰肋韧带或固定于腰方肌、腰大肌。仔细检查术野是否有出血，彻底止血，留置肾周引流管，逐层缝合关闭切口。

12. 机器人辅助腹腔镜经腹膜后腔右肾固定术

左侧卧位，制备腹膜后腔操作空间，放置套管。清理腹膜后脂肪，切开肾周筋膜和肾周脂肪，钝性与锐性相结合，充分游离肾脏及输尿管上段，注意保护肾脏及输尿管血供，将肾脏无张力地恢复到解剖位置后，用缝线将下垂肾脏悬吊于肋骨、腰肋韧带或固定于腰方肌、腰大肌。仔细检查术野是否有出血，彻底止血，留置肾周引流管，逐层缝合关闭切口。

十五、肾囊肿去顶减压术

手术分级：三级

半侧卧位或侧卧位，消毒，经腹腔或腹膜后腔，通过腹腔镜，分离肾脏，暴露囊肿，切除囊肿或开窗切除顶部囊肿壁。注意不要损伤囊肿底部，防止漏尿。留置肾周引流管，逐层缝合关闭切口。

1. 腹腔镜经腹腔左肾囊肿去顶减压术

健侧半侧卧位，手术侧抬高45°～60°，制备腹腔操作空间。经结肠旁沟游离结肠，将结肠拉向内侧。切开左肾周筋膜和肾周脂肪，沿肾实质表面钝性和锐性相结合进行分离，充分暴露整个囊肿和部分周围肾实质，环形切除囊肿壁。注意不要损伤囊肿底部，防止漏尿。囊肿边缘充分止血后，留置肾周引流管一根，逐层缝合关闭切口。

2. 腹腔镜经腹腔右肾囊肿去顶减压术

健侧半侧卧位，手术侧抬高45°～60°，制备腹腔操作空间。经结肠旁沟游离结肠，将结肠拉向内侧。切开右肾周筋膜和肾周脂肪，沿肾实质表面钝性和锐性相结合进行分离，充分暴露整个囊肿和部分周围肾实质，环形切除囊肿壁。注意不要损伤囊肿底部，防止漏尿。囊肿边缘充分止血后，留置肾周引流管一根，逐层缝合关闭切口。

3. 腹腔镜经腹膜后腔左肾囊肿去顶减压术

右侧卧位，制备腹膜后腔操作空间，放置套管。清理腹膜后脂肪，切开肾周筋膜和肾周脂肪，沿肾实质表面钝性和锐性相结合进行分离，充分暴露整个囊肿和部分周围肾实质，环形切除囊肿壁。注意不要损伤囊肿底部，防止漏尿。囊肿边缘充分止血后，留置肾周引流管一根，逐层缝合关闭切口。

4. 腹腔镜经腹膜后腔右肾囊肿去顶减压术

左侧卧位，制备腹膜后腔操作空间，放置套管。清理腹膜后脂肪，切开肾周筋膜和肾周脂肪，沿肾实质表面钝性和锐性相结合进行分离，充分暴露整个囊肿和部分周围肾实质，环形切除囊肿壁。注意不要损伤囊肿底部，防止漏尿。囊肿边缘充分止血后，留置肾周引流管一根，逐层缝合关闭切口。

十六、腹腔镜多囊肾去顶术

手术分级：三级

半侧卧位或侧卧位，消毒，经腹腔或腹膜后腔，通过腹腔镜，分离肾脏，暴露囊肿，切除囊肿或开窗切除顶部囊肿壁。注意不要损伤囊肿底部，防止漏尿。留置肾周引流管，逐层缝合关闭切口。

1. 腹腔镜经腹腔左侧多囊肾囊肿去顶减压术

健侧半侧卧位，手术侧抬高45°～60°，制备腹腔操作空间。经结肠旁沟游离结肠，将结肠拉向内侧。切开左肾周筋膜和肾周脂肪，沿肾实质表面钝性和锐性相结合进行分离，充分暴露囊肿和部分周围肾实质，环形切除囊肿壁。注意不要损伤囊肿底部，防止漏尿。囊肿边缘充分止血后，留置肾周引流管一根，逐层缝合关闭切口。

2. 腹腔镜经腹腔右侧多囊肾囊肿去顶减压术

健侧半侧卧位，手术侧抬高45°～60°，制备腹腔操作空间。经结肠旁沟游离结肠，将结肠拉向内侧。切开右肾周筋膜和肾周脂肪，沿肾实质表面钝性和锐性相结合进行分离，充分暴露囊肿和部分周围肾实质，环形切除囊肿壁。注意不要损伤囊肿底部，防止漏尿。囊肿边缘充分止血后，留置肾周引流管一根，逐层缝合关闭切口。

3. 腹腔镜经腹膜后腔左侧多囊肾囊肿去顶减压术

右侧卧位，制备腹膜后腔操作空间。清理腹膜后脂肪，切开肾周筋膜和肾周脂肪，沿肾实质表面钝性和锐性相结合进行分离，充分暴露囊肿和部分周围肾实质，根据囊肿大小及部位将明显外凸囊肿环形切除。注意不要损伤囊肿底部，防止漏尿。囊肿边缘充分止血后，留置肾周引流管一根，逐层缝合关闭切口。

4. 腹腔镜经腹膜后腔右侧多囊肾囊肿去顶减压术

左侧卧位，制备腹膜后腔操作空间。清理腹膜后脂肪，切开肾周筋膜和肾周脂肪，沿肾实质表面钝性和锐性相结合进行分离，充分暴露囊肿和部分周围肾实质，根据囊肿大小及部位将明显外凸囊肿环形切除。注意不要损伤囊肿底部，防止漏尿。囊肿边缘充分止血后，留置肾周引流管一根，逐层缝合关闭切口。

十七、肾盂旁囊肿输尿管镜内切开术

手术分级：三级

膀胱截石位，常规消毒、铺巾，用输尿管镜于患侧输尿管内置入超滑导丝至肾盂，在导丝引导下置入输尿管通道鞘，置入输尿管软镜，仔细检查肾盂及各肾盏，于肾囊肿突入集合系统处使用激光做“十”字形切开，并切除部分菲薄囊肿壁，仔细观察无活动性出血后，留置输尿管支架管。

1. 经输尿管软镜左侧肾盂旁囊肿内切开术

膀胱截石位，常规消毒、铺巾。以F8/F9.8输尿管硬镜经尿道进入膀胱，直视下找到左侧输尿管开口。通过操作通道插入超滑导丝，避免导丝打折或穿出输尿管壁。沿导丝置入F12/F14输尿管通道鞘，采用“旋转推进”手法通过输尿管生理狭窄段。确认鞘管头端达肾盂后，退出内芯，保留导丝作为安全导引。经通道鞘置入纤维输尿管软镜，连接灌注泵及成像系统。软镜头端向上弯曲180°～270°，系统探查肾盂及各肾盏，寻找囊肿开口或囊壁薄弱区。若囊壁与集合系统界限不清，可通过术中注射靛胭脂或亚甲蓝：囊肿内无染色，而肾盂黏膜蓝染以辅助鉴别。使用钬激光或铥激光，沿囊肿最隆起处行“十”字形切开，深度达囊壁全层。

切开后可见囊液涌入集合系统，扩大切口至1.5～2.0cm，确保充分引流。以软镜活检钳或激光汽化切除部分囊壁送病理，避免过度切除损伤邻近肾实质或血管。对切缘活动性出血点采用低功率激光凝固止血。留置输尿管支架管。

2. 经输尿管软镜右侧肾盂旁囊肿内切开术

膀胱截石位，常规消毒、铺巾。以F8/F9.8输尿管硬镜经尿道进入膀胱，直视下找到右侧输尿管开口。通过操作通道插入超滑导丝，避免导丝打折或穿出输尿管壁。沿导丝置入F12/F14输尿管通道鞘，采用“旋转推进”手法通过输尿管生理狭窄段。确认鞘管头端达肾盂后，退出内芯，保留导丝作为安全导引。经通道鞘置入纤维输尿管软镜，连接灌注泵及成像系统。软镜头端向上弯曲180°～270°，系统探查肾盂及各肾盏，寻找囊肿开口或囊壁薄弱区。若囊壁与集合系统界限不清，可通过术中注射靛胭脂或亚甲蓝：囊肿内无染色，而肾盂黏膜蓝染以辅助鉴别。使用钬激光或铥激光，沿囊肿最隆起处行“十”字形切开，深度达囊壁全层。

切开后可见囊液涌入集合系统，扩大切口至1.5～2.0cm，确保充分引流。以软镜活检钳或激光汽化切除部分囊壁送病理，避免过度切除损伤邻近肾实质或血管。对切缘活动性出血点采用低功率激光凝固止血。留置输尿管支架管。

十八、重复肾重复输尿管切除术

手术分级：四级

平卧、侧卧位或半卧位，常规消毒、铺巾，经腹膜后腔或腹腔，开放或经腹腔镜或经机器人辅助腹腔镜，在肾周筋膜内暴露肾脏，暴露分离重复肾脏及输尿管，结扎重复肾脏的动静脉血管，结扎输尿管，切除重复肾脏及输尿管，取出标本，仔细检查术野是否有出血，彻底止血，留置肾周引流管，逐层缝合关闭切口。

1. 开放经腹腔左侧重复肾重复输尿管切除术

平卧位，左侧肋缘下弧形切口。经结肠旁沟游离结肠，将结肠拉向内侧。切开肾周筋膜和肾周脂肪，显露肾脏，充分游离上位肾，显露与下位肾的分界，仔细分离上位肾的血管，结扎后切断，沿上、下位肾分界处偏上完整切除上位肾，提起上位肾的肾盂黏膜，锐性及钝性分离肾实质及黏膜间隙，将黏膜完整剥离，沿肾盂黏膜向下充分游离输尿管后结扎、切断。可吸收线连续缝合创面后，留置肾周引流管，逐层缝合关闭切口。

2. 开放经腹腔右侧重复肾重复输尿管切除术

平卧位，右侧肋缘下弧形切口。经结肠旁沟游离结肠，将结肠拉向内侧。切开肾周筋膜和肾周脂肪，显露肾脏，充分游离上位肾，显露与下位肾的分界，仔细分离上位肾的血管，结扎后切断，沿上、下位肾分界处偏上完整切除上位肾，提起上位肾的肾盂黏膜，锐性及钝性分离肾实质及黏膜间隙，将黏膜完整剥离，沿肾盂黏膜向下充分游离输尿管后结扎、切断。可吸收线连续缝合创面后，留置肾周引流管，逐层缝合关闭切口。

3. 开放经腹膜后腔左侧重复肾重复输尿管切除术

健侧卧位，第11肋间或第12肋下腰切口，切开皮肤、皮下脂肪、肌层，进入腹膜后腔。清理左侧腹膜后脂肪，切开肾周筋膜和肾周脂肪，显露肾脏，充分游离上位肾，显露与下位肾的分界，仔细分离上位肾的血管，结扎后切断，沿上、下位肾分界处偏上完整切除上位肾，提起上位肾的肾盂黏膜，锐性及钝性分离肾实质及黏膜间隙，将黏膜完整剥离，沿肾盂黏膜向下充分游离输尿管后结扎、切断。可吸收线连续缝合创面后，留置肾周引流管，逐层缝合关闭切口。

4. 开放经腹膜后腔右侧重复肾重复输尿管切除术

健侧卧位，第11肋间或第12肋下腰切口，切开皮肤、皮下脂肪、肌层，进入腹膜后腔。清理右侧腹膜后脂肪，切开肾周筋膜和肾周脂肪，显露肾脏，充分游离上位肾，显露与下位肾的分界，仔细分离上位肾的血管，结扎后切断，沿上、下位肾分界处偏上完整切除上位肾，提起上位肾的肾盂黏膜，锐性及钝性分离肾实质及黏膜间隙，将黏膜完整剥离，沿肾盂黏膜向下充分游离输尿管后结扎、切断。可吸收线连续缝合创面后，留置肾周引流管，逐层缝合关闭切口。

5. 腹腔镜经腹腔左侧重复肾重复输尿管切除术

健侧半侧卧位，手术侧抬高45°～60°，制备腹腔操作空间。经结肠旁沟游离结肠，将结肠拉向内侧。切开左侧肾周筋膜和肾周脂肪，充分游离上位肾，显露与下位肾的分界，仔细分离上位肾的血管，结扎后切断，沿上、下位肾分界处偏上完整切除上位肾，提起上位肾的肾盂黏膜，锐性及钝性分离肾实质及黏膜间隙，将黏膜完整剥离，沿肾盂黏膜向下充分游离输尿管后结扎、切断。可吸收线连续缝合创面后，留置肾周引流管一根，逐层缝合关闭切口。

6. 腹腔镜经腹腔右侧重复肾重复输尿管切除术

健侧半侧卧位，手术侧抬高45°～60°，制备腹腔操作空间。经结肠旁沟游离结肠，将结肠拉向内侧。切开右侧肾周筋膜和肾周脂肪，充分游离上位肾，显露与下位肾的分界，仔细分离上位肾的血管，结扎后切断，沿上、下位肾分界处偏上完整切除上位肾，提起上位肾的肾盂黏膜，锐性及钝性分离肾实质及黏膜间隙，将黏膜完整剥离，沿肾盂黏膜向下充分游离输尿管后结扎、切断。可吸收线连续缝合创面后，留置肾周引流管一根，逐层缝合关闭切口。

7. 腹腔镜经腹膜后腔左侧重复肾重复输尿管切除术

健侧卧位，制备腹膜后腔操作空间，放置套管。清理左侧腹膜后脂肪，切开肾周筋膜和肾周脂肪，显露肾脏，充分游离上位肾，显露与下位肾的分界，仔细分离上位肾的血管，结扎后切断，沿上、下位肾分界处偏上完整切除上位肾，提起上位肾的肾盂黏膜，锐性及钝性分离肾实质及黏膜间隙，将黏膜完整剥离，沿肾盂黏膜向下充分游离输尿管后结扎、切断。可吸收线连续缝合创面后，留置肾周引流管，逐层缝合关闭切口。

8. 腹腔镜经腹膜后腔右侧重复肾重复输尿管切除术

健侧卧位，制备腹膜后腔操作空间，放置套管。清理右侧腹膜后脂肪，切开肾周筋膜和肾周脂肪，显露肾脏，充分游离上位肾，显露与下位肾的分界，仔细分离上位肾的血管，结扎后切断，沿上、下位肾分界处偏上完整切除上位肾，提起上位肾的肾盂黏膜，锐性及钝性分离肾实质及黏膜间隙，将黏膜完整剥离，沿肾盂黏膜向下充分游离输尿管后结扎、切断。可吸收线连续缝合创面后，留置肾周引流管，逐层缝合关闭切口。

9. 机器人辅助腹腔镜经腹腔左侧重复肾重复输尿管切除术

健侧半侧卧位，手术侧抬高45°～60°，制备腹腔操作空间。经结肠旁沟游离结肠，将结肠拉向内侧。切开左侧肾周筋膜和肾周脂肪，显露肾脏，充分游离上位肾，显露与下位肾的分界，仔细分离上位肾的血管，结扎后切断，沿上、下位肾分界处偏上完整切除上位肾，提起上位肾的肾盂黏膜，锐性及钝性分离肾实质及黏膜间隙，将黏膜完整剥离，沿肾盂黏膜向下充分游离输尿管后结扎、切断。可吸收线连续缝合创面后，留置肾周引流管，逐层缝合关闭切口。

10. 机器人辅助腹腔镜经腹腔右侧重复肾重复输尿管切除术

健侧半侧卧位，手术侧抬高45°～60°，制备腹腔操作空间。经结肠旁沟游离结肠，将结肠拉向内侧。切开右侧肾周筋膜和肾周脂肪，显露肾脏，充分游离上位肾，显露与下位肾的分界，仔细分离上位肾的血管，结扎后切断，沿上、下位肾分界处偏上完整切除上位肾，提起上位肾的肾盂黏膜，锐性及钝性分离肾实质及黏膜间隙，将黏膜完整剥离，沿肾盂黏膜向下充分游离输尿管后结扎、切断。可吸收线连续缝合创面后，留置肾周引流管，逐层缝合关闭切口。

11. 机器人辅助腹腔镜经腹膜后腔左侧重复肾重复输尿管切除术

健侧卧位，制备腹膜后腔操作空间，放置套管，建立机器人操作空间。清理左侧腹膜后脂肪，切开肾周筋膜和肾周脂肪，显露肾脏，充分游离上位肾，显露与下位肾的分界，仔细分离上位肾的血管，结扎后切断，沿上、下位肾分界处偏上完整切除上位肾，提起上位肾的肾盂黏膜，锐性及钝性分离肾实质及黏膜间隙，将黏膜完整剥离，沿肾盂黏膜向下充分游离输尿管后结扎、切断。可吸收线连续缝合创面后，留置肾周引流管，逐层缝合关闭切口。

12. 机器人辅助腹腔镜经腹膜后腔右侧重复肾重复输尿管切除术

健侧卧位，制备腹膜后腔操作空间，放置套管，建立机器人操作空间。清理右侧腹膜后脂肪，切开肾周筋膜和肾周脂肪，显露肾脏，充分游离上位肾，显露与下位肾的分界，仔细分离上位肾的血管，结扎后切断，沿上、下位肾分界处偏上完整切除上位肾，提起上位肾的肾盂黏膜，锐性及钝性分离肾实质及黏膜间隙，将黏膜完整剥离，沿肾盂黏膜向下充分游离输尿管后结扎、切断。可吸收线连续缝合创面后，留置肾周引流管，逐层缝合关闭切口。

十九、肾破裂修补术

手术分级：四级

平卧位、半侧卧位或侧卧位，消毒，经腹腔或经腹膜后腔，开放或经腹腔镜，暴露肾脏，清除肾周围血肿，探查肾周，暴露肾动脉、肾静脉，阻断肾动脉、肾静脉，修补肾盂肾盏裂伤，缝合肾实质，放松肾血管阻断，观察出血情况。留置肾周引流管，逐层缝合关闭切口。

1. 开放经腹腔左肾破裂修补术

平卧位，左侧肋缘下弧形切口。经结肠旁沟游离结肠，将结肠拉向内侧。切开肾周筋膜和肾周脂肪，显露肾脏，清除肾周围血肿，探查肾周，暴露肾动脉、肾静脉，阻断肾动脉、肾静脉，充分游离并探查肾脏并确定损伤范围，修补肾盂肾盏裂伤，创面修复缝合，放置肾周引流管，逐层缝合关闭切口。

2. 开放经腹腔右肾破裂修补术

平卧位，右侧肋缘下弧形切口。经结肠旁沟游离结肠，将结肠拉向内侧。切开肾周筋膜和肾周脂肪，显露肾脏，清除肾周围血肿，探查肾周，暴露肾动脉、肾静脉，阻断肾动脉、肾静脉，充分游离并探查肾脏并确定损伤范围，修补肾盂肾盏裂伤，创面修复缝合，放置肾周引流管，逐层缝合关闭切口。

3. 开放经腹膜后腔左肾破裂修补术

健侧卧位，消毒，做第 11 肋或第 12 肋切口入路，依层次切开显露左侧肾周筋膜，暴露肾脏，清除肾周围血肿，探查肾周，暴露肾动脉、肾静脉，阻断肾动脉、肾静脉，充分游离并探查肾脏并确定损伤范围，修补肾盂肾盏裂伤，创面修复缝合，放置肾周引流管，逐层缝合关闭切口。

4. 开放经腹膜后腔右肾破裂修补术

健侧卧位，消毒，做第11肋或第12肋切口入路，依层次切开显露右侧肾周筋膜，暴露肾脏，清除肾周围血肿，探查肾周，暴露肾动脉、肾静脉，阻断肾动脉、肾静脉，充分游离并探查肾脏并确定损伤范围，修补肾盂肾盏裂伤，创面修复缝合，放置肾周引流管，逐层缝合关闭切口。

5. 腹腔镜经腹腔左肾破裂修补术

健侧半侧卧位，左侧垫高，消毒，选择戳孔，置入套管。建立气腹，腹腔镜下观察，切开结肠旁沟，将结肠推向内侧，暴露肾脏，分离肾动脉、肾静脉，阻断肾动脉、肾静脉，清除肾周围血肿。探查肾脏损伤范围，修补肾盂肾盏裂伤，创面修复缝合，放置肾周引流管，逐层缝合关闭切口。

6. 腹腔镜经腹腔右肾破裂修补术

健侧半侧卧位，右侧垫高，消毒，选择戳孔，置入套管。建立气腹，腹腔镜下观察，切开结肠旁沟，将结肠推向内侧，暴露肾脏，分离肾动脉、肾静脉，阻断肾动脉、肾静脉，清除肾周围血肿。探查肾脏损伤范围，修补肾盂肾盏裂伤，创面修复缝合，放置肾周引流管，逐层缝合关闭切口。

7. 腹腔镜经腹膜后腔左肾破裂修补术

健侧卧位，消毒，建立腹膜后腔腹腔镜操作空间，清理左侧腹膜外脂肪，切开显露肾周筋膜，暴露肾脏，清除肾周围血肿，探查肾周，暴露肾动脉、肾静脉，阻断肾动脉、肾静脉，充分游离并探查肾脏并确定损伤范围，修补肾盂肾盏裂伤，创面修复缝合，放置肾周引流管，逐层缝合关闭切口。

8. 腹腔镜经腹膜后腔右肾破裂修补术

健侧卧位，消毒，建立腹膜后腔腹腔镜操作空间，清理右侧腹膜外脂肪，切开显露肾周筋膜，暴露肾脏，清除肾周围血肿，探查肾周，暴露肾动脉、肾静脉，阻断肾动脉、肾静脉，充分游离并探查肾脏并确定损伤范围，修补肾盂肾盏裂伤，创面修复缝合，放置肾周引流管，逐层缝合关闭切口。

二十、肾盂成形术（单侧）

手术分级：四级

平卧位、侧卧位或半侧卧位，消毒，经腹腔或腹膜后腔，开放或经腹腔镜或经机器人辅助腹腔镜，充分游离暴露肾门部位，显露狭窄部位，切除狭窄肾盂或输尿管，修整肾盂，留置输尿管支架管，重新吻合输尿管和肾盂。

1. 开放经腹腔左侧肾盂成形术

平卧位，消毒，左侧12肋下缘切口，逐层切开。切开结肠旁沟，将结肠推向内侧。暴露左侧输尿管，游离输尿管至肾盂。切除狭窄肾盂或输尿管。修整肾盂，纵行切开输尿管断端，留置输尿管支架管，将肾盂尖端对合输尿管切开端，重新吻合左侧输尿管和肾盂。放置腹腔引流管，逐层缝合关闭切口。

2. 开放经腹腔右侧肾盂成形术

平卧位，消毒，右侧12肋下缘切口，逐层切开。切开结肠旁沟，将结肠推向内侧。暴露右侧输尿管，游离输尿管至肾盂。切除狭窄肾盂或输尿管。修整肾盂，纵行切开输尿管断端，留置输尿管支架管，将肾盂尖端对合输尿管切开端，重新吻合右侧输尿管和肾盂。放置腹腔引流管，逐层缝合关闭切口。

3. 开放经腹膜后腔左侧肾盂成形术

健侧卧位，消毒，腰部12肋前缘斜行切口，逐层切开进入腹膜后腔。切开左侧肾筋膜及肾周脂肪囊，暴露肾门、肾盂。游离肾盂和输尿管，显露狭窄部位，切除狭窄肾盂或输尿管。修整肾盂，纵行切开输尿管断端，留置输尿管支架管，将肾盂尖端对合输尿管切开端，重新吻合输尿管和肾盂。后腹腔留置引流管，关闭肾筋膜。逐层缝合关闭切口。

4. 开放经腹膜后腔右侧肾盂成形术

健侧卧位，消毒，腰部12肋前缘斜行切口，逐层切开进入腹膜后腔。切开右侧肾筋膜及肾周脂肪囊，暴露肾门、肾盂。游离肾盂和输尿管，显露狭窄部位，切除狭窄肾盂或输尿管。修整肾盂，纵行切开输尿管断端，留置输尿管支架管，将肾盂尖端对合输尿管切开端，重新吻合输尿管和肾盂。后腹腔留置引流管，关闭肾筋膜。逐层缝合关闭切口。

5. 腹腔镜经腹腔左侧肾盂成形术

健侧半侧卧位，消毒，建立气腹，腹腔镜下观察，切开结肠旁沟，将结肠移向中线，找出左侧输尿管，游离输尿管至肾门，充分游离肾盂。切除狭窄肾盂或输尿管。修整肾盂，纵行切开输尿管断端，留置输尿管支架管，将肾盂尖端对合输尿管切开端，重新吻合输尿管和肾盂。放置腹腔引流管，逐层缝合关闭切口。

6. 腹腔镜经腹腔右侧肾盂成形术

健侧半侧卧位，消毒，建立气腹，腹腔镜下观察，切开结肠旁沟，将结肠移向中线，找出右侧输尿管，游离输尿管至肾门，充分游离肾盂。切除狭窄肾盂或输尿管。修整肾盂，纵行切开输尿管断端，留置输尿管支架管，将肾盂尖端对合输尿管切开端，重新吻合输尿管和肾盂。放置腹腔引流管，逐层缝合关闭切口。

7. 腹腔镜经腹膜后腔左侧肾盂成形术

健侧卧位，消毒，建立腹膜后腔腹腔镜操作空间，清理左侧腹膜后脂肪，显露肾周筋膜，纵行切开后暴露肾脏，显露肾背面并分离肾下极，完全游离出肾盂及输尿管上段。切除狭窄肾盂或输尿管。修整肾盂，纵行切开输尿管断端，留置输尿管支架管，将肾盂尖端对合输尿管切开端，重新吻合输尿管和肾盂。放置肾周引流管，逐层缝合关闭切口。

8. 腹腔镜经腹膜后腔右侧肾盂成形术

健侧卧位，消毒，建立腹膜后腔腹腔镜操作空间，清理右侧腹膜后脂肪，显露肾周筋膜，纵行切开后暴露肾脏，显露肾背面并分离肾下极，完全游离出肾盂及输尿管上段。切除狭窄肾盂或输尿管。修整肾盂，纵行切开输尿管断端，留置输尿管支架管，将肾盂尖端对合输尿管切开端，重新吻合输尿管和肾盂。放置肾周引流管，逐层缝合关闭切口。

9. 机器人辅助腹腔镜经腹腔左侧肾盂成形术

健侧半侧卧位，手术侧抬高45°～60°，消毒，选择穿刺部位，插入穿刺器，建立气腹，置入观察镜，分别置入操作孔道套管，连接机械臂，置入操作器械。切开结肠旁沟，将结肠推向中线，暴露左侧输尿管，游离输尿管至肾门，充分游离肾盂。切除狭窄肾盂或输尿管。修整肾盂，纵行切开输尿管断端，留置输尿管支架管，将肾盂尖端对合输尿管切开端，重新吻合输尿管和肾盂。放置腹腔引流管，逐层缝合关闭切口。

10. 机器人辅助腹腔镜经腹腔右侧肾盂成形术

健侧半侧卧位，手术侧抬高45°～60°，消毒，选择穿刺部位，插入穿刺器，建立气腹，置入观察镜，分别置入操作孔道套管，连接机械臂，置入操作器械。切开结肠旁沟，将结肠推向中线，暴露右侧输尿管，游离输尿管至肾门，充分游离肾盂。切除狭窄肾盂或输尿管。修整肾盂，纵行切开输尿管断端，留置输尿管支架管，将肾盂尖端对合输尿管切开端，重新吻合输尿管和肾盂。放置腹腔引流管，逐层缝合关闭切口。

11. 机器人辅助腹腔镜经腹膜后腔左侧肾盂成形术

健侧卧位，消毒，建立腹膜后腔操作空间，清理左侧腹膜后脂肪，显露肾周筋膜，纵行切开后暴露肾脏，显露肾背面并分离肾下极，完全游离出肾盂及输尿管上段。切除狭窄肾盂或输尿管。修整肾盂，纵行切开输尿管断端，留置输尿管支架管，将肾盂尖端对合输尿管切开端，重新吻合输尿管和肾盂。放置肾周引流管，逐层缝合关闭切口。

12. 机器人辅助腹腔镜经腹膜后腔右侧肾盂成形术

健侧卧位，消毒，建立腹膜后腔操作空间，清理右侧腹膜后脂肪，显露肾周筋膜，纵行切开后暴露肾脏，显露肾背面并分离肾下极，完全游离出肾盂及输尿管上段。切除狭窄肾盂或输尿管。修整肾盂，纵行切开输尿管断端，留置输尿管支架管，将肾盂尖端对合输尿管切开端，重新吻合输尿管和肾盂。放置肾周引流管，逐层缝合关闭切口。

二十一、肾周切开引流术

手术分级：三级

侧卧位，开放或经腹腔镜，清理腹膜后脂肪组织，切开肾周筋膜，探查至脓腔，吸去脓液，清除坏死组织。如肾脏有出血、裂伤，予以缝合。留置引流管，逐层缝合关闭切口。

1. 开放左肾周切开引流术

健侧卧位，消毒并铺巾，第12肋缘下做切口，逐层切开。清理左侧腹膜后脂肪，切开肾周筋膜，探查脓腔，吸去脓液，清除坏死组织。若肾脏出血或裂伤，进行缝合。留置引流管，逐层缝合关闭切口。

2. 开放右肾周切开引流术

健侧卧位，消毒并铺巾，第12肋缘下做切口，逐层切开。清理右侧腹膜后脂肪，切开肾周筋膜，探查脓腔，吸去脓液，清除坏死组织。若肾脏出血或裂伤，进行缝合。留置引流管，逐层缝合关闭切口。

3. 腹腔镜经腹膜后腔左肾周切开引流术

健侧卧位，消毒，建立腹膜后腔腹腔镜操作空间。清理左侧腹膜后脂肪，切开肾周筋膜，探查脓腔，吸去脓液，清除坏死组织。若肾脏出血或裂伤，进行缝合。留置引流管，逐层缝合关闭切口。

4. 腹腔镜经腹膜后腔右肾周切开引流术

健侧卧位，消毒，建立腹膜后腔腹腔镜操作空间。清理右侧腹膜后脂肪，切开肾周筋膜，探查脓腔，吸去脓液，清除坏死组织。若肾脏出血或裂伤，进行缝合。留置引流管，逐层缝合关闭切口。

二十二、经皮肾镜输尿管内切开术

手术分级：三级

俯卧位，通过B超或X线定位，经皮肾穿刺进入肾盂置入内切开器，至输尿管狭窄部位，应用内切开器切开狭窄输尿管全层至周围脂肪，局部止血，留置输尿管支架管，留置肾造瘘道，逐层缝合关闭切口。

1. 经皮肾镜左侧输尿管内切开术

俯卧位，通过B超或X线定位，建立左侧经皮肾镜通道。经通道进入左侧肾盂，至输尿管狭窄部位，置入内切开器切开狭窄输尿管全层至周围脂肪，局部止血，留置输尿管支架管，留置肾造瘘道，逐层缝合关闭切口。

2. 经皮肾镜右侧输尿管内切开术

俯卧位，通过B超或X线定位，建立右侧经皮肾镜通道。经通道进入右侧肾盂，至输尿管狭窄部位，置入内切开器切开狭窄输尿管全层至周围脂肪，局部止血，留置输尿管支架管，留置肾造瘘道，逐层缝合关闭切口。

二十三、经皮肾镜输尿管支架管置入术

手术分级：三级

俯卧位垫高腰部或健侧卧位抬高腰桥，在超声或X线引导下选择合适肾盏经皮肾穿刺，置入导丝，使用扩张器、扩张套装或扩张球囊进行通道扩张，置入肾镜或输尿管镜，检查各肾盏及肾盂，沿肾盂向输尿管置入导丝后置入输尿管支架管，拔出导丝，观察输尿管支架管位置，拔出扩张鞘，缝合穿刺伤口。

1. 经皮肾镜左侧输尿管支架管置入术

俯卧位垫高腰部或右侧卧位抬高腰桥，超声或X线引导下选择合适肾盏经皮肾穿刺，置入导丝，使用扩张器、扩张套装或扩张球囊进行通道扩张，置入肾镜或输尿管镜，检查各肾盏及肾盂，沿肾盂向输尿管置入导丝后置入输尿管支架管，拔出导丝，观察输尿管支架管位置，拔出扩张鞘，缝合穿刺伤口。

2. 经皮肾镜右侧输尿管支架管置入术

俯卧位垫高腰部或左侧卧位抬高腰桥，超声或X线引导下选择合适肾盏经皮肾穿刺，置入导丝，使用扩张器、扩张套装或扩张球囊进行通道扩张，置入肾镜或输尿管镜，检查各肾盏及肾盂，沿肾盂向输尿管置入导丝后置入输尿管支架管，拔出导丝，观察输尿管支架管位置，拔出扩张鞘，缝合穿刺伤口。

二十四、经皮肾镜活检术

手术分级：三级

俯卧位垫高腰部或健侧卧位抬高腰桥，在超声或X线引导下选择合适肾盏经皮穿刺，置入导丝，使用扩张器、扩张套装或扩张球囊进行通道扩张，置入肾镜或输尿管镜，拔出导丝，检查各肾盏及肾盂。观察病灶，置入活检钳活检，拔出扩张鞘，缝合穿刺伤口。

1. 左侧经皮肾镜活检术

俯卧位垫高腰部或右侧卧位抬高腰桥，超声或X线引导下选择合适肾盏经皮穿刺，置入导丝，使用扩张器、扩张套装或扩张球囊进行通道扩张，置入肾镜或输尿管镜，拔出导丝，检查各肾盏及肾盂。观察病灶，置入活检钳活检，拔出扩张鞘，缝合穿刺伤口。

2. 右侧经皮肾镜活检术

俯卧位垫高腰部或左侧卧位抬高腰桥，超声或X线引导下选择合适肾盏经皮穿刺，置入导丝，使用扩张器、扩张套装或扩张球囊进行通道扩张，置入肾镜或输尿管镜，拔出导丝，检查各肾盏及肾盂。观察病灶，置入活检钳活检，拔出扩张鞘，缝合穿刺伤口。

二十五、异体供肾取肾术

手术分级：四级

通过开放或经腹腔镜或经机器人辅助腹腔镜，实现活体供肾者的移植肾切取。

1. 开放经腹腔左侧供肾切取术

平卧位，根据肾脏位置选择切口部位。经结肠旁沟游离结肠，将结肠拉向内侧。切开腹膜及肾周脂肪，游离左侧肾脏。依次游离肾脏腹侧、背侧、下极，在下极内可见输尿管，保留输尿管血供。暴露肾动脉、肾静脉，离断左侧生殖静脉及肾上腺中央静脉，游离肾上极，保留肾上腺，尽可能长地保留输尿管后离断，结扎及缝扎肾动脉近端，切断肾动脉，同法处理肾静脉，快速取出肾脏。仔细检查术野是否有出血，彻底止血。留置肾窝引流管。逐层缝合关闭切口。

2. 开放经腹腔右侧供肾切取术

平卧位，根据肾脏位置选择切口部位。经结肠旁沟游离结肠，将结肠拉向内侧。切开腹膜及肾周脂肪，游离右侧肾脏。依次游离肾脏腹侧、背侧、下极，在下极内可见输尿管，保留输尿管血供。暴露肾动脉、肾静脉，离断右侧生殖静脉及肾上腺中央静脉，游离肾上极，保留肾上腺，尽可能长地保留输尿管后离断，结扎及缝扎肾动脉近端，切断肾动脉，同法处理肾静脉，快速取出肾脏。仔细检查术野是否有出血，彻底止血。留置肾窝引流管。逐层缝合关闭切口。

3. 开放经腹膜后腔左侧供肾切取术

右侧卧位，采用腰切口，根据肾脏位置选择切口部位。清理腹膜后脂肪。

切开肾周筋膜和肾周脂肪，游离肾脏。依次游离肾脏腹侧、背侧、下极，在下极内可见输尿管，保留输尿管血供。暴露肾动脉、肾静脉，离断左侧生殖静脉及肾上腺中央静脉，游离肾上极，保留肾上腺，尽可能长地保留输尿管后离断，结扎及缝扎肾动脉近端，切断肾动脉，同法处理肾静脉，快速取出肾脏。仔细检查术野是否有出血，彻底止血。留置肾窝引流管。逐层缝合关闭切口。

4. 开放经腹膜后腔右侧供肾切取术

左侧卧位，采用腰切口，根据肾脏位置选择切口部位。清理腹膜后脂肪。切开肾周筋膜和肾周脂肪，游离肾脏。依次游离肾脏腹侧、背侧、下极，在下极内可见输尿管，保留输尿管血供。暴露肾动脉、肾静脉，离断右侧生殖静脉及肾上腺中央静脉，游离肾上极，保留肾上腺，尽可能长地保留输尿管后离断，结扎及缝扎肾动脉近端，切断肾动脉，同法处理肾静脉，快速取出肾脏。仔细检查术野是否有出血，彻底止血。留置肾窝引流管。逐层缝合关闭切口。

5. 腹腔镜经腹腔左侧供肾切取术

右侧半侧卧位，手术侧抬高45°～60°，制备腹腔操作空间，经结肠旁沟游离结肠，将结肠拉向内侧。切开腹膜及肾周脂肪，游离肾脏。依次游离肾脏腹侧、背侧、下极，在下极内可见输尿管，保留输尿管血供。暴露肾动脉、肾静脉，离断左侧生殖静脉及肾上腺中央静脉，游离肾上极，保留肾上腺，尽可能长地保留输尿管后离断，扩大取肾切口备用。夹闭肾动脉近端，切断肾动脉，同法处理肾静脉，快速取出肾脏。仔细检查术野是否有出血，彻底止血。留置肾窝引流管。逐层缝合关闭切口。

6. 腹腔镜经腹腔右侧供肾切取术

左侧半侧卧位，手术侧抬高45°～60°，制备腹腔操作空间，经结肠旁沟游离结肠，将结肠拉向内侧。切开腹膜及肾周脂肪，游离肾脏。依次游离肾脏腹侧、背侧、下极，在下极内可见输尿管，保留输尿管血供。暴露肾动脉、肾静脉，离断右侧生殖静脉及肾上腺中央静脉，游离肾上极，保留肾上腺，尽可能长地保留输尿管后离断，扩大取肾切口备用。夹闭肾动脉近端，切断肾动脉，同法处理肾静脉，快速取出肾脏。仔细检查术野是否有出血，彻底止血。留置肾窝引流管。逐层缝合关闭切口。

7. 腹腔镜经腹膜后腔左侧供肾切取术

右侧卧位，制备腹膜后腔操作空间，清理腹膜后脂肪。切开肾周筋膜和肾周脂肪，依次游离肾脏腹侧、背侧、下极，在下极内可见输尿管，保留输尿管血供。暴露肾动脉、肾静脉，离断左侧生殖静脉及肾上腺中央静脉，游离肾上极，保留肾上腺，尽可能长地保留输尿管后离断。扩大取肾切口备用。夹闭肾动脉近端，切断肾动脉，同法处理肾静脉，快速取出肾脏。仔细检查术野是否有出血，彻底止血。留置肾窝引流管。逐层缝合关闭切口。

8. 腹腔镜经腹膜后腔右侧供肾切取术

左侧卧位，制备腹膜后腔操作空间，清理腹膜后脂肪。切开肾周筋膜和肾周脂肪，依次游离肾脏腹侧、背侧、下极，在下极内可见输尿管，保留输尿管血供。暴露肾动脉、肾静脉，离断右侧生殖静脉及肾上腺中央静脉，游离肾上极，保留肾上腺，尽可能长地保留输尿管后离断。扩大取肾切口备用。夹闭肾动脉近端，切断肾动脉，同法处理肾静脉，快速取出肾脏。仔细检查术野是否有出血，彻底止血。留置肾窝引流管。逐层缝合关闭切口。

9. 机器人辅助腹腔镜经腹腔左侧供肾切取术

右侧半侧卧位，手术侧抬高45°～60°，制备腹腔操作空间，连接机器人操作臂，经结肠旁沟游离结肠，将结肠拉向内侧。切开腹膜及肾周脂肪，游离肾脏。依次游离肾脏腹侧、背侧、下极，在下极内可见输尿管，保留输尿管血供。暴露肾动脉、肾静脉，离断左侧生殖静脉及肾上腺中央静脉，游离肾上极，保留肾上腺，尽可能长地保留输尿管后离断，扩大取肾切口备用。夹闭肾动脉近端，切断肾动脉，同法处理肾静脉，快速取出肾脏。仔细检查术野是否有出血，彻底止血。留置肾窝引流管。逐层缝合关闭切口。

10. 机器人辅助腹腔镜经腹腔右侧供肾切取术

左侧半侧卧位，手术侧抬高45°～60°，制备腹腔操作空间，连接机器人操作臂，经结肠旁沟游离结肠，将结肠拉向内侧。切开腹膜及肾周脂肪，游离肾脏。依次游离肾脏腹侧、背侧、下极，在下极内可见输尿管，保留输尿管血供。暴露肾动脉、肾静脉，离断右侧生殖静脉及肾上腺中央静脉，游离肾上极，保留肾上腺，尽可能长地保留输尿管后离断，扩大取肾切口备用。夹闭肾动脉近端，切断肾动脉，同法处理肾静脉，快速取出肾脏。仔细检查术野是否有出血，彻底止血。留置肾窝引流管。逐层缝合关闭切口。

11. 机器人辅助腹腔镜经腹膜后腔左侧供肾切取术

右侧卧位，制备腹膜后腔操作空间，连接机器人操作臂，清理腹膜后脂肪。切开肾周筋膜和肾周脂肪，依次游离肾脏腹侧、背侧、下极，在下极内可见输尿管，保留输尿管血供。暴露肾动脉、肾静脉，离断左侧生殖静脉及肾上腺中央静脉，游离肾上极，保留肾上腺，尽可能长地保留输尿管后离断。扩大取肾切口备用。夹闭肾动脉近端，切断肾动脉，同法处理肾静脉，快速取出肾脏。仔细检查术野是否有出血，彻底止血。留置肾窝引流管。逐层缝合关闭切口。

12. 机器人辅助腹腔镜经腹膜后腔右侧供肾切取术

左侧卧位，制备腹膜后腔操作空间，连接机器人操作臂，清理腹膜后脂肪。切开肾周筋膜和肾周脂肪，依次游离肾脏腹侧、背侧、下极，在下极内可见输尿管，保留输尿管血供。暴露肾动脉、肾静脉，离断右侧生殖静脉及肾上腺中央静脉，游离肾上极，保留肾上腺，尽可能长地保留输尿管后离断。扩大取肾切口备用。夹闭肾动脉近端，切断肾动脉，同法处理肾静脉，快速取出肾脏。仔细检查术野是否有出血，彻底止血。留置肾窝引流管。逐层缝合关闭切口。

二十六、移植肾肾周血肿清除术

手术分级：四级

平卧位，沿原切口逐层切开皮肤、皮下、各肌层等，暴露移植肾脏，探查肾脏色泽、硬度等，观察肾脏血管情况、输尿管情况。清除肾周血肿及积血积液，冲洗肾周。仔细检查术野是否有出血，彻底止血，留置髂窝引流管，逐层缝合关闭切口。

1. 左侧移植肾肾周血肿清除术

平卧位，沿原切口逐层切开皮肤、皮下、各肌层等，暴露左侧移植肾脏，探查肾脏色泽、硬度等，观察肾脏血管情况、输尿管情况。清除肾周血肿及积血积液，冲洗肾周。仔细检查术野是否有出血，彻底止血，留置髂窝引流管，逐层缝合关闭切口。

2. 右侧移植肾肾周血肿清除术

平卧位，沿原切口逐层切开皮肤、皮下、各肌层等，暴露右侧移植肾脏，探查肾脏色泽、硬度等，观察肾脏血管情况、输尿管情况。清除肾周血肿及积血积液，冲洗肾周。仔细检查术野是否有出血，彻底止血，留置髂窝引流管，逐层缝合关闭切口。

二十七、移植肾探查术

手术分级：四级

平卧位，沿原切口逐层切开皮肤、皮下、各肌层等，暴露移植肾脏，探查肾脏色泽、硬度等，观察肾脏血管情况、输尿管情况及肾周情况。仔细检查术野是否有出血，彻底止血，必要时留置髂窝引流管，逐层缝合关闭切口。

1. 左侧移植肾探查术

平卧位，沿原切口逐层切开皮肤、皮下、各肌层等，暴露左侧移植肾脏，探查肾脏色泽、硬度等，观察肾脏血管情况、输尿管情况及肾周情况，仔细检查术野是否有出血，彻底止血，必要时留置髂窝引流管，逐层缝合关闭切口。

2. 右侧移植肾探查术

平卧位，沿原切口逐层切开皮肤、皮下、各肌层等，暴露右侧移植肾脏，探查肾脏色泽、硬度等，观察肾脏血管情况、输尿管情况及肾周情况，仔细检查术野是否有出血，彻底止血，必要时留置髂窝引流管，逐层缝合关闭切口。

二十八、移植肾切除术

手术分级：四级

平卧位，沿原切口逐层切开皮肤、皮下、各肌层等，暴露移植肾脏，探查肾脏色泽、硬度、血流情况等，结扎并切断移植肾动脉、肾静脉、输尿管，完整取出移植肾。仔细检查术野是否有出血，彻底止血，留置髂窝引流管，逐层缝合关闭切口。

1. 左侧移植肾切除术

平卧位，沿原切口逐层切开皮肤、皮下、各肌层等，暴露左侧移植肾脏，探查肾脏色泽、硬度、血流情况等，结扎并切断移植肾动脉、肾静脉、输尿管，完整取出移植肾。仔细检查术野是否有出血，彻底止血，留置髂窝引流管，逐层缝合关闭切口。

2. 右侧移植肾切除术

平卧位，沿原切口逐层切开皮肤、皮下、各肌层等，暴露右侧移植肾脏，探查肾脏色泽、硬度、血流情况等，结扎并切断移植肾动脉、肾静脉、输尿管，完整取出移植肾。仔细检查术野是否有出血，彻底止血，留置髂窝引流管，逐层缝合关闭切口。

二十九、肾脏移植术

手术分级：四级

通过切开、吻合、关闭、缝合等手术步骤，实现供体肾脏术前或者术中整复、患者原位肾脏处理、供体肾脏植入。

1. 开放经腹腔左侧肾脏移植术

平卧位，取下腹部正中切口，切开皮肤、腹直肌前鞘、腹膜，将结肠挡向头侧，打开盆底腹膜，游离出髂窝上空间。游离出髂动静脉阻断备用。将移植肾置于冰帽中，移植肾动脉、肾静脉分别与之做吻合，吻合后血管内注射肝素。开放血管观察移植肾色泽、硬度及产生尿液情况，将移植肾放置在左侧髂窝合适位置。游离膀胱顶部，将移植肾输尿管与膀胱吻合，输尿管内留置支架管。仔细检查术野是否有出血，彻底止血，留置腹腔引流管，逐层缝合关闭切口。

2. 开放经腹腔右侧肾脏移植术

平卧位，取下腹部正中切口，切开皮肤、腹直肌前鞘、腹膜，将结肠挡向头侧，打开盆底腹膜，游离出髂窝上空间。游离出髂动静脉阻断备用。将移植肾置于冰帽中，移植肾动脉、肾静脉分别与之做吻合，吻合后血管内注射肝素。开放血管观察移植肾色泽、硬度及产生尿液情况，将移植肾放置在右侧髂窝合适位置。游离膀胱顶部，将移植肾输尿管与膀胱吻合，输尿管内留置支架管。仔细检查术野是否有出血，彻底止血，留置腹腔引流管，逐层缝合关闭切口。

3. 开放经腹膜后腔左侧肾脏移植术

平卧位，取左下腹部弧形切口，切开皮肤、腹直肌前鞘、腹外斜肌，结扎腹壁下动脉，游离出髂窝上腹膜外空间。游离出髂动静脉阻断备用。将移植肾置于冰帽中，移植肾动脉、肾静脉分别与之做吻合，吻合后血管内注射肝素。开放血管观察移植肾色泽、硬度及产生尿液情况，将移植肾放置在髂窝合适位置。游离膀胱顶部，将移植肾输尿管与膀胱吻合，输尿管内留置支架管。仔细检查术野是否有出血，彻底止血，留置腹膜后腔引流管，逐层缝合关闭切口。

4. 开放经腹膜后腔右侧肾脏移植术

平卧位，取右下腹部弧形切口，切开皮肤、腹直肌前鞘、腹外斜肌，结扎腹壁下动脉，游离出髂窝上腹膜外空间。游离出髂动静脉阻断备用。将移植肾置于冰帽中，移植肾动脉、肾静脉分别与之做吻合，吻合后血管内注射肝素。开放血管观察移植肾色泽、硬度及产生尿液情况，将移植肾放置在髂窝合适位置。游离膀胱顶部，将移植肾输尿管与膀胱吻合，输尿管内留置支架管。仔细检查术野是否有出血，彻底止血，留置腹膜后腔引流管，逐层缝合关闭切口。

5. 腹腔镜经腹腔左侧肾脏移植术

平卧位，建立气腹，制备腹腔操作空间，将结肠挡向头侧，打开盆底腹膜，游离出髂窝上空间。游离出髂动静脉阻断备用。将移植肾置于冰帽中，移植肾动脉、肾静脉分别与之做吻合，吻合后血管内注射肝素。开放血管观察移植肾色泽、硬度及产生尿液情况，将移植肾放置在左侧髂窝合适位置。游离膀胱顶部，将移植肾输尿管与膀胱吻合，输尿管内留置支架管。仔细检查术野是否有出血，彻底止血，留置腹腔引流管，逐层缝合关闭切口。

6. 腹腔镜经腹腔右侧肾脏移植术

平卧位，建立气腹，制备腹腔操作空间，将结肠挡向头侧，打开盆底腹膜，游离出髂窝上空间。游离出髂动静脉阻断备用。将移植肾置于冰帽中，移植肾动脉、肾静脉分别与之做吻合，吻合后血管内注射肝素。开放血管观察移植肾色泽、硬度及产生尿液情况，将移植肾放置在右侧髂窝合适位置。游离膀胱顶部，将移植肾输尿管与膀胱吻合，输尿管内留置支架管。仔细检查术野是否有出血，彻底止血，留置腹腔引流管，逐层缝合关闭切口。

7. 腹腔镜经腹膜后腔左侧肾脏移植术

平卧位，脐下打孔，制备腹膜外腔操作空间，游离出髂窝上腹膜外空间。游离出髂动静脉阻断备用。将移植肾置于冰帽中，移植肾动脉、肾静脉分别与之做吻合，吻合后血管内注射肝素。开放血管观察移植肾色泽、硬度及产生尿液情况，将移植肾放置在左侧髂窝合适位置。游离膀胱顶部，将移植肾输尿管与膀胱吻合，输尿管内留置支架管。仔细检查术野是否有出血，彻底止血，留置腹膜后腔引流管，逐层缝合关闭切口。

8. 腹腔镜经腹膜后腔右侧肾脏移植术

平卧位，脐下打孔，制备腹膜外腔操作空间，游离出髂窝上腹膜外空间。游离出髂动静脉阻断备用。将移植肾置于冰帽中，移植肾动脉、肾静脉分别与之做吻合，吻合后血管内注射肝素。开放血管观察移植肾色泽、硬度及产生尿液情况，将移植肾放置在右侧髂窝合适位置。游离膀胱顶部，将移植肾输尿管与膀胱吻合，输尿管内留置支架管。仔细检查术野是否有出血，彻底止血，留置腹膜后腔引流管，逐层缝合关闭切口。

9. 机器人辅助腹腔镜经腹腔左侧肾脏移植术

平卧位，建立气腹，制备腹腔操作空间，放置机器人套管，连接机器人操作臂。将结肠挡向头侧，打开盆底腹膜，游离出髂窝上空间。游离出髂动静脉阻断备用。将移植肾置于冰帽中，移植肾动脉、肾静脉分别与之做吻合，吻合后血管内注射肝素。开放血管观察移植肾色泽、硬度及产生尿液情况，将移植肾放置在左侧髂窝合适位置。游离膀胱顶部，将移植肾输尿管与膀胱吻合，输尿管内留置支架管。仔细检查术野是否有出血，彻底止血，留置腹腔引流管，逐层缝合关闭切口。

10. 机器人辅助腹腔镜经腹腔右侧肾脏移植术

平卧位，建立气腹，制备腹腔操作空间，放置机器人套管，连接机器人操作臂。将结肠挡向头侧，打开盆底腹膜，游离出髂窝上空间。游离出髂动静脉阻断备用。将移植肾置于冰帽中，移植肾动脉、肾静脉分别与之做吻合，吻合后血管内注射肝素。开放血管观察移植肾色泽、硬度及产生尿液情况，将移植肾放置在右侧髂窝合适位置。游离膀胱顶部，将移植肾输尿管与膀胱吻合，输尿管内留置支架管。仔细检查术野是否有出血，彻底止血，留置腹腔引流管，逐层缝合关闭切口。

11. 机器人辅助腹腔镜经腹膜后腔左侧肾脏移植术

平卧位，脐下打孔，制备腹膜外腔操作空间，放置机器人套管，连接机器人操作臂。游离出髂窝上腹膜外空间。游离出髂动静脉阻断备用。将移植肾置于冰帽中，移植肾动脉、肾静脉分别与之做吻合，吻合后血管内注射肝素。开放血管观察移植肾色泽、硬度及产生尿液情况，将移植肾放置在左侧髂窝合适位置。游离膀胱顶部，将移植肾输尿管与膀胱吻合，输尿管内留置支架管。仔细检查术野是否有出血，彻底止血，留置腹膜后腔引流管，逐层缝合关闭切口。

12. 机器人辅助腹腔镜经腹膜后腔右侧肾脏移植术

平卧位，脐下打孔，制备腹膜外腔操作空间，放置机器人套管，连接机器人操作臂。游离出髂窝上腹膜外空间。游离出髂动静脉阻断备用。将移植肾置于冰帽中，移植肾动脉、肾静脉分别与之做吻合，吻合后血管内注射肝素。开放血管观察移植肾色泽、硬度及产生尿液情况，将移植肾放置在右侧髂窝合适位置。游离膀胱顶部，将移植肾输尿管与膀胱吻合，输尿管内留置支架管。仔细检查术野是否有出血，彻底止血，留置腹膜后腔引流管，逐层缝合关闭切口。

第三章
输尿管手术

一、膀胱镜输尿管支架管置入术

手术分级：二级

膀胱截石位，会阴区消毒，铺巾，利多卡因润滑尿道及膀胱镜镜鞘，寻找尿道外口，缓慢置入膀胱镜并注水，待膀胱充盈后检查整个膀胱，根据输尿管间嵴寻找输尿管口，置入超滑导丝，沿导丝置入输尿管支架管，根据身高决定置入长度（平均长约25cm），拔除导丝，复查立位腹平片，判断输尿管支架管位置。

1. 膀胱镜左侧输尿管支架管置入术

膀胱截石位，会阴区消毒，铺巾，利多卡因润滑尿道及膀胱镜镜鞘，寻找尿道外口，缓慢置入膀胱镜并注水，待膀胱充盈后检查整个膀胱，根据输尿管间嵴寻找左侧输尿管口，置入超滑导丝，沿导丝置入输尿管支架管，根据身高决定置入长度（平均长约25cm），拔除导丝，复查立位腹平片，判断输尿管支架管位置。

2. 膀胱镜右侧输尿管支架管置入术

膀胱截石位，会阴区消毒，铺巾，利多卡因润滑尿道及膀胱镜镜鞘，寻找尿道外口，缓慢置入膀胱镜并注水，待膀胱充盈后检查整个膀胱，根据输尿管间嵴寻找右侧输尿管口，置入超滑导丝，沿导丝置入输尿管支架管，根据身高决定置入长度（平均长约25cm），拔除导丝，复查立位腹平片，判断输尿管支架管位置。

3. 膀胱镜双侧输尿管支架管置入术

膀胱截石位，会阴区消毒，铺巾，利多卡因润滑尿道及膀胱镜镜鞘，寻找尿道外口，缓慢置入膀胱镜并注水，待膀胱充盈后检查整个膀胱，根据输尿管间嵴寻找双侧输尿管口，一侧输尿管置入超滑导丝，沿导丝置入输尿管支架管，根据身高决定置入长度（平均长约25cm），拔除导丝。重复以上过程，留置对侧输尿管支架管。复查立位腹平片，判断双侧输尿管支架管位置。

二、膀胱镜输尿管支架管取出术

手术分级：二级

术前经X线明确输尿管支架管位置。膀胱截石位，会阴区消毒，铺巾，利多卡因润滑尿道及膀胱镜镜鞘，寻找尿道外口，缓慢置入膀胱镜并注水，待膀胱充盈后检查整个膀胱，寻找患侧输尿管支架管外露部分，置入异物钳，夹住支架管，连同膀胱镜镜身一起拔出。检查并确认支架管完整性。

1. 膀胱镜左侧输尿管支架管取出术

术前X线明确左侧输尿管支架管位置。膀胱截石位，会阴区消毒，铺巾，利多卡因润滑尿道及膀胱镜镜鞘，寻找尿道外口，缓慢置入膀胱镜并注水，待膀胱充盈后检查整个膀胱，寻找左侧输尿管支架管外露部分，置入异物钳，夹住支架管，连同膀胱镜镜身一起拔出。检查并确认支架管完整性。

2. 膀胱镜右侧输尿管支架管取出术

术前X线明确右侧输尿管支架管位置。膀胱截石位，会阴区消毒，铺巾，利多卡因润滑尿道及膀胱镜镜鞘，寻找尿道外口，缓慢置入膀胱镜并注水，待膀胱充盈后检查整个膀胱，寻找右侧输尿管支架管外露部分，置入异物钳，夹住支架管，连同膀胱镜镜身一起拔出。检查并确认支架管完整性。

3. 膀胱镜双侧输尿管支架管取出术

术前X线明确双侧输尿管支架管位置。膀胱截石位，会阴区消毒，铺巾，利多卡因润滑尿道及膀胱镜镜鞘，寻找尿道外口，缓慢置入膀胱镜并注水，待膀胱充盈后检查整个膀胱，寻找双侧输尿管支架管外露部分，置入异物钳，夹住一侧支架管，连同膀胱镜镜身一起拔出。重复以上过程，拔除对侧输尿管支架管。检查并确认支架管完整性。

三、输尿管镜支架管置入术

手术分级：三级

膀胱截石位，会阴区消毒，铺巾，利多卡因润滑尿道，缓慢置入输尿管镜，待膀胱充盈后检查整个膀胱，根据输尿管间嵴寻找输尿管口，放置超滑导丝至肾盂，沿超滑导丝置入输尿管镜，检查输尿管，撤出输尿管镜，沿导丝插入输尿管支架管，根据身高决定置入长度（平均长约25cm），拔除导丝，复查立位腹平片，判断输尿管支架管位置。

1. 输尿管镜左侧输尿管支架管置入术

膀胱截石位，会阴区消毒，铺巾，利多卡因润滑尿道，缓慢置入输尿管镜，待膀胱充盈后检查整个膀胱，根据输尿管间嵴寻找左侧输尿管口，放置超滑导丝至肾盂，沿超滑导丝置入输尿管镜，检查输尿管，撤出输尿管镜，沿导丝插入输尿管支架管，根据身高决定置入长度（平均长约25cm），拔除导丝，复查立位腹平片，判断输尿管支架管位置。

2. 输尿管镜右侧输尿管支架管置入术

膀胱截石位，会阴区消毒，铺巾，利多卡因润滑尿道，缓慢置入输尿管镜，待膀胱充盈后检查整个膀胱，根据输尿管间嵴寻找右侧输尿管口，放置超滑导丝至肾盂，沿超滑导丝置入输尿管镜，检查输尿管，撤出输尿管镜，沿导丝插入输尿管支架管，根据身高决定置入长度（平均长约25cm），拔除导丝，复查立位腹平片，判断输尿管支架管位置。

3. 输尿管镜双侧输尿管支架管置入术

膀胱截石位，会阴区消毒，铺巾，利多卡因润滑尿道，缓慢置入输尿管镜，待膀胱充盈后检查整个膀胱，根据输尿管间嵴寻找双侧输尿管口，一侧放置超滑导丝至肾盂，沿超滑导丝置入输尿管镜，检查输尿管，撤出输尿管镜，沿导丝插入输尿管支架管，根据身高决定置入长度（平均长约25cm），拔除导丝。重复以上过程，完成对侧输尿管支架管置入。复查立位腹平片，判断输尿管支架管位置。

四、输尿管镜支架管取出术

手术分级：三级

术前经X线明确输尿管支架管位置。膀胱截石位，会阴区常规消毒、铺巾，利多卡因润滑尿道，缓慢置入输尿管镜并注水，待膀胱充盈后检查整个膀胱及输尿管，寻找输尿管口，置入输尿管超滑导丝，沿导丝置入输尿管镜，探查输尿管，置入异物钳，夹住支架管，连同输尿管镜一起撤出。检查并确认支架管完整性。

1. 输尿管镜左侧输尿管支架管取出术

术前X线明确输尿管支架管位置。膀胱截石位，会阴区常规消毒、铺巾，利多卡因润滑尿道，缓慢置入输尿管镜并注水，待膀胱充盈后检查整个膀胱及输尿管，寻找左侧输尿管口，置入输尿管超滑导丝，沿导丝置入输尿管镜，探查输尿管，置入异物钳，夹住支架管，连同输尿管镜一起撤出。检查并确认支架管完整性。

2. 输尿管镜右侧输尿管支架管取出术

术前X线明确输尿管支架管位置。膀胱截石位，会阴区常规消毒、铺巾，利多卡因润滑尿道，缓慢置入输尿管镜并注水，待膀胱充盈后检查整个膀胱及输尿管，寻找右侧输尿管口，置入输尿管超滑导丝，沿导丝置入输尿管镜，探查输尿管，置入异物钳，夹住支架管，连同输尿管镜一起撤出。检查并确认支架管完整性。

3. 输尿管镜双侧输尿管支架管取出术

术前X线明确输尿管支架管位置。膀胱截石位，会阴区常规消毒、铺巾，利多卡因润滑尿道，缓慢置入输尿管镜并注水，待膀胱充盈后检查整个膀胱及输尿管，寻找双侧输尿管口，一侧置入输尿管超滑导丝，沿导丝置入输尿管镜，探查输尿管，置入异物钳，夹住支架管，连同输尿管镜一起撤出。重复以上过程，取出对侧输尿管支架管。检查并确认支架管完整性。

五、膀胱软镜支架管取出术

手术分级：二级

术前经X线明确输尿管支架管位置。膀胱截石位，会阴区消毒，铺巾，利多卡因润滑尿道及膀胱镜镜鞘，寻找尿道外口，缓慢置入膀胱软镜并注水，待膀胱充盈后检查整个膀胱，寻找患侧输尿管支架管外露部分，置入异物钳，夹住支架管，连同膀胱镜镜身一起拔出。检查并确认支架管完整性。

1. 膀胱软镜左侧输尿管支架管取出术

术前X线明确输尿管支架管位置。膀胱截石位，会阴区消毒，铺巾，利多卡因润滑尿道及膀胱镜镜鞘，寻找尿道外口，缓慢置入膀胱软镜并注水，待膀胱充盈后检查整个膀胱，寻找左侧输尿管支架管外露部分，置入异物钳，夹住支架管，连同膀胱镜镜身一起拔出。检查并确认支架管完整性。

2. 膀胱软镜右侧输尿管支架管取出术

术前X线明确输尿管支架管位置。膀胱截石位，会阴区消毒，铺巾，利多卡因润滑尿道及膀胱镜镜鞘，寻找尿道外口，缓慢置入膀胱软镜并注水，待膀胱充盈后检查整个膀胱，寻找右侧输尿管支架管外露部分，置入异物钳，夹住支架管，连同膀胱镜镜身一起拔出。检查并确认支架管完整性。

3. 膀胱软镜双侧输尿管支架管取出术

术前X线明确输尿管支架管位置。膀胱截石位，会阴区消毒，铺巾，利多卡因润滑尿道及膀胱镜镜鞘，寻找尿道外口，缓慢置入膀胱软镜并注水，待膀胱充盈后检查整个膀胱，寻找双侧输尿管支架管外露部分，置入异物钳，夹住一侧支架管，连同膀胱镜镜身一起拔出。重复以上过程，拔除对侧输尿管支架管。检查并确认支架管完整性。

六、输尿管镜异物取出术

手术分级：三级

膀胱截石位，会阴区常规消毒、铺巾，润滑尿道及膀胱镜鞘，寻找尿道外口，缓慢置入膀胱镜，待膀胱充盈后检查整个膀胱。沿输尿管口置入导丝，沿导丝置入输尿管镜，探查输尿管及异物，异物钳钳夹住异物，缓慢取出异物，沿导丝置入输尿管支架管。检查无活动性出血后取出输尿管镜。

1. 输尿管镜左侧输尿管异物取出术

膀胱截石位，会阴区常规消毒、铺巾，润滑尿道及膀胱镜鞘，寻找尿道外口，缓慢置入膀胱镜，待膀胱充盈后检查整个膀胱。沿左侧输尿管口置入导丝，沿导丝置入输尿管镜，探查输尿管及异物，异物钳钳夹住异物，缓慢取出异物，沿导丝置入输尿管支架管。检查无活动性出血后取出输尿管镜。

2. 输尿管镜右侧输尿管异物取出术

膀胱截石位，会阴区常规消毒、铺巾，润滑尿道及膀胱镜鞘，寻找尿道外口，缓慢置入膀胱镜，待膀胱充盈后检查整个膀胱。沿右侧输尿管口置入导丝，沿导丝置入输尿管镜，探查输尿管及异物，异物钳钳夹住异物，缓慢取出异物，沿导丝置入输尿管支架管。检查无活动性出血后取出输尿管镜。

3. 输尿管镜双侧输尿管异物取出术

膀胱截石位，会阴区常规消毒、铺巾，润滑尿道及膀胱镜鞘，寻找尿道外口，缓慢置入膀胱镜，待膀胱充盈后检查整个膀胱。沿一侧输尿管口置入导丝，沿导丝置入输尿管镜，探查输尿管及异物，异物钳钳夹住异物，缓慢取出异物，沿导丝置入输尿管支架管。重复以上过程，取出对侧输尿管异物。检查无活动性出血后取出输尿管镜。

七、输尿管镜输尿管狭窄段内切开术

手术分级：三级

膀胱截石位，患者置于可透视手术台上，会阴区常规消毒、铺巾，润滑尿道及膀胱镜鞘，寻找尿道外口，缓慢置入膀胱镜检查膀胱内情况，进行肾盂输尿管逆行造影，确定输尿管狭窄的位置和长度，置入导丝，确认导丝远端进入肾盂。更换输尿管镜，沿导丝缓慢上移至狭窄部，沿工作通道置入激光光纤，切开狭窄段输尿管全层并延伸至近、远端1cm，退出输尿管镜及镜鞘的过程中，检查输尿管。置入输尿管支架管，保留4～6周。

1. 输尿管镜左侧输尿管狭窄段内切开术

膀胱截石位，患者置于可透视手术台上，会阴区常规消毒、铺巾，润滑尿道及膀胱镜鞘，寻找尿道外口，缓慢置入膀胱镜检查膀胱内情况，进行左侧肾盂输尿管逆行造影，确定输尿管狭窄的位置和长度，置入导丝，确认导丝远端进入肾盂。更换输尿管镜，沿导丝缓慢上移至狭窄部，沿工作通道置入激光光纤，切开狭窄段输尿管全层并延伸至近、远端1cm，退出输尿管镜及镜鞘的过程中，检查输尿管。置入输尿管支架管，保留4～6周。

2. 输尿管镜右侧输尿管狭窄段内切开术

膀胱截石位，患者置于可透视手术台上，会阴区常规消毒、铺巾，润滑尿道及膀胱镜鞘，寻找尿道外口，缓慢置入膀胱镜检查膀胱内情况，进行右侧肾盂输尿管逆行造影，确定输尿管狭窄的位置和长度，置入导丝，确认导丝远端进入肾盂。更换输尿管镜，沿导丝缓慢上移至狭窄部，沿工作通道置入激光光纤，切开狭窄段输尿管全层并延伸至近、远端1cm，退出输尿管镜及镜鞘的过程中，检查输尿管。置入输尿管支架管，保留4～6周。

3. 输尿管镜双侧输尿管狭窄段内切开术

膀胱截石位，患者置于可透视手术台上，会阴区常规消毒、铺巾，润滑尿道及膀胱镜鞘，寻找尿道外口，缓慢置入膀胱镜检查膀胱内情况，进行肾盂输尿管逆行造影，确定一侧输尿管狭窄的位置和长度，置入导丝，确认导丝远端进入肾盂。更换输尿管镜，沿导丝缓慢上移至狭窄部，沿工作通道置入激光光纤，切开狭窄段输尿管全层并延伸至近、远端1cm，退出输尿管镜及镜鞘的过程中，检查输尿管。置入输尿管支架管，保留4～6周。重复以上操作，切开对侧输尿管狭窄段。

八、输尿管皮肤造口术

手术分级：三级

输尿管皮肤造口术是一种尿流改道手术，通常用于膀胱切除术后或因其他原因需要将尿液直接引出体外的患者。主要步骤为切开腹壁各层，充分暴露盆腔腹膜外膀胱，并游离输尿管。将输尿管从盆腔中游离出来，保留其周围组织以保证正常血供。

1. 开放左侧输尿管皮肤造口术

平卧位，常规消毒、铺巾，需施行开放全膀胱切除术者，采取下腹部正中切口；左侧行输尿管皮肤造口者，选择平脐左侧腹直肌外侧缘为造口位置。沿腹膜后分离左侧输尿管中、下段；沿输尿管膀胱入口处离断输尿管。将输尿管自选好的造口位置拉出腹部外3cm左右，置入输尿管支架管，输尿管外膜分别与皮下筋膜层、皮缘缝合，观察输尿管外露段是否有缺血表现。如无缺血表现，可放置造瘘装置。

2. 开放右侧输尿管皮肤造口术

平卧位，常规消毒、铺巾，需施行开放全膀胱切除术者，采取下腹部正中切口；右侧行输尿管皮肤造口者，选择平脐右侧腹直肌外侧缘为造口位置。沿腹膜后分离右侧输尿管中、下段；沿输尿管膀胱入口处离断输尿管。将输尿管自选好的造口位置拉出腹部外3cm左右，置入输尿管支架管，输尿管外膜分别与皮下筋膜层、皮缘缝合，观察输尿管外露段是否有缺血表现。如无缺血表现，可放置造瘘装置。

3. 开放双侧输尿管皮肤造口术

平卧位，常规消毒、铺巾，需施行开放全膀胱切除术者，采取下腹部正中切口。行双侧输尿管皮肤造口者，根据右侧输尿管长度选择造瘘口位置。当右侧输尿管长度足够，可选择平脐左侧腹直肌外侧缘为造口位置，两个造口位置相距1cm；当右侧输尿管长度不够移至左侧造瘘口时，可选择左侧输尿管于左侧腹直肌外侧缘为造口位置，右侧输尿管于右侧腹直肌外侧缘为造口位置。沿腹膜后分离双侧输尿管中、下段；沿输尿管膀胱入口处离断输尿管，将输尿管自选好的造口位置拉出腹部外3cm左右，置入输尿管支架管，输尿管外膜分别与皮下筋膜层、皮缘缝合，观察输尿管外露段是否有缺血表现。如无缺血表现，可放置造瘘装置。

4. 腹腔镜左侧输尿管皮肤造口术

平卧位，常规消毒、铺巾，需施行腹腔镜全膀胱切除术者。左侧行输尿管皮肤造口者，选择平脐左侧腹直肌外侧缘为造口位置。沿腹膜后分离左侧输尿管中、下段；沿输尿管膀胱入口处离断输尿管。将输尿管拉出腹部外3cm左右，置入输尿管支架管，输尿管外膜分别与皮下筋膜层、皮缘缝合，观察输尿管外露段是否有缺血表现。如无缺血表现，可放置造瘘装置。

5. 腹腔镜右侧输尿管皮肤造口术

平卧位，常规消毒、铺巾，需施行腹腔镜全膀胱切除术者。右侧行输尿管皮肤造口者，选择平脐右侧腹直肌外侧缘为造口位置。沿腹膜后分离右侧输尿管中、下段；沿输尿管膀胱入口处离断输尿管。将输尿管拉出腹部外3cm左右，置入输尿管支架管，输尿管外膜分别与皮下筋膜层、皮缘缝合，观察输尿管外露段是否有缺血表现。如无缺血表现，可放置造瘘装置。

6. 腹腔镜双侧输尿管皮肤造口术

平卧位，常规消毒、铺巾，需施行腹腔镜全膀胱切除术者。行双侧输尿管皮肤造口者，根据右侧输尿管长度选择造瘘口位置。当右侧输尿管长度足够，可选择平脐左侧腹直肌外侧缘套管为造口位置，两个造口位置相距1cm；当右侧输尿管长度不够移至左侧造瘘口时，可选择左侧输尿管于左侧腹直肌外侧缘套管为造口位置，右侧输尿管于右侧腹直肌外侧缘套管为造口位置。沿腹膜后分离双侧输尿管中、下段；沿输尿管膀胱入口处离断输尿管。将输尿管自选好的造口位置拉出腹部外3cm左右，置入输尿管支架管，输尿管外膜分别与皮下筋膜层、皮缘缝合，观察输尿管外露段是否有缺血表现。如无缺血表现，可放置造瘘装置。

7. 机器人辅助腹腔镜左侧输尿管皮肤造口术

平卧位，常规消毒、铺巾，需施行机器人辅助腹腔镜全膀胱切除术者。左侧行输尿管皮肤造口者，选择平脐左侧腹直肌外侧缘为造口位置。沿腹膜后分离左侧输尿管中、下段；沿输尿管膀胱入口处离断输尿管。将输尿管拉出腹部外3cm左右，置入输尿管支架管，输尿管外膜分别与皮下筋膜层、皮缘缝合，观察输尿管外露段是否有缺血表现。如无缺血表现，可放置造瘘装置。

8. 机器人辅助腹腔镜右侧输尿管皮肤造口术

平卧位，常规消毒、铺巾，需施行机器人辅助腹腔镜全膀胱切除术者。右侧行输尿管皮肤造口者，选择平脐右侧腹直肌外侧缘为造口位置。沿腹膜后分离右侧输尿管中、下段；沿输尿管膀胱入口处离断输尿管。将输尿管拉出腹部外3cm左右，置入输尿管支架管，输尿管外膜分别与皮下筋膜层、皮缘缝合，观察输尿管外露段是否有缺血表现。如无缺血表现，可放置造瘘装置。

9. 机器人辅助腹腔镜双侧输尿管皮肤造口术

平卧位，常规消毒、铺巾，需施行机器人辅助腹腔镜全膀胱切除术者。行双侧输尿管皮肤造口者，根据右侧输尿管长度选择造瘘口位置。当右侧输尿管长度足够，可选择平脐左侧腹直肌外侧缘套管为造口位置，两个造口位置相距1cm；当右侧输尿管长度不够移至左侧造瘘口时，可选择左侧输尿管于左侧腹直肌外侧缘套管为造口位置，右侧输尿管于右侧腹直肌外侧缘套管为造口位置。沿腹膜后分离双侧输尿管中、下段；沿输尿管膀胱入口处离断输尿管。将输尿管自选好的造口位置拉出腹部外3cm左右，置入输尿管支架管，输尿管外膜分别与皮下筋膜层、皮缘缝合，观察输尿管外露段是否有缺血表现。如无缺血表现，可放置造瘘装置。

九、膀胱镜输尿管囊肿切开术

手术分级：三级

膀胱截石位，会阴区常规消毒、铺巾，利多卡因润滑尿道及膀胱镜鞘，寻找尿道外口，缓慢置入膀胱镜并注水，待膀胱充盈后检查整个膀胱及输尿管，仔细检查输尿管囊肿的大小及位置，适当放水，使用电切镜从囊肿下缘的内侧切开囊肿，进行减压。

1. 膀胱镜左侧输尿管囊肿切开术

膀胱截石位，会阴区常规消毒、铺巾，利多卡因润滑尿道及膀胱镜鞘，寻找尿道外口，缓慢置入膀胱镜并注水，待膀胱充盈后检查整个膀胱及输尿管，仔细检查左侧输尿管囊肿的大小及位置，适当放水，使用电切镜从囊肿下缘的内侧切开囊肿，进行减压。

2. 膀胱镜右侧输尿管囊肿切开术

膀胱截石位，会阴区常规消毒、铺巾，利多卡因润滑尿道及膀胱镜鞘，寻找尿道外口，缓慢置入膀胱镜并注水，待膀胱充盈后检查整个膀胱及输尿管，仔细检查右侧输尿管囊肿的大小及位置，适当放水，使用电切镜从囊肿下缘的内侧切开囊肿，进行减压。

3. 膀胱镜双侧输尿管囊肿切开术

膀胱截石位，会阴区常规消毒、铺巾，利多卡因润滑尿道及膀胱镜鞘，寻找尿道外口，缓慢置入膀胱镜并注水，待膀胱充盈后检查整个膀胱及输尿管，仔细检查双侧输尿管囊肿的大小及位置，适当放水，使用电切镜从囊肿下缘的内侧切开囊肿，进行减压。

十、输尿管间嵴切除术

手术分级：三级

截石位，会阴区常规消毒、铺巾，润滑尿道及膀胱镜鞘，寻找尿道外口，缓慢置入膀胱镜，待膀胱充盈后检查整个膀胱及双侧输尿管口。双侧输尿管口之间的隆起部位即为输尿管间嵴。置入电切镜，切除增生的输尿管间嵴，仔细检查术野是否有出血，彻底止血后拔出电切镜，留置三腔导尿管，持续膀胱冲洗。

十一、输尿管松解术

手术分级：三级

输尿管松解术是一种用于治疗输尿管狭窄的手术。手术需要显露输尿管，需要从腹膜外游离输尿管，确保充分松解输尿管。将所有纤维粘连带分离切断结扎，使肾盂输尿管交界部完全游离松解出来。

1. 开放经腹腔左侧输尿管松解术

平卧位，常规消毒、铺巾，选择自剑突至耻骨联合做正中切口，沿结肠旁沟游离降结肠，进入腹膜后腔。从正常的输尿管部分开始分解和游离整个左侧输尿管，将输尿管自纤维化的组织上游离出来，输尿管由白色转为健康的粉色，输尿管后方缝合腹膜。松解术后行肾盂压测定以除外梗阻残留。仔细检查术野是否有出血，彻底止血后留置腹膜后引流管，逐层缝合关闭切口。

2. 开放经腹腔右侧输尿管松解术

平卧位，常规消毒、铺巾，选择自剑突至耻骨联合做正中切口，沿结肠旁沟游离升结肠，进入腹膜后腔。从正常的输尿管部分开始分解和游离整个右侧输尿管，将输尿管自纤维化的组织上游离出来，输尿管由白色转为健康的粉色，输尿管后方缝合腹膜。松解术后行肾盂压测定以除外梗阻残留。仔细检查术野是否有出血，彻底止血后留置腹膜后引流管，逐层缝合关闭切口。

3. 开放经腹腔双侧输尿管松解术

平卧位，常规消毒、铺巾，选择自剑突至耻骨联合做正中切口，沿结肠旁沟游离结肠，进入腹膜后腔。从正常的输尿管部分开始分解和游离整个输尿管，将输尿管自纤维化的组织上游离出来，输尿管由白色转为健康的粉色，输尿管后方缝合腹膜。松解术后行肾盂压测定以除外梗阻残留。重复以上步骤，完成对侧输尿管松解术。仔细检查术野是否有出血，彻底止血后留置腹膜后引流管，逐层缝合关闭切口。

4. 腹腔镜经腹腔左侧输尿管松解术

健侧半侧卧位，患侧抬高45°～60°。常规消毒、铺巾，建立腹腔镜操作空间。沿结肠旁沟游离降结肠，进入腹膜后腔。从正常的输尿管部分开始分解和游离整个左侧输尿管，将输尿管自纤维化的组织上游离出来，输尿管由白色转为健康的粉色，输尿管后方缝合腹膜。松解术后行肾盂压测定以除外梗阻残留。仔细检查术野是否有出血，彻底止血后留置腹膜后引流管，逐层缝合关闭切口。

5. 腹腔镜经腹腔右侧输尿管松解术

健侧半侧卧位，患侧抬高45°～60°。常规消毒、铺巾，建立腹腔镜操作空间。沿结肠旁沟游离升结肠，进入腹膜后腔。从正常的输尿管部分开始分解和游离整个右侧输尿管，将输尿管自纤维化的组织上游离出来，输尿管由白色转为健康的粉色，输尿管后方缝合腹膜。松解术后行肾盂压测定以除外梗阻残留。仔细检查术野是否有出血，彻底止血后留置腹膜后引流管，逐层缝合关闭切口。

6. 腹腔镜经腹腔双侧输尿管松解术

平卧位，头低足高。常规消毒、铺巾，建立腹腔镜操作空间。沿结肠旁沟游离结肠，进入腹膜后腔。从正常的输尿管部分开始分解和游离整个输尿管，将输尿管自纤维化的组织上游离出来，输尿管由白色转为健康的粉色，输尿管后方缝合腹膜。松解术后行肾盂压测定以除外梗阻残留。重复以上步骤，完成对侧输尿管松解术。仔细检查术野是否有出血，彻底止血后留置腹膜后引流管，逐层缝合关闭切口。

7. 机器人辅助腹腔镜经腹腔左侧输尿管松解术

健侧半侧卧位，常规消毒、铺巾，建立经腹腔机器人操作空间，沿结肠旁沟游离降结肠。从正常的输尿管部分开始分解和游离整个左侧输尿管，将输尿管自纤维化的组织上游离出来，输尿管由白色转为健康的粉色，输尿管后方缝合腹膜。松解术后行肾盂压测定以除外梗阻残留。仔细检查术野是否有出血，彻底止血后留置腹膜后引流管，逐层缝合关闭切口。

8. 机器人辅助腹腔镜经腹腔右侧输尿管松解术

健侧半侧卧位，常规消毒、铺巾，建立经腹腔机器人操作空间，沿结肠旁沟游离升结肠。从正常的输尿管部分开始分解和游离整个右侧输尿管，将输尿管自纤维化的组织上游离出来，输尿管由白色转为健康的粉色，输尿管后方缝合腹膜。松解术后行肾盂压测定以除外梗阻残留。仔细检查术野是否有出血，彻底止血后留置腹膜后引流管，逐层缝合关闭切口。

9. 机器人辅助腹腔镜经腹腔双侧输尿管松解术

平卧位，头低足高。常规消毒、铺巾，建立经腹腔机器人操作空间，沿结肠旁沟游离结肠。从正常的输尿管部分开始分解和游离整个输尿管，将输尿管自纤维化的组织上游离出来，输尿管由白色转为健康的粉色，输尿管后方缝合腹膜。松解术后行肾盂压测定以除外梗阻残留。重复以上步骤，完成对侧输尿管松解术。仔细检查术野是否有出血，彻底止血后留置腹膜后引流管，逐层缝合关闭切口。

十二、输尿管切开取石术

手术分级：三级

平卧位，侧卧位或半侧卧位，消毒，开放或经腹腔镜或经机器人辅助腹腔镜，显露输尿管，切开输尿管取石，留置输尿管支架管，缝合输尿管。不含X线引导或超声引导。

1. 开放经腹腔左侧输尿管切开取石术

平卧位，根据结石位置确定切口位置，暴露左侧腹膜后和输尿管区域。打开结肠旁沟，将结肠拉向中线，暴露腹膜后间隙，于腹膜后进行游离，到达输尿管，用手指探查，触到结石后，显露结石部位的输尿管，用输尿管钳或细橡皮导尿管于结石的近端固定输尿管，防止结石上移，将输尿管提起，充分游离后壁后纵行切开，切口由结石中部向上至适当长度。仔细分离结石与管壁之嵌顿，用取石钳小心将结石取出，经切口反复冲洗肾盂至冲洗液清亮为止，探查切口远端无结石残留或狭窄后，留置输尿管支架管一根，可吸收线间断缝合输尿管切口，仔细检查无明显漏尿及出血后，留置肾周引流管一根，逐层缝合关闭切口。

2. 开放经腹腔右侧输尿管切开取石术

平卧位，根据结石位置确定切口位置，暴露右侧腹膜后和输尿管区域。打开结肠旁沟，将结肠拉向中线，暴露腹膜后间隙，于腹膜后进行游离，到达输尿管，用手指探查，触到结石后，显露结石部位的输尿管，用输尿管钳或细橡皮导尿管于结石的近端固定输尿管，防止结石上移，将输尿管提起，充分游离后壁后纵行切开，切口由结石中部向上至适当长度。仔细分离结石与管壁之嵌顿，用取石钳小心将结石取出，经切口反复冲洗肾盂至冲洗液清亮为止，探查切口远端无结石残留或狭窄后，留置输尿管支架管一根，可吸收线间断缝合输尿管切口，仔细检查无明显漏尿及出血后，留置肾周引流管一根，逐层缝合关闭切口。

3. 开放经腹腔双侧输尿管切开取石术

平卧位，切开腹部各层组织，打开结肠旁沟，将结肠拉向中线，暴露腹膜后间隙，于腹膜后进行游离，到达输尿管，用手指探查，触到结石后，显露结石部位的输尿管，用输尿管钳或细橡皮导尿管于结石的近端固定输尿管，防止结石上移，将输尿管提起，充分游离后壁后纵行切开，切口由结石中部向上至适当长度。仔细分离结石与管壁之嵌顿，用取石钳小心将结石取出，经切口反复冲洗肾盂至冲洗液清亮为止，探查切口远端无结石残留或狭窄后，留置输尿管支架管一根，可吸收线间断缝合输尿管切口，仔细检查无明显漏尿及出血后，留置肾周引流管一根。重复以上步骤进行对侧输尿管切开取石后，逐层缝合关闭切口。

4. 开放经腹膜后腔左侧输尿管切开取石术

健侧卧位，切开腰部各层组织，于腹膜后进行游离，到达左侧输尿管，用手指探查，触到结石后，显露结石部位的输尿管，用输尿管钳或细橡皮导尿管于结石的近端固定输尿管，防止结石上移，将输尿管提起，充分游离后壁后纵行切开，切口由结石中部向上至适当长度。仔细分离结石与管壁之嵌顿，用取石钳小心将结石取出，经切口反复冲洗肾盂至冲洗液清亮为止，探查切口远端无结石残留或狭窄后，留置输尿管支架管一根，可吸收线间断缝合输尿管切口，仔细检查无明显漏尿及出血后，留置肾周引流管一根，逐层缝合关闭切口。

5. 开放经腹膜后腔右侧输尿管切开取石术

健侧卧位，切开腰部各层组织，于腹膜后进行游离，到达右侧输尿管，用手指探查，触到结石后，显露结石部位的输尿管，用输尿管钳或细橡皮导尿管于结石的近端固定输尿管，防止结石上移，将输尿管提起，充分游离后壁后纵行切开，切口由结石中部向上至适当长度。仔细分离结石与管壁之嵌顿，用取石钳小心将结石取出，经切口反复冲洗肾盂至冲洗液清亮为止，探查切口远端无结石残留或狭窄后，留置输尿管支架管一根，可吸收线间断缝合输尿管切口，仔细检查无明显漏尿及出血后，留置肾周引流管一根，逐层缝合关闭切口。

6. 开放经腹膜后腔双侧输尿管切开取石术

侧卧位，切开腰部各层组织，于腹膜后进行游离，到达输尿管，用手指探查，触到结石后，显露结石部位的输尿管，用输尿管钳或细橡皮导尿管于结石的近端固定输尿管，防止结石上移，将输尿管提起，充分游离后壁后纵行切开，切口由结石中部向上至适当长度。仔细分离结石与管壁之嵌顿，用取石钳小心将结石取出，经切口反复冲洗肾盂至冲洗液清亮为止，探查切口远端无结石残留或狭窄后，留置输尿管支架管一根，可吸收线间断缝合输尿管切口，仔细检查无明显漏尿及出血后，留置肾周引流管一根，逐层缝合关闭切口。更换体位，重复以上步骤。

7. 腹腔镜经腹腔左侧输尿管切开取石术

健侧半侧卧位，建立气腹，进入腹腔。打开结肠旁沟，将结肠拉向中线，暴露腹膜后间隙，于腹膜后进行游离，在肾下极背侧，沿腰大肌表面向深面游离，找到左侧输尿管，用巴赫钳夹住结石近端输尿管，防止结石上移。纵行切开输尿管壁，切口由结石中部向上至适当长度，游离松动结石后完整取出，探查切口下方无梗阻及结石残留后，留置输尿管支架管一根，可吸收线间断缝合输尿管切口，仔细检查无明显漏尿及出血后，留置肾周引流管一根，逐层缝合关闭切口。

8. 腹腔镜经腹腔右侧输尿管切开取石术

健侧半侧卧位，建立气腹，进入腹腔。打开结肠旁沟，将结肠拉向中线，暴露腹膜后间隙，于腹膜后进行游离，在肾下极背侧，沿腰大肌表面向深面游离，找到右侧输尿管，用巴赫钳夹住结石近端输尿管，防止结石上移。纵行切开输尿管壁，切口由结石中部向上至适当长度，游离松动结石后完整取出，探查切口下方无梗阻及结石残留后，留置输尿管支架管一根，可吸收线间断缝合输尿管切口，仔细检查无明显漏尿及出血后，留置肾周引流管一根，逐层缝合关闭切口。

9. 腹腔镜经腹腔双侧输尿管切开取石术

半侧卧位，建立气腹，进入腹腔。打开结肠旁沟，将结肠拉向中线，暴露腹膜后间隙，于腹膜后进行游离，在肾下极背侧，沿腰大肌表面向深面游离，找到输尿管，用巴赫钳夹住结石近端输尿管，防止结石上移。纵行切开输尿管壁，切口由结石中部向上至适当长度，游离松动结石后完整取出，探查切口下方无梗阻及结石残留后，留置输尿管支架管一根，可吸收线间断缝合输尿管切口，仔细检查无明显漏尿及出血后，留置肾周引流管一根，逐层缝合关闭切口。更换体位，重复以上步骤。

10. 腹腔镜经腹膜后腔左侧输尿管切开取石术

健侧卧位，建立腹膜后腔操作空间。于腹膜后进行游离，在肾下极背侧，沿腰大肌表面向深面游离，找到左侧输尿管，用巴赫钳夹住结石近端输尿管，防止结石上移。纵行切开输尿管壁，切口由结石中部向上至适当长度，游离松动结石后完整取出，探查切口下方无梗阻及结石残留后，留置输尿管支架管一根，可吸收线间断缝合输尿管切口，仔细检查无明显漏尿及出血后，留置肾周引流管一根，逐层缝合关闭切口。

11. 腹腔镜经腹膜后腔右侧输尿管切开取石术

健侧卧位，建立腹膜后腔操作空间。于腹膜后进行游离，在肾下极背侧，沿腰大肌表面向深面游离，找到右侧输尿管，用巴赫钳夹住结石近端输尿管，防止结石上移。纵行切开输尿管壁，切口由结石中部向上至适当长度，游离松动结石后完整取出，探查切口下方无梗阻及结石残留后，留置输尿管支架管一根，可吸收线间断缝合输尿管切口，仔细检查无明显漏尿及出血后，留置肾周引流管一根，逐层缝合关闭切口。

12. 腹腔镜经腹膜后腔双侧输尿管切开取石术

侧卧位，建立腹膜后腔操作空间。于腹膜后进行游离，在肾下极背侧，沿腰大肌表面向深面游离，找到输尿管，用巴赫钳夹住结石近端输尿管，防止结石上移。纵行切开输尿管壁，切口由结石中部向上至适当长度，游离松动结石后完整取出，探查切口下方无梗阻及结石残留后，留置输尿管支架管一根，可吸收线间断缝合输尿管切口，仔细检查无明显漏尿及出血后，留置肾周引流管一根，逐层缝合关闭切口。更换体位，重复以上步骤。

13. 机器人辅助腹腔镜经腹腔左侧输尿管切开取石术

健侧半侧卧位，建立气腹，建立机器人操作空间，进入腹腔。打开结肠旁沟，将结肠拉向中线，暴露腹膜后间隙，于腹膜后进行游离，在肾下极背侧，沿腰大肌表面向深面游离，找到左侧输尿管，用巴赫钳夹住结石近端输尿管，防止结石上移。纵行切开输尿管壁，切口由结石中部向上至适当长度，游离松动结石后完整取出，探查切口下方无梗阻及结石残留后，留置输尿管支架管一根，可吸收线间断缝合输尿管切口，仔细检查无明显漏尿及出血后，留置肾周引流管一根，逐层缝合关闭切口。

14. 机器人辅助腹腔镜经腹腔右侧输尿管切开取石术

健侧半侧卧位，建立气腹，建立机器人操作空间，进入腹腔。打开结肠旁沟，将结肠拉向中线，暴露腹膜后间隙，于腹膜后进行游离，在肾下极背侧，沿腰大肌表面向深面游离，找到右侧输尿管，用巴赫钳夹住结石近端输尿管，防止结石上移。纵行切开输尿管壁，切口由结石中部向上至适当长度，游离松动结石后完整取出，探查切口下方无梗阻及结石残留后，留置输尿管支架管一根，可吸收线间断缝合输尿管切口，仔细检查无明显漏尿及出血后，留置肾周引流管一根，逐层缝合关闭切口。

15. 机器人辅助腹腔镜经腹腔双侧输尿管切开取石术

半侧卧位，建立气腹，建立机器人操作空间，进入腹腔。打开结肠旁沟，将结肠拉向中线，暴露腹膜后间隙，于腹膜后进行游离，在肾下极背侧，沿腰大肌表面向深面游离，找到输尿管，用巴赫钳夹住结石近端输尿管，防止结石上移。纵行切开输尿管壁，切口由结石中部向上至适当长度，游离松动结石后完整取出，探查切口下方无梗阻及结石残留后，留置输尿管支架管一根，可吸收线间断缝合输尿管切口，仔细检查无明显漏尿及出血后，留置肾周引流管一根，逐层缝合关闭切口。更换体位，重复以上步骤。

16. 机器人辅助腹腔镜经腹膜后腔左侧输尿管切开取石术

健侧卧位，建立腹膜后腔机器人操作空间。于腹膜后进行游离，在肾下极背侧，沿腰大肌表面向深面游离，找到左侧输尿管，用巴赫钳夹住结石近端输尿管，防止结石上移。纵行切开输尿管壁，切口由结石中部向上至适当长度，游离松动结石后完整取出，探查切口下方无梗阻及结石残留后，留置输尿管支架管一根，可吸收线间断缝合输尿管切口，仔细检查无明显漏尿及出血后，留置肾周引流管一根，逐层缝合关闭切口。

17. 机器人辅助腹腔镜经腹膜后腔右侧输尿管切开取石术

健侧卧位，建立腹膜后腔机器人操作空间。于腹膜后进行游离，在肾下极背侧，沿腰大肌表面向深面游离，找到右侧输尿管，用巴赫钳夹住结石近端输尿管，防止结石上移。纵行切开输尿管壁，切口由结石中部向上至适当长度，游离松动结石后完整取出，探查切口下方无梗阻及结石残留后，留置输尿管支架管一根，可吸收线间断缝合输尿管切口，仔细检查无明显漏尿及出血后，留置肾周引流管一根，逐层缝合关闭切口。

18. 机器人辅助腹腔镜经腹膜后腔双侧输尿管切开取石术

侧卧位，建立腹膜后腔机器人操作空间。于腹膜后进行游离，在肾下极背侧，沿腰大肌表面向深面游离，找到输尿管，用巴赫钳夹住结石近端输尿管，防止结石上移。纵行切开输尿管壁，切口由结石中部向上至适当长度，游离松动结石后完整取出，探查切口下方无梗阻及结石残留后，留置输尿管支架管一根，可吸收线间断缝合输尿管切口，仔细检查无明显漏尿及出血后，留置肾周引流管一根，逐层缝合关闭切口。更换体位，重复以上步骤。

十三、输尿管镜碎石取石术

手术分级：三级

膀胱截石位，常规消毒、铺巾，置入输尿管硬镜或软镜，循输尿管上行，至输尿管结石或肾盂内结石部位，使用能量装置碎石，尽可能将结石泥沙化，通过异物钳或套石篮取出结石，留置输尿管支架管。

1. 输尿管镜左侧输尿管碎石取石术

膀胱截石位，经输尿管镜于左侧输尿管内置入超滑导丝，在导丝引导下，循腔进镜至结石部位，启动钬激光或气压弹道碎石设备，将结石击碎后，取石篮取出，仔细检查输尿管未见明显结石残留或损伤后，留置输尿管支架管。

2. 输尿管镜右侧输尿管碎石取石术

膀胱截石位，经输尿管镜于右侧输尿管内置入超滑导丝，在导丝引导下，循腔进镜至结石部位，启动钬激光或气压弹道碎石设备，将结石击碎后，取石篮取出，仔细检查输尿管未见明显结石残留或损伤后，留置输尿管支架管。

3. 输尿管镜双侧输尿管碎石取石术

膀胱截石位，经输尿管镜于一侧输尿管内置入超滑导丝，在导丝引导下，循腔进镜至结石部位，启动钬激光或气压弹道碎石设备，将结石击碎后，取石篮取出，仔细检查输尿管未见明显结石残留或损伤后，留置输尿管支架管。重复以上步骤，行对侧输尿管碎石。

4. 输尿管软镜左侧输尿管碎石取石术

膀胱截石位，经输尿管镜于左侧输尿管内置入超滑导丝，在导丝引导下置入输尿管通道鞘至结石下方，置入输尿管软镜，启动钬激光或气压弹道碎石设备，将结石击碎后，冲出，仔细检查输尿管未见明显结石残留或损伤后，留置输尿管支架管。

5. 输尿管软镜右侧输尿管碎石取石术

膀胱截石位，经输尿管镜于右侧输尿管内置入超滑导丝，在导丝引导下置入输尿管通道鞘至结石下方，置入输尿管软镜，启动钬激光或气压弹道碎石设备，将结石击碎后，冲出，仔细检查输尿管未见明显结石残留或损伤后，留置输尿管支架管。

6. 输尿管软镜双侧输尿管碎石取石术

膀胱截石位，经输尿管镜于一侧输尿管内置入超滑导丝，在导丝引导下置入输尿管通道鞘至结石下方，置入输尿管软镜，启动钬激光或气压弹道碎石设备，将结石击碎后，冲出，仔细检查输尿管未见明显结石残留或损伤后，留置输尿管支架管。重复以上步骤，行对侧输尿管碎石。

十四、输尿管狭窄段切除再吻合术

手术分级：三级

平卧位、半侧卧位或侧卧位，消毒，选择开放或腹腔镜或机器人辅助腹腔镜，仔细分离肾周，显露输尿管狭窄部位，切断狭窄输尿管，留置输尿管支架管，直接吻合或使用补片吻合输尿管。

1. 开放经腹腔左侧输尿管狭窄段切除再吻合术

平卧位，根据输尿管狭窄的部位确定手术切口，切开腹部各层组织，进入腹腔，切开结肠旁沟，将结肠拉向中线，暴露腹膜后间隙，于腹膜后进行游离，到达左侧输尿管狭窄部，充分游离后切除狭窄段，注意保护输尿管局部血运，必要时可充分游离肾脏以减小吻合口张力，探查近、远端输尿管无明显梗阻后，留置输尿管支架管一根，端端吻合近、远端输尿管。仔细检查无明显漏尿及活动性出血后，留置肾周引流管一根，逐层缝合关闭切口。

2. 开放经腹腔右侧输尿管狭窄段切除再吻合术

平卧位，根据输尿管狭窄的部位确定手术切口，切开腹部各层组织，进入腹腔，切开结肠旁沟，将结肠拉向中线，暴露腹膜后间隙，于腹膜后进行游离，到达右侧输尿管狭窄部，充分游离后切除狭窄段，注意保护输尿管局部血运，必要时可充分游离肾脏以减小吻合口张力，探查近、远端输尿管无明显梗阻后，留置输尿管支架管一根，端端吻合近、远端输尿管。仔细检查无明显漏尿及活动性出血后，留置肾周引流管一根，逐层缝合关闭切口。

3. 开放经腹腔双侧输尿管狭窄段切除再吻合术

平卧位，切开腹部各层组织，进入腹腔，切开结肠旁沟，将结肠拉向中线，暴露腹膜后间隙，于腹膜后进行游离，到达一侧输尿管狭窄部，充分游离后切除狭窄段，注意保护输尿管局部血运，必要时可充分游离肾脏以减小吻合口张力，探查近、远端输尿管无明显梗阻后，留置输尿管支架管一根，端端吻合近、远端输尿管。仔细检查无明显漏尿及活动性出血后，留置肾周引流管一根。重复以上步骤，完成对侧手术。逐层缝合关闭切口。

4. 开放经腹膜后腔左侧输尿管狭窄段切除再吻合术

健侧卧位，根据输尿管狭窄的部位确定手术切口，切开腰部各层组织，于腹膜后进行游离，到达左侧输尿管狭窄部，充分游离后切除狭窄段，注意保护输尿管局部血运，必要时可充分游离肾脏以减小吻合口张力，探查近、远端输尿管无明显梗阻后，留置输尿管支架管一根，端端吻合近、远端输尿管。仔细检查无明显漏尿及活动性出血后，留置肾周引流管一根，逐层缝合关闭切口。

5. 开放经腹膜后腔右侧输尿管狭窄段切除再吻合术

健侧卧位，根据输尿管狭窄的部位确定手术切口，切开腰部各层组织，于腹膜后进行游离，到达右侧输尿管狭窄部，充分游离后切除狭窄段，注意保护输尿管局部血运，必要时可充分游离肾脏以减小吻合口张力，探查近、远端输尿管无明显梗阻后，留置输尿管支架管一根，端端吻合近、远端输尿管。仔细检查无明显漏尿及活动性出血后，留置肾周引流管一根，逐层缝合关闭切口。

6. 开放经腹膜后腔双侧输尿管狭窄段切除再吻合术

侧卧位，根据输尿管狭窄的部位确定手术切口，切开腰部各层组织，于腹膜后进行游离，到达一侧输尿管狭窄部，充分游离后切除狭窄段，注意保护输尿管局部血运，必要时可充分游离肾脏以减小吻合口张力，探查近、远端输尿管无明显梗阻后，留置输尿管支架管一根，端端吻合近、远端输尿管。仔细检查无明显漏尿及活动性出血后，留置肾周引流管一根，逐层缝合关闭切口。更换体位，重复以上手术步骤，完成对侧手术。

7. 腹腔镜经腹腔左侧输尿管狭窄段切除再吻合术

健侧半侧卧位，建立气腹，建立腹腔镜操作空间。进入腹腔，切开结肠旁沟，将结肠拉向中线，暴露腹膜后间隙，于腹膜后进行游离，到达左侧输尿管狭窄部，充分游离后切除狭窄段，注意保护输尿管局部血运，必要时可充分游离肾脏以减小吻合口张力，探查近、远端输尿管无明显梗阻后，留置输尿管支架管一根，端端吻合近、远端输尿管。仔细检查无明显漏尿及活动性出血后，留置肾周引流管一根，逐层缝合关闭切口。

8. 腹腔镜经腹腔右侧输尿管狭窄段切除再吻合术

健侧半侧卧位，建立气腹，建立腹腔镜操作空间。进入腹腔，切开结肠旁沟，将结肠拉向中线，暴露腹膜后间隙，于腹膜后进行游离，到达右侧输尿管狭窄部，充分游离后切除狭窄段，注意保护输尿管局部血运，必要时可充分游离肾脏以减小吻合口张力，探查近、远端输尿管无明显梗阻后，留置输尿管支架管一根，端端吻合近、远端输尿管。仔细检查无明显漏尿及活动性出血后，留置肾周引流管一根，逐层缝合关闭切口。

9. 腹腔镜经腹腔双侧输尿管狭窄段切除再吻合术

半侧卧位，建立气腹，建立腹腔镜操作空间。进入腹腔，切开结肠旁沟，将结肠拉向中线，暴露腹膜后间隙，于腹膜后进行游离，到达一侧输尿管狭窄部，充分游离后切除狭窄段，注意保护输尿管局部血运，必要时可充分游离肾脏以减小吻合口张力，探查近、远端输尿管无明显梗阻后，留置输尿管支架管一根，端端吻合近、远端输尿管。仔细检查无明显漏尿及活动性出血后，留置肾周引流管一根，逐层缝合关闭切口。更换体位，重复以上步骤，完成对侧手术。

10. 腹腔镜经腹膜后腔左侧输尿管狭窄段切除再吻合术

健侧卧位，建立气腹，建立腹膜后腔腹腔镜操作空间。暴露腹膜后间隙，于腹膜后进行游离，到达左侧输尿管狭窄部，充分游离后切除狭窄段，注意保护输尿管局部血运，必要时可充分游离肾脏以减小吻合口张力，探查近、远端输尿管无明显梗阻后，留置输尿管支架管一根，端端吻合近、远端输尿管。仔细检查无明显漏尿及活动性出血后，留置肾周引流管一根，逐层缝合关闭切口。

11. 腹腔镜经腹膜后腔右侧输尿管狭窄段切除再吻合术

健侧卧位，建立气腹，建立腹膜后腔腹腔镜操作空间。暴露腹膜后间隙，于腹膜后进行游离，到达右侧输尿管狭窄部，充分游离后切除狭窄段，注意保护输尿管局部血运，必要时可充分游离肾脏以减小吻合口张力，探查近、远端输尿管无明显梗阻后，留置输尿管支架管一根，端端吻合近、远端输尿管。仔细检查无明显漏尿及活动性出血后，留置肾周引流管一根，逐层缝合关闭切口。

12. 腹腔镜经腹膜后腔双侧输尿管狭窄段切除再吻合术

侧卧位，建立气腹，建立腹膜后腔腹腔镜操作空间。暴露腹膜后间隙，于腹膜后进行游离，到达一侧输尿管狭窄部，充分游离后切除狭窄段，注意保护输尿管局部血运，必要时可充分游离肾脏以减小吻合口张力，探查近、远端输尿管无明显梗阻后，留置输尿管支架管一根，端端吻合近、远端输尿管。仔细检查无明显漏尿及活动性出血后，留置肾周引流管一根，逐层缝合关闭切口。更换体位，重复以上步骤，完成对侧手术。

13. 机器人辅助腹腔镜经腹腔左侧输尿管狭窄段切除再吻合术

健侧半侧卧位，建立气腹，建立机器人腹腔镜操作空间。进入腹腔，切开结肠旁沟，将结肠拉向中线，暴露腹膜后间隙，于腹膜后进行游离，到达左侧输尿管狭窄部，充分游离后切除狭窄段，注意保护输尿管局部血运，必要时可充分游离肾脏以减小吻合口张力，探查近、远端输尿管无明显梗阻后，留置输尿管支架管一根，端端吻合近、远端输尿管。仔细检查无明显漏尿及活动性出血后，留置肾周引流管一根，逐层缝合关闭切口。

14. 机器人辅助腹腔镜经腹腔右侧输尿管狭窄段切除再吻合术

健侧半侧卧位，建立气腹，建立机器人腹腔镜操作空间。进入腹腔，切开结肠旁沟，将结肠拉向中线，暴露腹膜后间隙，于腹膜后进行游离，到达右侧输尿管狭窄部，充分游离后切除狭窄段，注意保护输尿管局部血运，必要时可充分游离肾脏以减小吻合口张力，探查近、远端输尿管无明显梗阻后，留置输尿管支架管一根，端端吻合近、远端输尿管。仔细检查无明显漏尿及活动性出血后，留置肾周引流管一根，逐层缝合关闭切口。

15. 机器人辅助腹腔镜经腹腔双侧输尿管狭窄段切除再吻合术

半侧卧位，建立气腹，建立机器人腹腔镜操作空间。进入腹腔，切开结肠旁沟，将结肠拉向中线，暴露腹膜后间隙，于腹膜后进行游离，到达一侧输尿管狭窄部，充分游离后切除狭窄段，注意保护输尿管局部血运，必要时可充分游离肾脏以减小吻合口张力，探查近、远端输尿管无明显梗阻后，留置输尿管支架管一根，端端吻合近、远端输尿管。仔细检查无明显漏尿及活动性出血后，留置肾周引流管一根，逐层缝合关闭切口。更换体位，重复以上步骤，完成对侧手术。

16. 机器人辅助腹腔镜经腹膜后腔左侧输尿管狭窄段切除再吻合术

健侧卧位，建立气腹，建立腹膜后腔机器人腹腔镜操作空间。暴露腹膜后间隙，于腹膜后进行游离，到达左侧输尿管狭窄部，充分游离后切除狭窄段，注意保护输尿管局部血运，必要时可充分游离肾脏以减小吻合口张力，探查近、远端输尿管无明显梗阻后，留置输尿管支架管一根，端端吻合近、远端输尿管。仔细检查无明显漏尿及活动性出血后，留置肾周引流管一根，逐层缝合关闭切口。

17. 机器人辅助腹腔镜经腹膜后腔右侧输尿管狭窄段切除再吻合术

健侧卧位，建立气腹，建立腹膜后腔机器人腹腔镜操作空间。暴露腹膜后间隙，于腹膜后进行游离，到达右侧输尿管狭窄部，充分游离后切除狭窄段，注意保护输尿管局部血运，必要时可充分游离肾脏以减小吻合口张力，探查近、远端输尿管无明显梗阻后，留置输尿管支架管一根，端端吻合近、远端输尿管。仔细检查无明显漏尿及活动性出血后，留置肾周引流管一根，逐层缝合关闭切口。

18. 机器人辅助腹腔镜经腹膜后腔双侧输尿管狭窄段切除再吻合术

侧卧位，建立气腹，建立腹膜后腔机器人腹腔镜操作空间。暴露腹膜后间隙，于腹膜后进行游离，到达一侧输尿管狭窄部，充分游离后切除狭窄段，注意保护输尿管局部血运，必要时可充分游离肾脏以减小吻合口张力，探查近、远端输尿管无明显梗阻后，留置输尿管支架管一根，端端吻合近、远端输尿管。仔细检查无明显漏尿及活动性出血后，留置肾周引流管一根，逐层缝合关闭切口。更换体位，重复以上步骤，完成对侧手术。

十五、输尿管部分切除术

手术分级：三级

平卧位、半侧卧位或侧卧位，消毒，选择开放或腹腔镜或机器人辅助腹腔镜，仔细分离肾周，显露输尿管病变部位，切断输尿管病变段，留置输尿管支架管，重新吻合输尿管。

1. 开放经腹腔左侧输尿管部分切除术

平卧位，根据输尿管病变的部位确定手术切口，切开腹部各层组织，进入腹腔，切开结肠旁沟，将结肠拉向中线，暴露腹膜后间隙，于腹膜后进行游离，到达左侧输尿管病变部，充分游离后切除病变段输尿管，注意保护局部血运，必要时可充分游离肾脏以减小吻合口张力，探查近、远端输尿管无明显病变后，留置输尿管支架管一根，端端吻合近、远端输尿管，仔细检查无明显漏尿及活动性出血后，留置肾周引流管一根，逐层缝合关闭切口。

2. 开放经腹腔右侧输尿管部分切除术

平卧位，根据输尿管病变的部位确定手术切口，切开腹部各层组织，进入腹腔，切开结肠旁沟，将结肠拉向中线，暴露腹膜后间隙，于腹膜后进行游离，到达右侧输尿管病变部，充分游离后切除病变段输尿管，注意保护局部血运，必要时可充分游离肾脏以减小吻合口张力，探查近、远端输尿管无明显病变后，留置输尿管支架管一根，端端吻合近、远端输尿管，仔细检查无明显漏尿及活动性出血后，留置肾周引流管一根，逐层缝合关闭切口。

3. 开放经腹腔双侧输尿管部分切除术

平卧位，切开腹部各层组织，进入腹腔，切开结肠旁沟，将结肠拉向中线，暴露腹膜后间隙，于腹膜后进行游离，到达一侧输尿管病变部，充分游离后切除病变段输尿管，注意保护局部血运，必要时可充分游离肾脏以减小吻合口张力，探查近、远端输尿管无明显病变后，留置输尿管支架管一根，端端吻合近、远端输尿管，仔细检查无明显漏尿及活动性出血后，留置肾周引流管一根。重复以上步骤，完成对侧手术。逐层缝合关闭切口。

4. 开放经腹膜后腔左侧输尿管部分切除术

健侧卧位，根据输尿管病变的部位确定手术切口，切开腰部各层组织，进入腹膜后腔，于腹膜后进行游离，到达左侧输尿管病变部，充分游离后切除病变段输尿管，注意保护局部血运，必要时可充分游离肾脏以减小吻合口张力，探查近、远端输尿管无明显病变后，留置输尿管支架管一根，端端吻合近、远端输尿管，仔细检查无明显漏尿及活动性出血后，留置肾周引流管一根，逐层缝合关闭切口。

5. 开放经腹膜后腔右侧输尿管部分切除术

健侧卧位，根据输尿管病变的部位确定手术切口，切开腰部各层组织，进入腹膜后腔，于腹膜后进行游离，到达右侧输尿管病变部，充分游离后切除病变段输尿管，注意保护局部血运，必要时可充分游离肾脏以减小吻合口张力，探查近、远端输尿管无明显病变后，留置输尿管支架管一根，端端吻合近、远端输尿管，仔细检查无明显漏尿及活动性出血后，留置肾周引流管一根，逐层缝合关闭切口。

6. 开放经腹膜后腔双侧输尿管部分切除术

侧卧位，根据输尿管病变的部位确定手术切口，切开腰部各层组织，进入腹膜后腔，于腹膜后进行游离，到达一侧输尿管病变部，充分游离后切除病变段输尿管，注意保护局部血运，必要时可充分游离肾脏以减小吻合口张力，探查近、远端输尿管无明显病变后，留置输尿管支架管一根，端端吻合近、远端输尿管，仔细检查无明显漏尿及活动性出血后，留置肾周引流管一根，逐层缝合关闭切口。更换体位，重复以上手术步骤，完成对侧手术。

7. 腹腔镜经腹腔左侧输尿管部分切除术

健侧半侧卧位，建立腹腔镜操作空间，进入腹腔，切开结肠旁沟，将结肠拉向中线，暴露腹膜后间隙，于腹膜后进行游离，到达左侧输尿管病变部，充分游离后切除病变段输尿管，注意保护局部血运，必要时可充分游离肾脏以减小吻合口张力，探查近、远端输尿管无明显病变后，留置输尿管支架管一根，端端吻合近、远端输尿管，仔细检查无明显漏尿及活动性出血后，留置肾周引流管一根，逐层缝合关闭切口。

8. 腹腔镜经腹腔右侧输尿管部分切除术

健侧半侧卧位，建立腹腔镜操作空间，进入腹腔，切开结肠旁沟，将结肠拉向中线，暴露腹膜后间隙，于腹膜后进行游离，到达右侧输尿管病变部，充分游离后切除病变段输尿管，注意保护局部血运，必要时可充分游离肾脏以减小吻合口张力，探查近、远端输尿管无明显病变后，留置输尿管支架管一根，端端吻合近、远端输尿管，仔细检查无明显漏尿及活动性出血后，留置肾周引流管一根，逐层缝合关闭切口。

9. 腹腔镜经腹腔双侧输尿管部分切除术

半侧卧位，建立腹腔镜操作空间，进入腹腔，切开结肠旁沟，将结肠拉向中线，暴露腹膜后间隙，于腹膜后进行游离，到达一侧输尿管病变部，充分游离后切除病变段输尿管，注意保护局部血运，必要时可充分游离肾脏以减小吻合口张力，探查近、远端输尿管无明显病变后，留置输尿管支架管一根，端端吻合近、远端输尿管，仔细检查无明显漏尿及活动性出血后，留置肾周引流管一根，逐层缝合关闭切口。更换手术体位，重复以上手术步骤，完成对侧手术。

10. 腹腔镜经腹膜后腔左侧输尿管部分切除术

健侧卧位，建立腹膜后腔腹腔镜操作空间，进入腹膜后腔，于腹膜后进行游离，到达左侧输尿管病变部，充分游离后切除病变段输尿管，注意保护局部血运，必要时可充分游离肾脏以减小吻合口张力，探查近、远端输尿管无明显病变后，留置输尿管支架管一根，端端吻合近、远端输尿管，仔细检查无明显漏尿及活动性出血后，留置肾周引流管一根，逐层缝合关闭切口。

11. 腹腔镜经腹膜后腔右侧输尿管部分切除术

健侧卧位，建立腹膜后腔腹腔镜操作空间，进入腹膜后腔，于腹膜后进行游离，到达右侧输尿管病变部，充分游离后切除病变段输尿管，注意保护局部血运，必要时可充分游离肾脏以减小吻合口张力，探查近、远端输尿管无明显病变后，留置输尿管支架管一根，端端吻合近、远端输尿管，仔细检查无明显漏尿及活动性出血后，留置肾周引流管一根，逐层缝合关闭切口。

12. 腹腔镜经腹膜后腔双侧输尿管部分切除术

侧卧位，建立腹膜后腔腹腔镜操作空间，进入腹膜后腔，于腹膜后进行游离，到达一侧输尿管病变部，充分游离后切除病变段输尿管，注意保护局部血运，必要时可充分游离肾脏以减小吻合口张力，探查近、远端输尿管无明显病变后，留置输尿管支架管一根，端端吻合近、远端输尿管，仔细检查无明显漏尿及活动性出血后，留置肾周引流管一根，逐层缝合关闭切口。更换体位，重复以上手术步骤，完成对侧手术。

13. 机器人辅助腹腔镜经腹腔左侧输尿管部分切除术

健侧半侧卧位，建立机器人操作空间，进入腹腔，切开结肠旁沟，将结肠拉向中线，暴露腹膜后间隙，于腹膜后进行游离，到达左侧输尿管病变部，充分游离后切除病变段输尿管，注意保护局部血运，必要时可充分游离肾脏以减小吻合口张力，探查近、远端输尿管无明显病变后，留置输尿管支架管一根，端端吻合近、远端输尿管，仔细检查无明显漏尿及活动性出血后，留置肾周引流管一根，逐层缝合关闭切口。

14. 机器人辅助腹腔镜经腹腔右侧输尿管部分切除术

健侧半侧卧位，建立机器人操作空间，进入腹腔，切开结肠旁沟，将结肠拉向中线，暴露腹膜后间隙，于腹膜后进行游离，到达右侧输尿管病变部，充分游离后切除病变段输尿管，注意保护局部血运，必要时可充分游离肾脏以减小吻合口张力，探查近、远端输尿管无明显病变后，留置输尿管支架管一根，端端吻合近、远端输尿管，仔细检查无明显漏尿及活动性出血后，留置肾周引流管一根，逐层缝合关闭切口。

15. 机器人辅助腹腔镜经腹腔双侧输尿管部分切除术

半侧卧位，建立机器人操作空间，进入腹腔，切开结肠旁沟，将结肠拉向中线，暴露腹膜后间隙，于腹膜后进行游离，到达一侧输尿管病变部，充分游离后切除病变段输尿管，注意保护局部血运，必要时可充分游离肾脏以减小吻合口张力，探查近、远端输尿管无明显病变后，留置输尿管支架管一根，端端吻合近、远端输尿管，仔细检查无明显漏尿及活动性出血后，留置肾周引流管一根，逐层缝合关闭切口。更换手术体位，重复以上手术步骤，完成对侧手术。

16. 机器人辅助腹腔镜经腹膜后腔左侧输尿管部分切除术

健侧卧位，建立机器人腹膜后腔腹腔镜操作空间，进入腹膜后腔，于腹膜后进行游离，到达左侧输尿管病变部，充分游离后切除病变段输尿管，注意保护局部血运，必要时可充分游离肾脏以减小吻合口张力，探查近、远端输尿管无明显病变后，留置输尿管支架管一根，端端吻合近、远端输尿管，仔细检查无明显漏尿及活动性出血后，留置肾周引流管一根，逐层缝合关闭切口。

17. 机器人辅助腹腔镜经腹膜后腔右侧输尿管部分切除术

健侧卧位，建立机器人腹膜后腔腹腔镜操作空间，进入腹膜后腔，于腹膜后进行游离，到达右侧输尿管病变部，充分游离后切除病变段输尿管，注意保护局部血运，必要时可充分游离肾脏以减小吻合口张力，探查近、远端输尿管无明显病变后，留置输尿管支架管一根，端端吻合近、远端输尿管，仔细检查无明显漏尿及活动性出血后，留置肾周引流管一根，逐层缝合关闭切口。

18. 机器人辅助腹腔镜经腹膜后腔双侧输尿管部分切除术

侧卧位，建立机器人腹膜后腔腹腔镜操作空间，进入腹膜后腔，于腹膜后进行游离，到达一侧输尿管病变部，充分游离后切除病变段输尿管，注意保护局部血运，必要时可充分游离肾脏以减小吻合口张力，探查近、远端输尿管无明显病变后，留置输尿管支架管一根，端端吻合近、远端输尿管，仔细检查无明显漏尿及活动性出血后，留置肾周引流管一根，逐层缝合关闭切口。更换手术体位，重复以上手术步骤，完成对侧手术。

十六、输尿管残端切除术

手术分级：四级

平卧位或侧卧位，消毒，选择开放或腹腔镜或机器人辅助腹腔镜，显露残端输尿管，切除残端输尿管，冲洗伤口，留置盆腔引流管，逐层缝合关闭切口。

1. 开放经腹腔左侧输尿管残端切除术

平卧位，常规消毒、铺巾，左侧旁正中切口，沿结肠旁沟打开腹膜，充分游离残余输尿管至膀胱入口处，输尿管膀胱入口处离断输尿管，远端贯穿缝合，完整切除残余输尿管。仔细检查无活动性出血后，留置盆腔引流管，逐层缝合关闭切口。

2. 开放经腹腔右侧输尿管残端切除术

平卧位，常规消毒、铺巾，右侧旁正中切口，沿结肠旁沟打开腹膜，充分游离残余输尿管至膀胱入口处，输尿管膀胱入口处离断输尿管，远端贯穿缝合，完整切除残余输尿管。仔细检查无活动性出血后，留置盆腔引流管，逐层缝合关闭切口。

3. 开放经腹膜后腔左侧输尿管残端切除术

健侧卧位，常规消毒、铺巾，腰部切口，充分游离左侧残余输尿管至膀胱入口处，输尿管膀胱入口处离断输尿管，远端贯穿缝合，完整切除残余输尿管。仔细检查无活动性出血后，留置盆腔引流管，逐层缝合关闭切口。

4. 开放经腹膜后腔右侧输尿管残端切除术

健侧卧位，常规消毒、铺巾，腰部切口，充分游离右侧残余输尿管至膀胱入口处，输尿管膀胱入口处离断输尿管，远端贯穿缝合，完整切除残余输尿管。仔细检查无活动性出血后，留置盆腔引流管，逐层缝合关闭切口。

5. 腹腔镜经腹腔左侧输尿管残端切除术

健侧半侧卧位，常规消毒、铺巾，建立腹腔镜操作空间，沿结肠旁沟打开腹膜，充分游离左侧残余输尿管至膀胱入口处，输尿管膀胱入口处离断输尿管，远端贯穿缝合，完整切除残余输尿管。仔细检查无活动性出血后，留置盆腔引流管，逐层缝合关闭切口。

6. 腹腔镜经腹腔右侧输尿管残端切除术

健侧半侧卧位，常规消毒、铺巾，建立腹腔镜操作空间，沿结肠旁沟打开腹膜，充分游离右侧残余输尿管至膀胱入口处，输尿管膀胱入口处离断输尿管，远端贯穿缝合，完整切除残余输尿管。仔细检查无活动性出血后，留置盆腔引流管，逐层缝合关闭切口。

7. 腹腔镜经腹膜后腔左侧输尿管残端切除术

健侧卧位，常规消毒、铺巾，建立腹腔镜腹膜后腔操作空间，充分游离左侧残余输尿管至膀胱入口处，输尿管膀胱入口处离断输尿管，远端贯穿缝合，完整切除残余输尿管。仔细检查无活动性出血后，留置盆腔引流管，逐层缝合关闭切口。

8. 腹腔镜经腹膜后腔右侧输尿管残端切除术

健侧卧位，常规消毒、铺巾，建立腹腔镜腹膜后腔操作空间，充分游离右侧残余输尿管至膀胱入口处，输尿管膀胱入口处离断输尿管，远端贯穿缝合，完整切除残余输尿管。仔细检查无活动性出血后，留置盆腔引流管，逐层缝合关闭切口。

9. 机器人辅助腹腔镜经腹腔左侧输尿管残端切除术

健侧半侧卧位，常规消毒、铺巾，建立机器人辅助腹腔镜操作空间，沿结肠旁沟打开腹膜，充分游离左侧残余输尿管至膀胱入口处，输尿管膀胱入口处离断输尿管，远端贯穿缝合，完整切除残余输尿管。仔细检查无活动性出血后，留置盆腔引流管，逐层缝合关闭切口。

10. 机器人辅助腹腔镜经腹腔右侧输尿管残端切除术

健侧半侧卧位，常规消毒、铺巾，建立机器人辅助腹腔镜操作空间，沿结肠旁沟打开腹膜，充分游离右侧残余输尿管至膀胱入口处，输尿管膀胱入口处离断输尿管，远端贯穿缝合，完整切除残余输尿管。仔细检查无活动性出血后，留置盆腔引流管，逐层缝合关闭切口。

11. 机器人辅助腹腔镜经腹膜后腔左侧输尿管残端切除术

健侧卧位，常规消毒、铺巾，建立机器人辅助腹腔镜腹膜后腔操作空间，充分游离左侧残余输尿管至膀胱入口处，输尿管膀胱入口处离断输尿管，远端贯穿缝合，完整切除残余输尿管。仔细检查无活动性出血后，留置盆腔引流管，逐层缝合关闭切口。

12. 机器人辅助腹腔镜经腹膜后腔右侧输尿管残端切除术

健侧卧位，常规消毒、铺巾，建立机器人辅助腹腔镜腹膜后腔操作空间，充分游离右侧残余输尿管至膀胱入口处，输尿管膀胱入口处离断输尿管，远端贯穿缝合，完整切除残余输尿管。仔细检查无活动性出血后，留置盆腔引流管，逐层缝合关闭切口。

十七、输尿管镜肿瘤切除术

手术分级：四级

膀胱截石位，患者置于可透视手术台上，会阴区常规消毒、铺巾，润滑尿道及膀胱镜鞘，寻找尿道外口，缓慢置入膀胱镜，待膀胱充盈后检查整个膀胱，确定有无膀胱内肿瘤。可以使用对比剂做输尿管逆行造影，评估输尿管内肿瘤情况。后使用输尿管硬镜腔内直视下检查输尿管，置入导丝，在导丝引导下置入输尿管软镜，拔除导丝，输尿管软镜推进至肾盂并序贯检查整个集合系统。置入激光光纤，沿肿瘤基底部完整切除肿瘤后留置输尿管支架管。检查无活动性出血后退镜，留置导尿管。

1. 输尿管镜左侧输尿管肿瘤切除术

膀胱截石位，患者置于可透视手术台上，会阴区消毒后铺巾。通过润滑尿道和膀胱镜鞘，找到尿道外口并缓慢插入膀胱镜。膀胱充盈后，检查膀胱内是否有肿瘤。使用对比剂进行左侧输尿管逆行造影，评估输尿管肿瘤情况。接着用输尿管硬镜直视检查输尿管，插入导丝，导丝引导下置入输尿管软镜，拔除导丝后，软镜推进至肾盂，检查整个集合系统。置入激光光纤，沿肿瘤基底切除肿瘤，并放置输尿管支架管。确认无活动性出血后退镜，留置尿管。

2. 输尿管镜右侧输尿管肿瘤切除术

膀胱截石位，患者置于可透视手术台上，会阴区消毒后铺巾。通过润滑尿道和膀胱镜鞘，找到尿道外口并缓慢插入膀胱镜。膀胱充盈后，检查膀胱内是否有肿瘤。使用对比剂进行右侧输尿管逆行造影，评估输尿管肿瘤情况。接着用输尿管硬镜直视检查输尿管，插入导丝，导丝引导下置入输尿管软镜，拔除导丝后，软镜推进至肾盂，检查整个集合系统。置入激光光纤，沿肿瘤基底切除肿瘤，并放置输尿管支架管。确认无活动性出血后退镜，留置尿管。

3. 输尿管镜双侧输尿管肿瘤切除术

膀胱截石位，患者置于可透视手术台上，会阴区消毒后铺巾。通过润滑尿道和膀胱镜鞘，找到尿道外口并缓慢插入膀胱镜。膀胱充盈后，检查膀胱内是否有肿瘤。使用对比剂进行一侧输尿管逆行造影，评估输尿管肿瘤情况。接着用输尿管硬镜直视检查输尿管，插入导丝，导丝引导下置入输尿管软镜，拔除导丝后，软镜推进至肾盂，检查整个集合系统。置入激光光纤，沿肿瘤基底切除肿瘤，并放置输尿管支架管。确认无活动性出血后退镜。重复以上手术步骤，完成对侧手术。留置尿管。

十八、输尿管镜输尿管扩张术

手术分级：三级

膀胱截石位，患者置于可透视手术台上，会阴区常规消毒、铺巾，润滑尿道及膀胱镜鞘，寻找尿道外口，缓慢置入膀胱镜，待膀胱充盈后检查整个膀胱。沿输尿管口置入导丝，沿导丝置入输尿管镜，探查输尿管，腔内直视下置入扩张器，确保扩张器位于狭窄部位，依次增加筋膜扩张器的内径或者依次沿球囊注水，逐步扩张狭窄的输尿管，沿导丝置入输尿管支架管。检查无活动性出血后拔除输尿管镜。

1. 输尿管镜左侧输尿管扩张术

膀胱截石位，患者置于可透视手术台上，会阴区消毒后铺巾。通过润滑尿道和膀胱镜鞘，找到尿道外口并缓慢插入膀胱镜。膀胱充盈后，检查膀胱内部。接着，将导丝置入左侧输尿管口，通过导丝引入输尿管镜，探查输尿管。在直视下置入扩张器，确保其位于狭窄部位，并逐步扩张输尿管。最后，沿导丝置入输尿管支架管，并在确认无活动性出血后拔除输尿管镜。

2. 输尿管镜右侧输尿管扩张术

膀胱截石位，患者置于可透视手术台上，会阴区消毒后铺巾。通过润滑尿道和膀胱镜鞘，找到尿道外口并缓慢插入膀胱镜。膀胱充盈后，检查膀胱内部。接着，将导丝置入右侧输尿管口，通过导丝引入输尿管镜，探查输尿管。在直视下置入扩张器，确保其位于狭窄部位，并逐步扩张输尿管。最后，沿导丝置入输尿管支架管，并在确认无活动性出血后拔除输尿管镜。

3. 输尿管镜双侧输尿管扩张术

膀胱截石位，患者置于可透视手术台上，会阴区消毒后铺巾。通过润滑尿道和膀胱镜鞘，找到尿道外口并缓慢插入膀胱镜。膀胱充盈后，检查膀胱内部。接着，将导丝置入一侧输尿管口，通过导丝引入输尿管镜，探查输尿管。在直视下置入扩张器，确保其位于狭窄部位，并逐步扩张输尿管。最后，沿导丝置入输尿管支架管，并在确认无活动性出血后拔除输尿管镜。重复以上手术步骤，完成对侧手术。

十九、输尿管损伤修复术

手术分级：三级

平卧位或侧卧位，消毒，开放或经腹腔镜，显露输尿管，找到断离或损伤的输尿管，修整输尿管损伤处，留置输尿管支架管，缝合输尿管。

1. 开放经腹腔左侧输尿管损伤修复术

平卧位，根据左侧输尿管损伤部位，确定切口位置。消毒，铺巾，沿切口逐层切开，进入腹腔后，打开结肠旁沟，将结肠拉向中线，显露腰大肌、肌腱、髂血管、输尿管、性腺血管。确定输尿管损伤部位，清除失活组织，游离输尿管近端及远端，留置输尿管支架管，进行无张力吻合。留置腹腔引流管，逐层缝合关闭切口。

2. 开放经腹腔右侧输尿管损伤修复术

平卧位，根据右侧输尿管损伤部位，确定切口位置。消毒，铺巾，沿切口逐层切开，进入腹腔后，打开结肠旁沟，将结肠拉向中线，显露腰大肌、肌腱、髂血管、输尿管、性腺血管。确定输尿管损伤部位，清除失活组织，游离输尿管近端及远端，留置输尿管支架管，进行无张力吻合。留置腹腔引流管，逐层缝合关闭切口。

3. 开放经腹膜后腔左侧输尿管损伤修复术

健侧卧位，根据左输尿管损伤部位，确定切口位置。消毒，铺巾，沿切口逐层切开，进入腹膜后腔，显露腰大肌、肌腱、髂血管、输尿管、性腺血管。确定输尿管损伤部位，清除失活组织，游离输尿管近端及远端，留置输尿管支架管，进行无张力吻合。留置腹膜后腔引流管，逐层缝合关闭切口。

4. 开放经腹膜后腔右侧输尿管损伤修复术

健侧卧位，根据右输尿管损伤部位，确定切口位置。消毒，铺巾，沿切口逐层切开，进入腹膜后腔，显露腰大肌、肌腱、髂血管、输尿管、性腺血管。确定输尿管损伤部位，清除失活组织，游离输尿管近端及远端，留置输尿管支架管，进行无张力吻合。留置腹膜后腔引流管，逐层缝合关闭切口。

5. 腹腔镜经腹腔左侧输尿管损伤修复术

健侧半侧卧位，消毒，铺巾。选择穿刺部位，建立腹腔镜操作空间。打开结肠旁沟，将结肠拉向中线，切开肾周筋膜，定位左侧输尿管。游离并确定输尿管损伤部位，清除失活组织，游离输尿管近端及远端，留置输尿管支架管，进行无张力吻合。留置腹腔引流管，逐层缝合关闭切口。

6. 腹腔镜经腹腔右侧输尿管损伤修复术

健侧半侧卧位，消毒，铺巾。选择穿刺部位，建立腹腔镜操作空间。打开结肠旁沟，将结肠拉向中线，切开肾周筋膜，定位右侧输尿管。游离并确定输尿管损伤部位，清除失活组织，游离输尿管近端及远端，留置输尿管支架管，进行无张力吻合。留置腹腔引流管，逐层缝合关闭切口。

7. 腹腔镜经腹膜后腔左侧输尿管损伤修复术

右侧卧位，消毒，铺巾。选择穿刺部位，建立腹腔镜操作空间。打开腹膜后腔，切开肾周筋膜，定位左侧输尿管。游离并确定输尿管损伤部位，清除失活组织，游离输尿管近端及远端，留置输尿管支架管，进行无张力吻合。留置腹膜后腔引流管，逐层缝合关闭切口。

8. 腹腔镜经腹膜后腔右侧输尿管损伤修复术

左侧卧位，消毒，铺巾。选择穿刺部位，建立腹腔镜操作空间。打开腹膜后腔，切开肾周筋膜，定位右侧输尿管。游离并确定输尿管损伤部位，清除失活组织，游离输尿管近端及远端，留置输尿管支架管，进行无张力吻合。留置腹膜后腔引流管，逐层缝合关闭切口。

二十、腔静脉后输尿管整形术

手术分级：四级

半侧卧位，消毒，选择开放或腹腔镜或机器人辅助腹腔镜，显露腔静脉及输尿管，切断输尿管，修整输尿管，在腔静脉前重新吻合输尿管，留置输尿管支架管，留置腹腔引流管，逐层缝合关闭切口。

1. 开放腔静脉后输尿管整形术

左侧半侧卧位，选择腰部切口或直切口。消毒，铺巾。于腹膜后分离出上段扩张的输尿管，于腔静脉前方分离出梗阻远端的输尿管，并仔细分离腔静脉后方的输尿管。于梗阻近端切断扩张的输尿管，牵出腔静脉后方的输尿管远端，切除过长的输尿管，修整输尿管断端，在腔静脉前重新吻合输尿管，留置输尿管支架管，吻合输尿管切口，留置腹腔引流管，逐层缝合关闭切口。

2. 腹腔镜腔静脉后输尿管整形术

左侧半侧卧位，腰桥抬高。消毒，铺巾。于脐上穿刺，建立气腹，置入套管及观察镜，观察下置入其余套管。髂血管处切开侧腹膜，游离输尿管，并沿其向近端游离，并分离下腔静脉。输尿管走行入腔静脉后，在腔静脉外侧分离上段扩张的输尿管和肾盂。在扩张输尿管段切断输尿管，将输尿管从腔静脉后牵至腔静脉前。切除过长输尿管，留置输尿管支架管，吻合输尿管切口，留置腹腔引流管，逐层缝合关闭切口。

3. 机器人辅助腹腔镜腔静脉后输尿管整形术

左侧半侧卧位，腰桥抬高。消毒，铺巾。选择穿刺部位，插入穿刺器，建立气腹，置入观察镜，分别置入操作孔道套管，连接机械臂，置入操作器械。髂血管处切开侧腹膜，游离输尿管，并沿其向近端游离，并分离下腔静脉。输尿管走行入腔静脉后，在腔静脉外侧分离上段扩张的输尿管和肾盂。在扩张输尿管段切断输尿管，将输尿管从腔静脉后牵至腔静脉前。切除过长输尿管，留置输尿管支架管，吻合输尿管切口，留置腹腔引流管，逐层缝合关闭切口。

二十一、输尿管乙状结肠吻合术

手术分级：四级

平卧位，消毒，开放或经腹腔镜或经机器人辅助腹腔镜，显露输尿管，切断输尿管，留置输尿管支架管，乙状结肠肠管切开，乙状结肠对系膜缘劈开，内翻缝合，吻合输尿管和肠管，留置盆腔引流管，逐层缝合关闭切口。

1. 开放左侧输尿管乙状结肠吻合术

平卧位，取下腹正中切口，消毒，铺巾。左侧髂总动脉上方切开后腹膜，游离左侧输尿管，分离、切断并结扎其远端，将左侧输尿管近端移位至靠近乙状结肠肠系膜的腹膜下，关闭原输尿管处腹膜切口。在直肠和乙状结肠移行区近端乙状结肠的前结肠带做切口，并切开乙状结肠后壁黏膜，制作黏膜下隧道，将左侧输尿管沿隧道牵入，将输尿管开口与肠管黏膜切口吻合。置入左侧输尿管支架管，远端从肛门脱出。留置肛管，缝合乙状结肠前壁切口，留置盆腔引流管，逐层缝合关闭切口。

2. 开放右侧输尿管乙状结肠吻合术

平卧位，取下腹正中切口，消毒，铺巾。右侧髂总动脉上方切开后腹膜，游离右侧输尿管，分离、切断并结扎其远端，将右侧输尿管近端移位至靠近乙状结肠肠系膜的腹膜下，关闭原输尿管处腹膜切口。在直肠和乙状结肠移行区近端乙状结肠的前结肠带做切口，并切开乙状结肠后壁黏膜，制作黏膜下隧道，将右侧输尿管沿隧道牵入，将输尿管开口与肠管黏膜切口吻合。置入右侧输尿管支架管，远端从肛门脱出。留置肛管，缝合乙状结肠前壁切口，留置盆腔引流管，逐层缝合关闭切口。

3. 开放双侧输尿管乙状结肠吻合术

平卧位，取下腹正中切口，消毒，铺巾。双侧髂总动脉上方切开后腹膜，游离双侧输尿管，分离、切断并结扎其远端，将双侧输尿管近端移位至靠近乙状结肠肠系膜的腹膜下，关闭原输尿管处腹膜切口。在直肠和乙状结肠移行区近端乙状结肠的前结肠带做切口，分别于左右两侧切开乙状结肠后壁黏膜，并制作左右两侧黏膜下隧道，将对应侧输尿管沿隧道牵入，将输尿管开口与肠管黏膜切口吻合。置入双侧输尿管支架管，远端从肛门脱出。留置肛管，缝合乙状结肠前壁切口，留置盆腔引流管，逐层缝合关闭切口。

4. 腹腔镜左侧输尿管乙状结肠吻合术

平卧位，消毒，铺巾。选择穿刺部位，插入穿刺器，建立气腹，置入观察镜，分别置入操作孔道套管及操作器械。左侧髂总动脉上方切开后腹膜，游离左侧输尿管，分离、切断并结扎其远端，将左侧输尿管近端移位至靠近乙状结肠肠系膜的腹膜下，关闭原输尿管处腹膜切口。在直肠和乙状结肠移行区近端乙状结肠的前结肠带做切口，并切开乙状结肠后壁黏膜，制作黏膜下隧道，将左侧输尿管沿隧道牵入，将输尿管开口与肠管黏膜切口吻合。置入左侧输尿管支架管，远端从肛门脱出。留置肛管，缝合乙状结肠前壁切口，留置盆腔引流管，逐层缝合关闭切口。

5. 腹腔镜右侧输尿管乙状结肠吻合术

平卧位，消毒，铺巾。选择穿刺部位，插入穿刺器，建立气腹，置入观察镜，分别置入操作孔道套管及操作器械。右侧髂总动脉上方切开后腹膜，游离右侧输尿管，分离、切断并结扎其远端，将右侧输尿管近端移位至靠近乙状结肠肠系膜的腹膜下，关闭原输尿管处腹膜切口。在直肠和乙状结肠移行区近端乙状结肠的前结肠带做切口，并切开乙状结肠后壁黏膜，制作黏膜下隧道，将右侧输尿管沿隧道牵入，将输尿管开口与肠管黏膜切口吻合。置入右侧输尿管支架管，远端从肛门脱出。留置肛管，缝合乙状结肠前壁切口，留置盆腔引流管，逐层缝合关闭切口。

6. 腹腔镜双侧输尿管乙状结肠吻合术

平卧位，消毒，铺巾。选择穿刺部位，插入穿刺器，建立气腹，置入观察镜，分别置入操作孔道套管及操作器械。双侧髂总动脉上方切开后腹膜，游离双侧输尿管，分离、切断并结扎其远端，将双侧输尿管近端移位至靠近乙状结肠肠系膜的腹膜下，关闭原输尿管处腹膜切口。在直肠和乙状结肠移行区近端乙状结肠的前结肠带做切口，分别于左右两侧切开乙状结肠后壁黏膜，并制作左右两侧黏膜下隧道，将对应侧输尿管沿隧道牵入，将输尿管开口与肠管黏膜切口吻合。置入双侧输尿管支架管，远端从肛门脱出。留置肛管，缝合乙状结肠前壁切口，留置盆腔引流管，逐层缝合关闭切口。

7. 机器人辅助腹腔镜左侧输尿管乙状结肠吻合术

平卧位，消毒，铺巾。选择穿刺部位，插入穿刺器，建立气腹，置入观察镜，分别置入操作孔道套管，连接机械臂，置入操作器械。左侧髂总动脉上方切开后腹膜，游离左侧输尿管，分离、切断并结扎其远端，将左侧输尿管近端移位至靠近乙状结肠肠系膜的腹膜下，关闭原输尿管处腹膜切口。在直肠和乙状结肠移行区近端乙状结肠的前结肠带做切口，并切开乙状结肠后壁黏膜，制作黏膜下隧道，将左侧输尿管沿隧道牵入，将输尿管开口与肠管黏膜切口吻合。置入左侧输尿管支架管，远端从肛门脱出。留置肛管，缝合乙状结肠前壁切口，留置盆腔引流管，逐层缝合关闭切口。

8. 机器人辅助腹腔镜右侧输尿管乙状结肠吻合术

平卧位，消毒，铺巾。选择穿刺部位，插入穿刺器，建立气腹，置入观察镜，分别置入操作孔道套管，连接机械臂，置入操作器械。右侧髂总动脉上方切开后腹膜，游离右侧输尿管，分离、切断并结扎其远端，将右侧输尿管近端移位至靠近乙状结肠肠系膜的腹膜下，关闭原输尿管处腹膜切口。在直肠和乙状结肠移行区近端乙状结肠的前结肠带做切口，并切开乙状结肠后壁黏膜，制作黏膜下隧道，将右侧输尿管沿隧道牵入，将输尿管开口与肠管黏膜切口吻合。置入右侧输尿管支架管，远端从肛门脱出。留置肛管，缝合乙状结肠前壁切口，留置盆腔引流管，逐层缝合关闭切口。

9. 机器人辅助腹腔镜双侧输尿管乙状结肠吻合术

平卧位，消毒，铺巾。选择穿刺部位，插入穿刺器，建立气腹，置入观察镜，分别置入操作孔道套管，连接机械臂，置入操作器械。双侧髂总动脉上方切开后腹膜，游离双侧输尿管，分离、切断并结扎其远端，将双侧输尿管近端移位至靠近乙状结肠肠系膜的腹膜下，关闭原输尿管处腹膜切口。在直肠和乙状结肠移行区近端乙状结肠的前结肠带做切口，分别于左右两侧切开乙状结肠后壁黏膜，并制作左右两侧黏膜下隧道，将对应侧输尿管沿隧道牵入，将输尿管开口与肠管黏膜切口吻合。置入双侧输尿管支架管，远端从肛门脱出。留置肛管，缝合乙状结肠前壁切口，留置盆腔引流管，逐层缝合关闭切口。

二十二、肠管代输尿管术

手术分级：四级

平卧位，消毒，开放或腹腔镜或机器人辅助腹腔镜，显露输尿管，于远端切断输尿管，留置输尿管支架管，游离肠管，肠管切断，断端吻合。肠管肾盂吻合，远端输尿管和肠管吻合，留置腹腔引流管，逐层缝合关闭切口。

1. 开放肠管代左侧输尿管术

平卧位，患侧抬高，抬高腰桥。取左侧腹直肌旁切口，术中可适当上、下延伸。消毒，铺巾。逐层切开，进入腹腔。距回盲瓣15cm以上取相应长度的游离回肠襻，分离肠系膜，保留弓形动脉。回肠端端吻合，恢复肠管连续性，修补肠系膜空隙。开放回肠襻，冲洗肠腔。游离左侧肾盂、输尿管及膀胱。根据输尿管病变位置及长度，回肠襻近端与左侧输尿管近端或肾盂进行端端或端侧吻合，回肠襻远端与膀胱吻合。留置输尿管支架管，留置腹腔引流管，逐层缝合关闭切口。

2. 开放肠管代右侧输尿管术

平卧位，患侧抬高，抬高腰桥。取右侧腹直肌旁切口，术中可适当上、下延伸。消毒，铺巾。逐层切开，进入腹腔。距回盲瓣15cm以上取相应长度的游离回肠襻，分离肠系膜，保留弓形动脉。回肠端端吻合，恢复肠管连续性，修补肠系膜空隙。开放回肠襻，冲洗肠腔。游离右侧肾盂、输尿管及膀胱。根据输尿管病变位置及长度，回肠襻近端与右侧输尿管近端或肾盂进行端端或端侧吻合，回肠襻远端与膀胱吻合。留置输尿管支架管，留置腹腔引流管，逐层缝合关闭切口。

3. 开放肠管代双侧输尿管术

平卧位，患侧抬高，抬高腰桥。取腹正中切口，术中可适当上、下延伸。消毒，铺巾。逐层切开，进入腹腔。距回盲瓣15cm以上取相应长度的游离回肠襻，分离肠系膜，保留弓形动脉。回肠端端吻合，恢复肠管连续性，修补肠系膜空隙。开放回肠襻，冲洗肠腔。游离双侧肾盂、输尿管及膀胱。根据输尿管病变位置及长度，回肠襻近端与双侧输尿管近端或肾盂进行端端或端侧吻合，回肠襻远端与膀胱吻合。留置输尿管支架管，留置腹腔引流管，逐层缝合关闭切口。

4. 腹腔镜肠管代左侧输尿管术

平卧位，消毒，铺巾。选择穿刺部位，插入穿刺器，建立气腹，置入观察镜，分别置入操作孔道套管及操作器械。距回盲瓣15cm以上取相应长度的游离回肠襻，分离肠系膜，保留弓形动脉。回肠端端吻合，恢复肠管连续性，修补肠系膜空隙。开放回肠襻，冲洗肠腔。游离左侧肾盂、输尿管及膀胱。根据输尿管病变位置及长度，回肠襻近端与左侧输尿管近端或肾盂进行端端或端侧吻合，回肠襻远端与膀胱吻合。留置输尿管支架管，留置腹腔引流管，逐层缝合关闭切口。

5. 腹腔镜肠管代右侧输尿管术

平卧位，消毒，铺巾。选择穿刺部位，插入穿刺器，建立气腹，置入观察镜，分别置入操作孔道套管及操作器械。距回盲瓣15cm以上取相应长度的游离回肠襻，分离肠系膜，保留弓形动脉。回肠端端吻合，恢复肠管连续性，修补肠系膜空隙。开放回肠襻，冲洗肠腔。游离右侧肾盂、输尿管及膀胱。根据输尿管病变位置及长度，回肠襻近端与右侧输尿管近端或肾盂进行端端或端侧吻合，回肠襻远端与膀胱吻合。留置输尿管支架管，留置腹腔引流管，逐层缝合关闭切口。

6. 腹腔镜肠管代双侧输尿管术

平卧位，消毒，铺巾。选择穿刺部位，插入穿刺器，建立气腹，置入观察镜，分别置入操作孔道套管及操作器械。距回盲瓣15cm以上取相应长度的游离回肠襻，分离肠系膜，保留弓形动脉。回肠端端吻合，恢复肠管连续性，修补肠系膜空隙。开放回肠襻，冲洗肠腔。游离双侧肾盂、输尿管及膀胱。根据输尿管病变位置及长度，回肠襻近端与双侧输尿管近端或肾盂进行端端或端侧吻合，回肠襻远端与膀胱吻合。留置输尿管支架管，留置腹腔引流管，逐层缝合关闭切口。

7. 机器人辅助腹腔镜肠管代左侧输尿管术

平卧位，消毒，铺巾。选择穿刺部位，插入穿刺器，建立气腹，置入观察镜，分别置入操作孔道套管，连接机械臂，置入操作器械。距回盲瓣15cm以上取相应长度的游离回肠襻，分离肠系膜，保留弓形动脉。回肠端端吻合，恢复肠管连续性，修补肠系膜空隙。开放回肠襻，冲洗肠腔。游离左侧肾盂、输尿管及膀胱。根据输尿管病变位置及长度，回肠襻近端与左侧输尿管近端或肾盂进行端端或端侧吻合，回肠襻远端与膀胱吻合。留置输尿管支架管，留置腹腔引流管，逐层缝合关闭切口。

8. 机器人辅助腹腔镜肠管代右侧输尿管术

平卧位，消毒，铺巾。选择穿刺部位，插入穿刺器，建立气腹，置入观察镜，分别置入操作孔道套管，连接机械臂，置入操作器械。距回盲瓣15cm以上取相应长度的游离回肠襻，分离肠系膜，保留弓形动脉。回肠端端吻合，恢复肠管连续性，修补肠系膜空隙。开放回肠襻，冲洗肠腔。游离右侧肾盂、输尿管及膀胱。根据输尿管病变位置及长度，回肠襻近端与右侧输尿管近端或肾盂进行端端或端侧吻合，回肠襻远端与膀胱吻合。留置输尿管支架管，留置腹腔引流管，逐层缝合关闭切口。

9. 机器人辅助腹腔镜肠管代双侧输尿管术

平卧位，消毒，铺巾。选择穿刺部位，插入穿刺器，建立气腹，置入观察镜，分别置入操作孔道套管，连接机械臂，置入操作器械。距回盲瓣15cm以上取相应长度的游离回肠襻，分离肠系膜，保留弓形动脉。回肠端端吻合，恢复肠管连续性，修补肠系膜空隙。开放回肠襻，冲洗肠腔。游离双侧肾盂、输尿管及膀胱。根据输尿管病变位置及长度，回肠襻近端与双侧输尿管近端或肾盂进行端端或端侧吻合，回肠襻远端与膀胱吻合。留置输尿管支架管，留置腹腔引流管，逐层缝合关闭切口。

二十三、膀胱瓣代输尿管术

手术分级：三级

平卧位，消毒，开放或经腹腔镜或经机器人辅助腹腔镜，切开膀胱，制作膀胱瓣，关闭膀胱切口，吻合输尿管和膀胱瓣代输尿管，留置输尿管支架管。

1. 开放膀胱瓣代左侧输尿管术

平卧位，消毒，铺巾。逐层切开，游离膀胱顶部及底部，于膀胱壁切取梯形瓣。在膀胱瓣末端作黏膜下隧道，将左侧输尿管病变段切除，输尿管断端及输尿管支架管经隧道拉入膀胱瓣，将输尿管断端与膀胱黏膜创缘吻合。必要时可游离肾脏及输尿管上段减小吻合张力。膀胱瓣两侧切缘缝合形成管道，关闭膀胱切口。留置导尿管、盆腔引流管，逐层缝合关闭切口。

2. 开放膀胱瓣代右侧输尿管术

平卧位，消毒，铺巾。逐层切开，游离膀胱顶部及底部，于膀胱壁切取梯形瓣。在膀胱瓣末端作黏膜下隧道，将右侧输尿管病变段切除，输尿管断端及输尿管支架管经隧道拉入膀胱瓣，将输尿管断端与膀胱黏膜创缘吻合。必要时可游离肾脏及输尿管上段减小吻合张力。膀胱瓣两侧切缘缝合形成管道，关闭膀胱切口。留置导尿管、盆腔引流管，逐层缝合关闭切口。

3. 腹腔镜膀胱瓣代左侧输尿管术

平卧位，消毒，铺巾。选择穿刺部位，插入穿刺器，建立气腹，置入观察镜，分别置入操作孔道套管及操作器械。游离膀胱顶部及底部，于膀胱壁切取梯形瓣。在膀胱瓣末端作黏膜下隧道，将左侧输尿管病变段切除，输尿管断端及输尿管支架管经隧道拉入膀胱瓣，将输尿管断端与膀胱黏膜创缘吻合。必要时可游离肾脏及输尿管上段减小吻合张力。膀胱瓣两侧切缘缝合形成管道，关闭膀胱切口。留置导尿管、盆腔引流管，逐层缝合关闭切口。

4. 腹腔镜膀胱瓣代右侧输尿管术

平卧位，消毒，铺巾。选择穿刺部位，插入穿刺器，建立气腹，置入观察镜，分别置入操作孔道套管及操作器械。游离膀胱顶部及底部，于膀胱壁切取梯形瓣。在膀胱瓣末端作黏膜下隧道，将右侧输尿管病变段切除，输尿管断端及输尿管支架管经隧道拉入膀胱瓣，将输尿管断端与膀胱黏膜创缘吻合。必要时可游离肾脏及输尿管上段减小吻合张力。膀胱瓣两侧切缘缝合形成管道，关闭膀胱切口。留置导尿管、盆腔引流管，逐层缝合关闭切口。

5. 机器人辅助腹腔镜膀胱瓣代左侧输尿管术

平卧位，消毒，铺巾。选择穿刺部位，插入穿刺器，建立气腹，置入观察镜，分别置入操作孔道套管，连接机械臂，置入操作器械。游离膀胱顶部及底部，于膀胱壁切取梯形瓣。在膀胱瓣末端作黏膜下隧道，将左侧输尿管病变段切除，输尿管断端及输尿管支架管经隧道拉入膀胱瓣，将输尿管断端与膀胱黏膜创缘吻合。必要时可游离肾脏及输尿管上段减小吻合张力。膀胱瓣两侧切缘缝合形成管道，关闭膀胱切口。留置导尿管、盆腔引流管，逐层缝合关闭切口。

6. 机器人辅助腹腔镜膀胱瓣代右侧输尿管术

平卧位，消毒，铺巾。选择穿刺部位，插入穿刺器，建立气腹，置入观察镜，分别置入操作孔道套管，连接机械臂，置入操作器械。游离膀胱顶部及底部，于膀胱壁切取梯形瓣。在膀胱瓣末端作黏膜下隧道，将右侧输尿管病变段切除，输尿管断端及输尿管支架管经隧道拉入膀胱瓣，将输尿管断端与膀胱黏膜创缘吻合。必要时可游离肾脏及输尿管上段减小吻合张力。膀胱瓣两侧切缘缝合形成管道，关闭膀胱切口。留置导尿管、盆腔引流管，逐层缝合关闭切口。

二十四、输尿管膀胱再植术

手术分级：三级

平卧位，消毒，开放或经腹腔镜或经机器人辅助腹腔镜，显露膀胱和输尿管，切断狭窄输尿管和部分膀胱，留置输尿管支架管，吻合输尿管和膀胱，留置盆腔引流管，逐层缝合关闭切口。

1. 开放左侧输尿管膀胱再植术

平卧位，消毒，铺巾。取低位耻骨上横切口，逐层切开并清除膀胱周围脂肪，显露膀胱和左侧输尿管。游离左侧下段输尿管及同侧膀胱底部，切除狭窄输尿管及部分膀胱。输尿管断端置入支架管达左肾盂。膀胱充水至半充盈，膀胱壁做3cm纵行切口切开肌层，黏膜下剥离构建输尿管隧道，在切口远侧做黏膜小戳孔。劈开输尿管末端前壁，吻合口成斜行，与膀胱黏膜切口间断缝合，再间断缝合膀胱肌层，包埋输尿管于黏膜下，固定输尿管外膜于周围膀胱壁。留置盆腔引流管及导尿管，逐层缝合关闭切口。

2. 开放右侧输尿管膀胱再植术

平卧位，消毒，铺巾。取低位耻骨上横切口，逐层切开并清除膀胱周围脂肪，显露膀胱和右侧输尿管。游离右侧下段输尿管及同侧膀胱底部，切除狭窄输尿管及部分膀胱。输尿管断端置入支架管达右肾盂。膀胱充水至半充盈，膀胱壁做3cm纵行切口切开肌层，黏膜下剥离构建输尿管隧道，在切口远侧做黏膜小戳孔。劈开输尿管末端前壁，吻合口成斜行，与膀胱黏膜切口间断缝合，再间断缝合膀胱肌层，包埋输尿管于黏膜下，固定输尿管外膜于周围膀胱壁。

留置盆腔引流管及导尿管，逐层缝合关闭切口。

3. 开放双侧输尿管膀胱再植术

平卧位，消毒，铺巾。取低位耻骨上横切口，逐层切开并清除膀胱周围脂肪，显露膀胱和双侧输尿管。游离双侧下段输尿管及膀胱底部，切除狭窄输尿管及部分膀胱。双侧输尿管断端分别置入支架管达双侧肾盂。膀胱充水至半充盈，膀胱壁做3cm纵行切口切开肌层，黏膜下剥离构建输尿管隧道，在切口远侧做黏膜小戳孔。劈开一侧输尿管末端前壁，吻合口成斜行，与膀胱黏膜切口间断缝合，再间断缝合膀胱肌层，包埋输尿管于黏膜下，固定输尿管外膜于周围膀胱壁。同法吻合对侧输尿管断端与膀胱。留置盆腔引流管及导尿管，逐层缝合关闭切口。

4. 腹腔镜左侧输尿管膀胱再植术

仰卧位，头低足高，消毒，铺巾。取脐下1.5cm切口，置入气腹针建立气腹，更换为10mm套管。分别于左右两侧腹直肌外缘留置10mm套管。游离左侧输尿管至膀胱开口处，切除狭窄输尿管。于左输尿管原开口上方、膀胱后侧壁切开膀胱，修剪输尿管断端成斜面与膀胱壁切口吻合，并留置输尿管支架管。将输尿管留置于后腹腔内。留置盆腔引流管，退出套管，逐层缝合关闭切口。

5. 腹腔镜右侧输尿管膀胱再植术

仰卧位，头低足高，消毒，铺巾。取脐下1.5cm切口，置入气腹针建立气腹，更换为10mm套管。分别于左右两侧腹直肌外缘留置10mm套管。游离右侧输尿管至膀胱开口处，切除狭窄输尿管。于右输尿管原开口上方、膀胱后侧壁切开膀胱，修剪输尿管断端成斜面与膀胱壁切口吻合，并留置输尿管支架管。将输尿管留置于后腹腔内。留置盆腔引流管，退出套管，逐层缝合关闭切口。

6. 腹腔镜双侧输尿管膀胱再植术

仰卧位，头低足高，消毒，铺巾。取脐下1.5cm切口，置入气腹针建立气腹，更换为10mm套管。分别于左右两侧腹直肌外缘留置10mm套管。游离左侧输尿管至膀胱开口处，切除狭窄输尿管。于左输尿管原开口上方、膀胱后侧壁切开膀胱，修剪输尿管断端成斜面与膀胱壁切口吻合，并留置输尿管支架管。同法切除右侧狭窄输尿管并与膀胱吻合。将输尿管留置于后腹腔内。留置盆腔引流管，退出套管，逐层缝合关闭切口。

7. 机器人辅助腹腔镜左侧输尿管膀胱再植术

仰卧位，头低足高，消毒，铺巾。选择穿刺部位，插入穿刺器，建立气腹，置入观察镜，分别置入操作孔道套管，连接机械臂，置入操作器械。游离左侧输尿管至膀胱开口处，切除狭窄输尿管。于左输尿管原开口上方、膀胱后侧壁切开膀胱，修剪输尿管断端成斜面与膀胱壁切口吻合，并留置输尿管支架管。将输尿管留置于后腹腔内。留置盆腔引流管，退出套管，逐层缝合关闭切口。

8. 机器人辅助腹腔镜右侧输尿管膀胱再植术

仰卧位，头低足高，消毒，铺巾。选择穿刺部位，插入穿刺器，建立气腹，置入观察镜，分别置入操作孔道套管，连接机械臂，置入操作器械。游离右侧输尿管至膀胱开口处，切除狭窄输尿管。于右输尿管原开口上方、膀胱后侧壁切开膀胱，修剪输尿管断端成斜面与膀胱壁切口吻合，并留置输尿管支架管。将输尿管留置于后腹腔内。留置盆腔引流管，退出套管，逐层缝合关闭切口。

9. 机器人辅助腹腔镜双侧输尿管膀胱再植术

仰卧位，头低足高，消毒，铺巾。选择穿刺部位，插入穿刺器，建立气腹，置入观察镜，分别置入操作孔道套管，连接机械臂，置入操作器械。游离左侧输尿管至膀胱开口处，切除狭窄输尿管。于左输尿管原开口上方、膀胱后侧壁切开膀胱，修剪输尿管断端成斜面与膀胱壁切口吻合，并留置输尿管支架管。同法切除右侧狭窄输尿管并与膀胱吻合。将输尿管留置于后腹腔内。留置盆腔引流管，退出套管，逐层缝合关闭切口。

第四章

膀胱手术

一、膀胱穿刺造瘘术

手术分级：二级

平卧位，下腹部常规消毒、铺巾，切开皮肤，膀胱穿刺造瘘针穿刺，置入造瘘道，缝合固定。

二、开放膀胱造瘘术

手术分级：二级

平卧位，下腹部常规消毒、铺巾，取下腹部正中切口，显露膀胱前壁及膀胱顶部。行穿刺抽出尿液证实为膀胱。切开进入膀胱，向膀胱内插入导尿管，打水囊。关闭膀胱切口。关闭腹壁切口，用丝线将造瘘道固定于皮肤。

三、膀胱切开取石术

手术分级：三级

平卧位，下腹部常规消毒、铺巾。取下腹部正中或弧形切口，将腹膜反折向上推开，显露膀胱壁。切开膀胱，取尽结石。留置导尿管。关闭膀胱切口。留置盆腔引流管。关闭腹壁切口。

四、膀胱镜检查

手术分级：二级

截石位，会阴常规消毒、铺巾，置入镜鞘及闭孔器，推出闭孔器，插入观察镜，连接显示器光源、水源，首先观察膀胱三角区及双侧输尿管口，然后依次检查膀胱各壁。检查完毕后将闭孔器置入镜鞘中，沿尿道走行取出镜鞘。

五、膀胱镜异物取出术

手术分级：二级

截石位，会阴常规消毒、铺巾，置入镜鞘及闭孔器，推出闭孔器，插入观察镜，连接显示器光源，检查膀胱，使用异物钳取出异物。取出异物后将闭孔置入镜鞘中，沿尿道走行取出镜鞘。

六、经尿道膀胱碎石取石术

手术分级：二级

截石位，会阴常规消毒、铺巾，置入镜鞘及闭孔器，推出闭孔器，插入膀胱镜，连接显示器光源，检查膀胱结石，置入激光光纤等能量装置对准结石激发。经套管取出膀胱结石，将闭孔器置入镜鞘中，沿尿道走行取出镜鞘。

七、经尿道膀胱肿瘤切除术

手术分级：三级

截石位，会阴常规消毒、铺巾，置入镜鞘及闭孔器，推出闭孔器，插入观察镜，连接显示器光源，检查膀胱，以电切、等离子、激光等能量装置切除膀胱肿瘤及周围正常膀胱组织，深度达肌层，仔细检查术野是否有出血，彻底止血。经套管取出膀胱肿瘤，将闭孔器置入镜鞘中，沿尿道走行取出镜鞘。

八、膀胱镜尿道膀胱病变治疗术

手术分级：二级

截石位，常规消毒、铺巾，置入镜鞘及闭孔器，推出闭孔器，插入观察镜，连接显示器光源，检查膀胱，退镜检查尿道，以电切、等离子、激光等能量装置治疗尿道膀胱病变，仔细检查术野是否有出血，彻底止血。经套管取出病变组织，将闭孔器置入镜鞘中，沿尿道走行取出镜鞘。

九、膀胱部分切除术

手术分级：三级

平卧位，消毒，开放或经腹腔镜或经机器人辅助腹腔镜，游离膀胱，切开膀胱，探查膀胱，切除部分膀胱壁，关闭膀胱切口，留置盆腔引流管，逐层缝合关闭切口。

1. 开放膀胱部分切除术

平卧位，常规消毒、铺巾，充分显露膀胱壁，于靠近病变侧切开膀胱，延长切口至病变附近。在膀胱外朝向病变部位进行分离。将肿瘤和周围正常膀胱壁一并切除。经尿道留置尿管。关闭膀胱。仔细检查术野是否有出血，彻底止血。取出标本，膀胱前间隙留置盆腔引流管，逐层缝合关闭切口。

2. 腹腔镜膀胱部分切除术

平卧位，常规消毒、铺巾，制备腹腔操作空间。放空膀胱，切开膀胱顶壁，暴露膀胱内病变，完整切除部分膀胱，留置尿管，关闭膀胱，仔细检查术野是否有出血，彻底止血。留置盆腔引流管。扩大皮肤切口，取出标本。逐层缝合关闭切口。

3. 机器人辅助腹腔镜膀胱部分切除术

平卧位，常规消毒、铺巾，制备机器人操作空间，放置机器人套管，连接机器人操作臂。放空膀胱，切开膀胱顶壁，暴露膀胱内病变，完整切除部分膀胱。关闭膀胱，仔细检查术野是否有出血，彻底止血。留置盆腔引流管。扩大皮肤切口，取出标本。逐层缝合关闭切口。

十、膀胱憩室切除术

手术分级：三级

平卧位或截石位，消毒，开放或经腹腔镜或经机器人辅助腹腔镜，切开膀胱，显露憩室，内翻憩室，切除憩室，关闭膀胱切口，留置盆腔引流管，逐层缝合关闭切口。

1. 开放膀胱憩室切除术

平卧位，常规消毒、铺巾，做耻骨上膀胱切开，探查并确定膀胱憩室的位置、憩室和输尿管的关系。用血管钳从憩室开口插入，钳住憩室底部的黏膜，将憩室完全翻入膀胱内。环绕憩室颈部切除憩室。关闭膀胱憩室切口。放置耻骨上膀胱造瘘。关闭膀胱。留置盆腔引流管，逐层缝合关闭切口。

2. 腹腔镜膀胱憩室切除术

截石位，头低足高，常规消毒、铺巾。建立腹腔镜操作空间。行膀胱镜检，在膀胱镜引导下，腹腔镜定位膀胱憩室位置。在憩室上方切开腹膜，游离憩室，将憩室向下分离至其颈部并在此将其横断。关闭憩室切口。留置盆腔引流管、导尿管。逐层缝合关闭切口。

3. 机器人辅助腹腔镜膀胱憩室切除术

截石位，头低足高，常规消毒、铺巾。制备机器人操作空间，放置机器人套管，连接机器人操作臂。行膀胱镜检，在膀胱镜引导下，定位膀胱憩室位置。在憩室上方横向切开腹膜，游离憩室，将憩室向下分离至其颈部并在此将其横断。关闭憩室切口。留置盆腔引流管、导尿管。逐层缝合关闭切口。

十一、膀胱尿道全切除术

手术分级：四级

平卧位，消毒，开放或腹腔镜或机器人辅助腹腔镜，探查，清扫髂血管周围及闭孔血管周围淋巴结，男性需游离切除膀胱、前列腺，切断输尿管，部分患者需要经会阴切口，切除尿道。女性需游离切除膀胱、子宫及双附件，部分阴道前壁，切断输尿管，部分患者需要经会阴切口，切除尿道。不含肠管切断与吻合、肠道尿流改道术、原位新膀胱术。

1. 开放膀胱尿道全切除术（男性）

平卧位，下腹正中切口，探查腹腔脏器后，游离并结扎双侧输尿管。切开盆腔腹膜，游离膀胱。结扎、切断双侧输精管。于膀胱后方切开腹膜达迪氏筋膜。沿迪氏筋膜紧贴前列腺将前列腺与直肠分开。结扎膀胱上动脉等膀胱侧蒂血管。切开盆内筋膜，紧贴前列腺进行游离。结扎、切断阴茎背深静脉复合体。

行盆腔淋巴结清扫术。截石位，切开球海绵体肌剥离尿道球部，将尿道与阴茎海绵体分离，分离至尿道舟状窝部，剥离末段尿道，从会阴部切口处取出前尿道标本，缝合阴茎头皮肤创缘。结扎尿道球动脉，完全游离尿道球部、膜部，从腹部切口将标本整块取出。酌情选择尿流改道方式。留置盆腔引流管，逐层缝合关闭切口。

2. 腹腔镜膀胱尿道全切除术（男性）

平卧位，头低足高，制备腹腔操作空间，探查腹腔脏器后，游离并结扎双侧输尿管。切开盆腔腹膜，游离膀胱。结扎、切断双侧输精管。于膀胱后方切开腹膜达迪氏筋膜。沿迪氏筋膜紧贴前列腺将前列腺与直肠分开。结扎膀胱上动脉等膀胱侧蒂血管。切开盆内筋膜，紧贴前列腺进行游离。结扎、切断阴茎背深静脉复合体。行盆腔淋巴结清扫术。截石位，切开球海绵体肌剥离尿道球部，将尿道与阴茎海绵体分离，分离至尿道舟状窝部，剥离末段尿道，从会阴部切口处取出前尿道标本，缝合阴茎头皮肤创缘。结扎尿道球动脉，完全游离尿道球部、膜部，扩大腹部切口将标本整块取出。酌情选择尿流改道方式。留置盆腔引流管，逐层缝合关闭切口。

3. 机器人辅助腹腔镜膀胱尿道全切除术（男性）

平卧位，头低足高，下腹部常规消毒、铺巾，制备机器人操作空间，放置机器人套管，连接机器人操作臂。探查腹腔脏器，游离并结扎双侧输尿管。切开盆腔腹膜，游离膀胱。结扎、切断双侧输精管。于膀胱后方切开腹膜达迪氏筋膜。沿迪氏筋膜紧贴前列腺将前列腺与直肠分开。结扎膀胱上动脉等膀胱侧蒂血管。切开盆内筋膜，紧贴前列腺进行游离。结扎、切断阴茎背深静脉复合体。行盆腔淋巴结清扫术。截石位，切开球海绵体肌剥离尿道球部，将尿道与阴茎海绵体分离，分离至尿道舟状窝部，剥离末段尿道，从会阴部切口处取出前尿道标本，缝合阴茎头皮肤创缘。结扎尿道球动脉，完全游离尿道球部、膜部，扩大腹部切口将标本整块取出。酌情选择尿流改道方式。留置盆腔引流管，逐层缝合关闭切口。

4. 开放膀胱尿道全切除术（女性）

平卧位，下腹正中切口，探查腹腔脏器后，在骨盆沿切开后腹膜，结扎切断卵巢血管、圆韧带。结扎、切断膀胱上动脉、子宫动脉等相关髂内动脉分支，于靠近主韧带处结扎、切断双侧输尿管。切开盆腔腹膜，将子宫颈及阴道上部与直肠分开。结扎、切断阔韧带、主韧带。切开膀胱顶部腹膜，游离膀胱。分离阴道侧壁与直肠交界处的上缘。结扎、切断膀胱侧蒂血管。行盆腔淋巴结清除术。切开盆内筋膜显露远侧段阴道壁，于与直肠交界的上方切开阴道壁，切断耻骨尿道韧带，取会阴途径环绕尿道口前缘切开，取出标本，缝合残留阴道壁。酌情选择尿流改道方式。留置盆腔引流管，逐层缝合关闭切口。

5. 腹腔镜膀胱尿道全切除术（女性）

平卧位，头低足高，下腹部常规消毒、铺巾，制备腹腔操作空间。探查腹腔内脏器后，在骨盆沿切开后腹膜，结扎、切断卵巢血管、圆韧带。行盆腔淋巴结清除术。结扎、切断膀胱上动脉、子宫动脉等相关髂内动脉分支，于靠近主韧带处结扎、切断双侧输尿管。切开盆腔腹膜，将子宫颈及阴道上部与直肠分开。结扎、切断阔韧带、主韧带。切开膀胱顶部腹膜，游离膀胱。分离阴道侧壁与直肠交界处的上缘。结扎、切断膀胱侧蒂血管。行盆腔淋巴结清除术。切开盆内筋膜显露远侧段阴道壁，于与直肠交界的上方切开阴道壁，切断耻骨尿道韧带，取会阴途径环绕尿道口前缘切开，取出标本，缝合残留阴道壁。酌情选择尿流改道方式。留置盆腔引流管，逐层缝合关闭切口。

6. 机器人辅助腹腔镜膀胱尿道全切除术（女性）

平卧位，头低足高，下腹部常规消毒、铺巾，制备机器人操作空间，放置机器人套管，连接机器人操作臂。探查腹腔内脏器后，在骨盆沿切开后腹膜，结扎、切断卵巢血管、圆韧带。行盆腔淋巴结清除术。结扎、切断膀胱上动脉、子宫动脉等相关髂内动脉分支，于靠近主韧带处结扎、切断双侧输尿管。切开盆腔腹膜，将子宫颈及阴道上部与直肠分开。结扎、切断阔韧带、主韧带。切开膀胱顶部腹膜，游离膀胱。分离阴道侧壁与直肠交界处的上缘。结扎、切断膀胱侧蒂血管。行盆腔淋巴结清除术。切开盆内筋膜显露远侧段阴道壁，于与直肠交界的上方切开阴道壁，切断耻骨尿道韧带，取会阴途径环绕尿道口前缘切开，取出标本，纵行缝合残留阴道壁。酌情选择尿流改道方式。留置盆腔引流管，逐层缝合关闭切口。

十二、根治性膀胱切除术

手术分级：四级

平卧位，消毒，开放或经腹腔镜或经机器人辅助腹腔镜，探查腹腔，髂血管周围及闭孔血管周围淋巴结清扫，游离切除膀胱、前列腺/卵巢子宫附件、部分阴道前壁，切断输尿管。不含肠管切断与吻合、肠道尿流改道术、原位新膀胱术。

1. 开放根治性膀胱全切术（男性）

平卧位，下腹正中切口，探查腹腔内脏器后，游离并结扎双侧输尿管。切开盆腔腹膜，游离膀胱。结扎、切断双侧输精管。于膀胱后方切开腹膜达迪氏筋膜。沿迪氏筋膜紧贴前列腺将前列腺与直肠分开。结扎膀胱上动脉等膀胱侧蒂血管。切开盆内筋膜，紧贴前列腺进行游离。结扎、切断阴茎背深静脉复合体，紧贴前列腺切断尿道。行盆腔淋巴结清除术。从腹部切口将标本整块取出。酌情选择尿流改道方式。留置盆腔引流管，逐层缝合关闭切口。

2. 腹腔镜根治性膀胱全切术（男性）

平卧位，头低足高，下腹部常规消毒、铺巾，制备腹腔操作空间。探查腹腔内脏器后，游离并结扎双侧输尿管。切开盆腔腹膜，游离膀胱。结扎、切断双侧输精管。于膀胱后方切开腹膜达迪氏筋膜。沿迪氏筋膜紧贴前列腺将前列腺与直肠分开。结扎膀胱上动脉等膀胱侧蒂血管。切开盆内筋膜，紧贴前列腺进行游离。结扎、切断阴茎背深静脉复合体，紧贴前列腺切断尿道。行盆腔淋巴结清除术。扩大腹部切口将标本整块取出。酌情选择尿流改道方式。留置盆腔引流管，逐层缝合关闭切口。

3. 机器人辅助腹腔镜根治性膀胱全切术（男性）

平卧位，头低足高，下腹部常规消毒、铺巾，制备机器人操作空间，放置机器人套管，连接机器人操作臂。探查腹腔内脏器后，游离并结扎双侧输尿管。切开盆腔腹膜，游离膀胱。结扎、切断双侧输精管。于膀胱后方切开腹膜达迪氏筋膜。沿迪氏筋膜紧贴前列腺将前列腺与直肠分开。结扎膀胱上动脉等膀胱侧蒂血管。行盆腔淋巴结清除术。切开盆内筋膜，紧贴前列腺进行游离。结扎、切断阴茎背深静脉复合体，紧贴前列腺切断尿道。扩大腹部切口将标本整块取出。酌情选择尿流改道方式。留置盆腔引流管，逐层缝合关闭切口。

4. 开放根治性膀胱全切术（女性）

平卧位，下腹正中切口，探查腹腔内脏器后，打开盆腔腹膜，游离双侧输尿管至入膀胱处，夹闭并切断输尿管，行髂血管周围及闭孔血管周围淋巴结清扫。于膀胱后方沿骶子宫韧带切开，分离宫颈，充分游离后备用。游离膀胱侧壁至盆筋膜，分离膀胱侧蒂并切断。进入膀胱前间隙，切断阴蒂背深静脉复合体，游离并显露膀胱颈部尿道。于后穹窿处打开阴道后壁，并向阴道两侧扩展，将子宫双附件和部分阴道及膀胱完整切除，从腹部切口将标本整块取出，缝合关闭阴道。酌情选择尿流改道方式。留置盆腔引流管，逐层缝合关闭切口。

5. 腹腔镜根治性膀胱全切术（女性）

平卧位，头低足高，下腹部常规消毒、铺巾，制备腹腔操作空间。探查腹腔内脏器。打开盆腔腹膜，游离双侧输尿管至入膀胱处，夹闭并切断输尿管，行髂血管周围及闭孔血管周围淋巴结清扫。于膀胱后方沿骶子宫韧带切开，分离宫颈，充分游离后备用。游离膀胱侧壁至盆筋膜，分离膀胱侧蒂并切断。进入膀胱前间隙，切断阴蒂背深静脉复合体，游离并显露膀胱颈部尿道。于后穹窿处打开阴道后壁，并向阴道两侧扩展，将子宫双附件和部分阴道及膀胱完整切除，经阴道取出标本，缝合关闭阴道。酌情选择尿流改道方式。留置盆腔引流管，逐层缝合关闭切口。

6. 机器人辅助腹腔镜根治性膀胱全切术（女性）

平卧位，头低足高，下腹部常规消毒、铺巾，制备机器人操作空间，放置机器人套管，连接机器人操作臂。探查腹腔内脏器。打开盆腔腹膜，游离双侧输尿管至入膀胱处，夹闭并切断输尿管，行髂血管周围及闭孔血管周围淋巴结清扫。于膀胱后方沿骶子宫韧带切开，分离宫颈，充分游离后备用。游离膀胱侧壁至盆筋膜，分离膀胱侧蒂并切断。进入膀胱前间隙，切断阴蒂背深静脉复合体，游离并显露膀胱颈部尿道。于后穹窿处打开阴道后壁，并向阴道两侧扩展，将子宫双附件和部分阴道及膀胱完整切除，经阴道取出标本，缝合关闭阴道。酌情选择尿流改道方式。留置盆腔引流管，逐层缝合关闭切口。

十三、回肠膀胱术

手术分级：四级

回肠膀胱术指Bricker术。平卧位，选择适当带血管蒂的肠管，游离切断肠管，肠管断端吻合，游离肠管近端缝合关闭，双侧输尿管与游离的肠管行端侧吻合，留置输尿管支架管，游离的肠管远端腹部造口，缝合固定。

1. 开放回肠膀胱术

平卧位，分别找到并切断两侧输尿管，将左侧输尿管从乙状结肠系膜后穿至右侧，在距回盲部15～20cm处选择合适长度带蒂回肠，游离切断肠管，恢复肠道连续性，关闭游离肠管的近端，双侧输尿管与游离肠管行端侧吻合，留置输尿管支架管，在回肠远端做腹壁造口，将输尿管支架管从回肠造口远端引出。留置盆腔引流管，逐层缝合关闭切口。

2. 腹腔镜回肠膀胱术

平卧位，常规消毒、铺巾，制备腹腔操作空间。分别找到并切断两侧输尿管，将左侧输尿管从乙状结肠系膜后穿至右侧，在距回盲部15～20cm处选择合适长度带蒂回肠，游离切断肠管，恢复肠道连续性，关闭游离肠管的近端，双侧输尿管与游离肠管行端侧吻合，留置输尿管支架管，将回肠远端做腹壁造口，将输尿管支架管从回肠造口远端引出。留置盆腔引流管，逐层缝合关闭切口。

3. 机器人辅助腹腔镜回肠膀胱术

平卧位，常规消毒、铺巾，制备机器人操作空间，放置机器人套管，连接机器人操作臂。分别找到并切断两侧输尿管，将左侧输尿管从乙状结肠系膜后穿至右侧，在距回盲部15～20cm处选择合适长度带蒂回肠，游离切断肠管，恢复肠道连续性，关闭游离肠管的近端，双侧输尿管与游离肠管行端侧吻合，在输尿管内留置输尿管支架管，将回肠远端做腹壁造口，将输尿管支架管从回肠造口远端引出。留置盆腔引流管，逐层缝合关闭切口。

十四、肠道新膀胱术

手术分级：四级

平卧位，消毒，电刀逐层切开，探查腹腔，清扫髂血管周围及闭孔血管周围淋巴结，距回盲部约20cm处截取带蒂回肠35～45cm，恢复肠道连续性，截取段回肠腔用稀释碘伏反复冲洗，在系膜对侧缘剖开肠壁，将肠片按W形或U形重新排列，以2-0可吸收缝线缝合成近似球形的新膀胱，底部留孔与后尿道吻合，行双侧输尿管新膀胱再植术，新膀胱内置三腔导尿管。

1. 开放原位新膀胱术

平卧位，常规消毒、铺巾，探查腹腔，距回盲部15～20cm处截取适当长度带蒂回肠，恢复肠道连续性，反复冲洗截取的回肠肠腔，在系膜对侧缘剖开肠壁，将肠片按W形或U形重新排列，可吸收缝线缝合成近似球形的新膀胱；或应用乙状结肠折叠后形成乙状结肠新膀胱。底部留孔与后尿道吻合，双侧输尿管再植入新膀胱内，新膀胱内置三腔导尿管。留置盆腔引流管，逐层缝合关闭切口。

2. 腹腔镜原位新膀胱术

平卧位，常规消毒、铺巾，制备腹腔操作空间，探查腹腔，距回盲部15～20cm处截取适当长度带蒂回肠，恢复肠道连续性，反复冲洗截取段回肠肠腔，在系膜对侧缘剖开肠壁，将肠片按W形或U形重新排列，可吸收缝线缝合成近似球形的新膀胱；或应用乙状结肠折叠后形成乙状结肠新膀胱。底部留孔与后尿道吻合，双侧输尿管再植入成形的新膀胱内，新膀胱内置三腔导尿管。留置盆腔引流管，逐层缝合关闭切口。

3. 机器人辅助腹腔镜原位新膀胱术

平卧位，常规消毒、铺巾，制备机器人操作空间，放置机器人套管，连接机器人操作臂。探查腹腔，距回盲部15～20cm处截取适当长度带蒂回肠，恢复肠道连续性，反复冲洗截取段回肠肠腔，在系膜对侧缘剖开肠壁，将肠片按W形或U形重新排列，可吸收缝线缝合成近似球形的新膀胱；或应用乙状结肠折叠后形成乙状结肠新膀胱。底部留孔与后尿道吻合，双侧输尿管再植入成形的新膀胱内，新膀胱内置三腔导尿管。留置盆腔引流管，逐层缝合关闭切口。

十五、可控性回肠代膀胱术

手术分级：四级

平卧位，常规消毒、铺巾，距回盲瓣15～20cm处取近侧长约75cm回肠，回肠断端吻合。对获取的回肠段，于近侧和远侧分别留取适当长度回肠作为输出道和抗输尿管反流之用，将这两段之间的回肠襻对折。将对折肠襻在系膜对侧剖开，将肠片按U形重新排列，以可吸收缝线缝合贮尿囊后壁。将卵圆钳伸入输出道和抗反流段的肠道内，夹住肠壁使其内翻，形成向贮尿囊内套叠的乳头。切开乳头和与其相对位置的贮尿囊黏膜，将两个创面缝合避免脱套。将双侧输尿管并腔缝合后与抗反流的回肠作端端吻合。完成贮尿囊前壁缝合。将输出道回肠做腹壁造口。双侧输尿管支架管及贮尿囊造瘘道自输出道引出。留置盆腔引流管，逐层缝合关闭切口。

十六、膀胱扩大术

手术分级：四级

平卧位，常规消毒、铺巾，开放或腹腔镜或机器人辅助腹腔镜，探查腹腔，显露膀胱，切除病变膀胱，使用结肠、回肠、输尿管等组织制备膀胱扩大材料，吻合膀胱和膀胱扩大材料，吻合输尿管和扩大的膀胱，关闭后腹膜，留置盆腔引流管，缝合腹壁。

1. 回肠膀胱扩大术

平卧位，常规消毒、铺巾，在距回盲部15cm处取20～40cm回肠，回肠断端吻合。冲洗获取的回肠肠腔，对系膜缘切开肠壁，根据长度折叠肠道成U形、S形或W形，可吸收线连续缝合肠道边缘，将重建好的回肠肠片与膀胱吻合。留置盆腔引流管，逐层缝合关闭切口。

2. 结肠膀胱扩大术

平卧位，常规消毒、铺巾，游离一段15～20cm乙状结肠，行乙状结肠降结肠吻合术。冲洗获取结肠的肠腔。封闭两断端，于对系膜缘切开肠壁，将乙状结肠壁直接与膀胱吻合。留置盆腔引流管，逐层缝合关闭切口。

3. 输尿管膀胱扩大术

平卧位，常规消毒、铺巾，游离输尿管，沿前外侧打开选取的输尿管管腔，使切口通过输尿管膀胱连接部，沿膀胱矢状面从前方弧形切开膀胱，向后切口偏离中线指向并通过输尿管开口。将输尿管折叠成U形杯状，经腹壁留置膀胱造瘘道。将输尿管杯状补片与切开的膀胱边缘缝合。留置盆腔引流管，逐层缝合关闭切口。

4. 腹腔镜回肠膀胱扩大术

平卧位，常规消毒、铺巾，制备腹腔操作空间，在距回盲部15cm处取20～40cm回肠，回肠断端吻合。冲洗获取的回肠肠腔，对系膜缘切开肠壁，根据长度折叠肠道成U形、S形或W形，可吸收线连续缝合肠道边缘，将重建好的回肠肠片与膀胱吻合。留置盆腔引流管，逐层缝合关闭切口。

5. 腹腔镜结肠膀胱扩大术

平卧位，常规消毒、铺巾，制备腹腔操作空间，游离一段15～20cm乙状结肠，行乙状结肠降结肠吻合术。冲洗获取结肠的肠腔。封闭两断端，于对系膜缘切开肠壁，将乙状结肠壁直接与膀胱吻合。留置盆腔引流管，逐层缝合关闭切口。

6. 腹腔镜输尿管膀胱扩大术

平卧位，常规消毒、铺巾，制备腹腔操作空间，游离输尿管，沿前外侧打开选取的输尿管管腔，使切口通过输尿管膀胱连接部，沿膀胱矢状面从前方弧形切开膀胱，向后切口偏离中线指向并通过输尿管开口。将输尿管折叠成U形杯状，经腹壁留置膀胱造瘘道。将输尿管杯状补片与切开的膀胱边缘缝合。留置盆腔引流管，逐层缝合关闭切口。

7. 机器人辅助腹腔镜回肠膀胱扩大术

平卧位，常规消毒、铺巾，制备机器人操作空间，放置机器人套管，连接机器人操作臂。在距回盲部15cm处取20～40cm回肠，回肠断端吻合。冲洗获取的回肠肠腔，对系膜缘切开肠壁，根据长度折叠肠道成U形、S形或W形，可吸收线连续缝合肠道边缘，将重建好的回肠肠片与膀胱吻合。留置盆腔引流管，逐层缝合关闭切口。

8. 机器人辅助腹腔镜结肠膀胱扩大术

平卧位，常规消毒、铺巾，制备机器人操作空间，放置机器人套管，连接机器人操作臂。游离一段15～20cm乙状结肠，行乙状结肠降结肠吻合术。冲洗获取结肠的肠腔。封闭两断端，于对系膜缘切开肠壁，将乙状结肠壁直接与膀胱吻合。留置盆腔引流管，逐层缝合关闭切口。

9. 机器人辅助腹腔镜输尿管膀胱扩大术

平卧位，常规消毒、铺巾，制备机器人操作空间，放置机器人套管，连接机器人操作臂。游离输尿管，沿前外侧打开选取的输尿管管腔，使切口通过输尿管膀胱连接部，沿膀胱矢状面从前方弧形切开膀胱，向后切口偏离中线指向并通过输尿管开口。将输尿管折叠成U形杯状，经腹壁留置膀胱造瘘道。将输尿管杯状补片与切开的膀胱边缘缝合。留置盆腔引流管，逐层缝合关闭切口。

十七、胃代膀胱术

手术分级：四级

平卧位，常规消毒、铺巾，游离胃体－胃窦作为移植胃段，按照毕Ⅰ式重建消化道连续性，胃段远端与尿道吻合，将双侧输尿管移植于胃膀胱后壁上，内置输尿管支架管经胃段前壁引出体外，行耻骨上胃膀胱造瘘术，关闭胃膀胱近端，经尿道置入导尿管。留置腹腔及盆腔引流管，逐层缝合关闭切口。

十八、膀胱破裂修补术

手术分级：三级

平卧位，消毒，电刀逐层切开，显露膀胱，清除血肿，探查寻得破裂处，剪除裂口周围挫伤组织后，缝合关闭膀胱。

1. 膀胱破裂修补术

平卧位，下腹部正中切口，切开腹白线后，于膀胱周围钝性分离，吸出外渗的尿液，清除血肿，探查寻得破裂处，将膀胱创缘修剪整齐并止血，探查膀胱内有无多发破裂部位。切开腹膜，探查有无腹膜内的膀胱损伤。以2-0可吸收缝线间断缝合，再以2-0可吸收缝线浆肌层加固。仔细检查术野是否有出血，彻底止血，留置盆腔引流管、尿管，逐层缝合关闭切口。

2. 腹腔镜膀胱破裂修补术

平卧位，头低足高。建立腹腔镜操作空间，置入套管。探查腹腔内有无膀胱损伤。打开腹前壁腹膜，显露膀胱前壁，探查膀胱损伤部位。探查膀胱内有无多发破裂部位。清除破裂周围区域的组织或血块，修整破裂边缘并止血，以2-0可吸收缝线间断缝合，再以2-0可吸收缝线浆肌层加固。仔细检查术野是否有出血，彻底止血，留置盆腔引流管、尿管，逐层缝合关闭切口。

十九、膀胱阴道瘘修补术

手术分级：四级

截石位，消毒，开放或经腹腔镜，显露膀胱并切开其前壁，显露瘘孔，分离瘘道，游离瘘道、膀胱后壁及阴道，切除瘘道及其周围瘢痕组织，缝合阴道壁、膀胱后壁及前壁。

1. 开放膀胱阴道瘘修补术

截石位，头低足高，下腹部正中切口，经腹直肌鞘及腹横筋膜，显露膀胱前壁。切开膀胱前壁，显露瘘孔，分离、游离瘘道，切除瘘道及其周围瘢痕组织。游离足够膀胱后壁及阴道前壁，分层缝合阴道壁、膀胱后壁及前壁。留置盆腔引流管、导尿管或耻骨上膀胱造瘘道。切底止血，逐层缝合关闭切口。

2. 腹腔镜膀胱阴道瘘修补术

截石位，头低足高，建立腹腔镜操作空间，置入套管，切开膀胱顶壁，纵行延长至瘘道，分离、游离瘘道，切除瘘道及其周围瘢痕组织。游离足够膀胱后壁及阴道前壁。以3-0可吸收线缝合阴道前壁，对于直径较大、复杂瘘口，可予以2-0可吸收线将带蒂大网膜组织固定覆盖于缝合的瘘口上。缝合膀胱。留置盆腔引流管、导尿管或耻骨上造瘘道。仔细检查术野是否有出血，彻底止血，逐层缝合关闭切口。

3. 机器人辅助腹腔镜膀胱阴道瘘修补术

截石位，头低足高，建立腹腔镜操作空间，置入套管，连接机械臂，切开膀胱顶壁，纵行延长至瘘道，分离、游离瘘道，切除瘘道及其周围瘢痕组织。游离足够膀胱后壁及阴道前壁。3-0可吸收线缝合阴道前壁，对于直径较大、复杂瘘口，可予以2-0可吸收线将带蒂大网膜组织固定覆盖于缝合的瘘口上。缝合膀胱。留置盆腔引流管、尿管或耻骨上造瘘道。仔细检查术野是否有出血，彻底止血，逐层缝合关闭切口。

二十、经阴道膀胱阴道瘘修补术

手术分级：四级

截石位，头低足高，置入阴道镜，找到阴道前壁的漏口，显露瘘孔，经瘘孔置入尿管牵引，分离、游离瘘道，切除瘘道及其周围瘢痕组织，游离足够的膀胱后壁及阴道前壁，分层缝合膀胱后壁、膀胱周围筋膜和阴道前壁，避免缝线重叠。留置导尿管。

二十一、盆腔脂肪清除术

手术分级：四级

消毒，开放或经腹腔镜或机器人辅助腹腔镜，显露双侧输尿管和膀胱，清除膀胱前壁、两侧壁、顶壁的脂肪组织，松解膀胱周围炎性粘连。后行双侧输尿管膀胱再植。

1. 开放盆腔脂肪清除术

平卧位，下腹正中做切口，探查盆腔，切开盆腔腹膜，游离双侧输尿管及膀胱。显露膀胱顶壁，清除膀胱顶壁脂肪。显露膀胱两侧壁，清除膀胱侧壁盆腔脂肪。显露膀胱前壁，清除膀胱前壁盆腔脂肪。后行双侧输尿管膀胱再植。仔细检查术野是否有出血，彻底止血。留置盆腔引流管、导尿管，逐层缝合关闭切口。

2. 腹腔镜盆腔脂肪清除术

平卧位，头低足高。置入套管，建立腹腔镜操作空间。探查盆腔，游离双侧输尿管及膀胱。显露膀胱顶壁，清除膀胱顶壁脂肪。显露膀胱两侧壁，清除膀胱侧壁盆腔脂肪。显露膀胱前壁，清除膀胱前壁盆腔脂肪。行双侧输尿管膀胱再植。仔细检查术野是否有出血，彻底止血。留置盆腔引流管、导尿管，逐层缝合关闭切口。

3. 机器人辅助腹腔镜盆腔脂肪清除术

平卧位，头低足高。置入套管，连接机械臂，建立机器人腹腔镜操作空间。探查盆腔，游离双侧输尿管及膀胱。显露膀胱顶壁，清除膀胱顶壁脂肪。显露膀胱两侧壁，清除膀胱侧壁盆腔脂肪。显露膀胱前壁，清除膀胱前壁盆腔脂肪。

行双侧输尿管膀胱再植。仔细检查术野是否有出血，彻底止血。留置盆腔引流管、导尿管，逐层缝合关闭切口。

二十二、膀胱副神经节瘤切除术

手术分级：四级

平卧位，消毒，开放或经腹腔镜或经机器人辅助腹腔镜，游离膀胱，切开膀胱，探查膀胱，定位病灶部位，切除病灶及部分膀胱壁，关闭膀胱切口，留置盆腔引流管，逐层缝合关闭切口。术中注意控制患者血压和心率，使之稳定。

1. 开放膀胱副神经节瘤切除术

平卧位，常规消毒、铺巾，充分显露膀胱壁，于靠近病变侧切开膀胱，延长切口至病变附近。在膀胱外朝向病变部位进行分离。将肿瘤和周围正常膀胱壁一并切除。经尿道留置尿管。关闭膀胱。仔细检查术野是否有出血，彻底止血。取出标本，膀胱前间隙留置引流管，逐层缝合关闭切口。

2. 腹腔镜膀胱副神经节瘤切除术

平卧位，常规消毒、铺巾，制备腹腔操作空间。放空膀胱，切开膀胱顶壁，暴露膀胱内病变，完整切除部分膀胱，留置尿管，关闭膀胱。仔细检查术野是否有出血，彻底止血。扩大皮肤切口，取出标本，膀胱前间隙留置引流管。逐层缝合关闭切口。

3. 机器人辅助腹腔镜膀胱副神经节瘤切除术

平卧位，常规消毒、铺巾，制备机器人操作空间，放置机器人套管，连接机器人操作臂。放空膀胱，切开膀胱顶壁，暴露膀胱内病变，完整切除部分膀胱。关闭膀胱，仔细检查术野是否有出血，彻底止血。扩大皮肤切口，取出标本，膀胱前间隙留置引流管。逐层缝合关闭切口。

第五章

前列腺手术

一、经尿道前列腺手术

手术分级：四级

截石位，会阴区消毒，尿道润滑，尿道膀胱镜检查，切除前列腺组织，仔细检查术野是否有出血，彻底止血，膀胱冲洗，取出前列腺组织，判断切净与否，留置导尿管。不含膀胱造口术。

1. 经尿道前列腺切除术

截石位，会阴区消毒，置入电切镜，根据能量装置不同选择冲洗液，观察膀胱与后尿道，注意有无小梁、憩室、结石、肿瘤等病变，明确双侧输尿管口与增生腺体的关系。缓慢退镜，观察膀胱颈、前列腺中叶及两侧叶的增生程度。在膀胱颈5～7点方向开始切割，显露环形内括约肌肌纤维组织，一直切割至精阜水平。优先切除前列腺中叶，再依次切割前列腺两侧叶，显露白色纤维状包膜。最后切割尖部残留腺体，注意避免损伤外括约肌。仔细检查术野是否有出血，彻底止血，取出前列腺组织，待膀胱充盈后退出电切镜，观察冲洗液排出情况，放置20～22F三腔气囊导尿管，持续膀胱冲洗。

2. 经尿道前列腺切开术

截石位，会阴区消毒，置入电切镜，根据能量装置不同选择冲洗液，观察膀胱与后尿道，注意有无小梁、憩室、结石、肿瘤等病变，明确双侧输尿管口与增生腺体的关系。缓慢退镜，观察膀胱颈、前列腺中叶及两侧叶的增生程度。在膀胱颈5～7点方向开始切割，显露环形内括约肌肌纤维组织，一直切割至精阜水平。中叶增生突入膀胱的前列腺需彻底切除，两侧叶及尖部前列腺组织作部分切除，创面平整，形成直径1.0～1.5cm隧道即可。仔细检查术野是否有出血，彻底止血，取出前列腺组织，待膀胱充盈后退出电切镜，观察冲洗液排出情况，留置20～22F三腔气囊导尿管，持续膀胱冲洗。

3. 经尿道激光前列腺汽化术

截石位，会阴区消毒，置入电切镜，连接生理盐水冲洗液，观察膀胱与后尿道，注意有无小梁、憩室、结石、肿瘤等病变，明确双侧输尿管口与增生腺体的关系。缓慢退镜，观察膀胱颈、前列腺中叶及两侧叶的增生程度。使用钬激光或铥激光或绿激光从膀胱颈5～7点方向切开开始，逐步加深达环状纤维，在精阜近端切通，然后逆行切除前列腺中叶。通过气化和切割相结合的方式清除增生的前列腺侧叶组织。将残余组织块经尿道取出。仔细检查术野是否有出血，彻底止血，退出电切镜，留置20～22F三腔气囊导尿管，持续膀胱冲洗。

4. 经尿道前列腺热蒸汽消融术

截石位，麻醉后，会阴区消毒，尿道内注射润滑剂后，置人热蒸汽消融导管，配合膀胱镜观察患者前列腺大小。根据前列腺各叶增生情况，选择位点分别注射热蒸汽，注射治疗次数依据前列腺尿道的长度、腺体大小及隆起部位确定。手术结束后，常规留置双腔导尿管。

5. 经尿道激光前列腺剜除术

截石位，会阴区消毒，置入电切镜，连接生理盐水冲洗液，观察膀胱与后尿道，注意有无小梁、憩室、结石、肿瘤等病变，明确双侧输尿管口与增生腺体的关系。缓慢退镜，观察膀胱颈、前列腺中叶及两侧叶的增生程度。使用钬激光或铥激光或绿激光从膀胱颈5～7点方向切开开始，逐步加深达环状纤维，在精阜近端切通，然后逆行切除前列腺中叶。在精阜外侧沿切开的沟槽向3点方向做弧形切割，并由前列腺尖部向膀胱颈部推进。再在1点方向进一步切开膀胱颈，深达环状纤维外科包膜，沿包膜向3点方向切割，直至上下切割平面汇合，然后朝向膀胱将整个前列腺左侧叶自外科包膜切除。将组织切割成小块经尿道取出。同法处理前列腺右侧叶。仔细检查术野是否有出血，彻底止血，退出电切镜，留置20～22F三腔气囊导尿管，持续膀胱冲洗。

6. 经尿道等离子前列腺剜除术

截石位，会阴区消毒，置入等离子电切镜，连接生理盐水冲洗液，观察膀胱与后尿道，注意有无小梁、憩室、结石、肿瘤等病变，明确双侧输尿管口与增生腺体的关系。缓慢退镜，观察膀胱颈、前列腺中叶及两侧叶的增生程度。使用等离子电切环从膀胱颈5～7点方向切开开始，逐步加深达环状纤维，在精阜近端切通，然后逆行切除中叶。在精阜外侧沿切开的沟槽向3点方向做弧形切割，并由前列腺尖部向膀胱颈部推进。再在1点方向进一步切开膀胱颈，深达环状纤维外科包膜，沿包膜向3点方向切割，直至上下切割平面汇合，然后朝向膀胱将整个前列腺左侧叶自外科包膜切除。将组织切割成小块经尿道取出。同法处理前列腺右侧叶。仔细检查术野是否有出血，彻底止血，退出电切镜，留置20～22F三腔气囊导尿管，持续膀胱冲洗。

7. 经尿道等离子前列腺切除术

截石位，会阴区消毒，置入等离子电切镜，连接生理盐水冲洗液，观察膀胱与后尿道，注意有无小梁、憩室、结石、肿瘤等病变，明确双侧输尿管口与增生腺体的关系。缓慢退镜，观察膀胱颈、前列腺中叶及两侧叶的增生程度。使用等离子电切环在膀胱颈5～7点方向开始切割，显露环形内括约肌肌纤维组织，一直切割至精阜水平。优先切除前列腺中叶，再依次切割前列腺两侧叶，显露白色纤维状包膜。最后切割尖部残留腺体，注意避免损伤外括约肌。仔细检查术野是否有出血，彻底止血，取出前列腺组织，待膀胱充盈后拔除电切镜，观察冲洗液排出情况，留置20～22F三腔气囊导尿管，持续膀胱冲洗。

二、经尿道前列腺热蒸汽消融术

手术分级：四级

截石位，会阴区消毒，置入膀胱镜后，确定前列腺尿道的长度，根据长度选择治疗点。将水蒸气电极置入要消融的前列腺靶点，射频电流加热器将水加热成103℃的高温水蒸气，高温水蒸气通过手持操作装置的水蒸气电极将能量传递到治疗靶点位置。每次注射持续约9秒，根据前列腺大小可能需要多次注射。退出膀胱镜，留置导尿管。

三、经尿道前列腺悬扩术

手术分级：四级

截石位，会阴区消毒，置入膀胱镜，观察精阜、膀胱颈口及双侧输尿管口，确定前列腺尿道长度。于前列腺肥厚叶植入悬吊系统，植入前列腺悬吊系统的数量根据前列腺大小及尿道梗阻程度决定。膀胱镜检查尿道，确保植入物的位置是否正确及前列腺段尿道较术前通畅、黏膜无明显渗血。退镜，留置导尿管。

四、耻骨上前列腺切除术

手术分级：四级

平卧位，头低足高，下腹部正中切口，逐层切开进入膀胱前间隙，打开膀胱，探查膀胱三角区，切开膀胱颈后唇，沿外科包膜层面剥离前列腺，切除前列腺组织，前列腺窝缝合止血。留置20～22F三腔气囊导尿管，必要时行膀胱造瘘。缝合膀胱，留置伤口引流管，逐层缝合关闭切口。

五、耻骨后前列腺切除术

手术分级：四级

平卧位，经耻骨后，通过开放、腹腔镜或机器人辅助腹腔镜，切除前列腺。

1. 耻骨后前列腺切除术

平卧位，头低足高，消毒后留置导尿管。下腹部正中切口，逐层切开进入持耻骨后间隙，显露前列腺前壁。切开前列腺包膜，沿包膜层面钝性分离，剜除前列腺组织。腺窝缝合止血，留置20～22F三腔气囊导尿管，必要时行膀胱造瘘。缝合前列腺包膜，留置盆腔引流管，逐层缝合关闭切口。

2. 腹腔镜前列腺切除术

平卧位，头低足高，消毒后留置导尿管。腹膜外途径建立腹腔镜操作空间，置入套管。打开持耻骨后间隙，显露前列腺前壁。切开前列腺包膜，沿包膜层面钝性分离，切除前列腺组织。腺窝缝合止血，留置20～22F三腔气囊导尿管，必要时行膀胱造瘘。缝合前列腺包膜，留置盆腔引流管，逐层缝合关闭切口。

3. 机器人辅助腹腔镜前列腺切除术

平卧位，头低足高，消毒后留置导尿管。腹膜外途径建立腹腔镜操作空间，置入套管，连接机械臂。打开持耻骨后间隙，显露前列腺前壁。切开前列腺包膜，沿包膜层面钝性分离，切除前列腺组织。腺窝缝合止血，留置20～22F三腔气囊导尿管，必要时行膀胱造瘘。缝合前列腺包膜，留置盆腔引流管，逐层缝合关闭切口。

六、经尿道前列腺扩开术

手术分级：三级

截石位，局部消毒。尿道充分润滑和表面浸润麻醉，经尿道置入柱状水囊扩开前列腺，术后留置导尿管。

七、超声引导下前列腺穿刺活检术

手术分级：三级

截石位，经肛门放入超声探头，会阴部消毒，局部麻醉后在超声引导下经会阴区行前列腺穿刺活检，对超声所见可疑回声区或MRI、PET阳性部位增加穿刺点。术后穿刺点压迫止血。

八、经直肠前列腺穿刺活检术

手术分级：三级

左侧卧位，并充分暴露肛门。消毒肛周及直肠，铺孔巾。置入直肠超声装置，经超声装置行前列腺穿刺活检，对超声所见可疑回声区或MRI、PET阳性部位增加穿刺点。术后在肛门穿刺点进行压迫止血。

九、前列腺癌近距离治疗术

手术分级：三级

截石位，会阴区消毒，经肛门放入超声探头，根据术前放疗粒子分布计划，经超声定位经会阴置入穿刺针，置入放疗粒子。术后在穿刺点进行压迫止血。

十、前列腺癌根治术

手术分级：四级

平卧位，消毒，开放或经腹腔镜或经机器人辅助腹腔镜，耻骨后或经腹腔入路，盆筋膜切开，颈部分离，切除前列腺精囊，膀胱尿道吻合。

1. 开放前列腺癌根治术

平卧位，头低足高，消毒后留置导尿管。下腹部正中切口，自脐到耻骨联合上方，依次切开各层，将腹直肌向切口两侧牵开，将腹膜从膀胱顶及两侧推向上方。清扫闭孔、髂内、髂外淋巴结。游离耻骨后间隙，打开盆内筋膜，缝扎背深静脉复合体。分辨膀胱颈与前列腺之间的解剖平面，分离前列腺膀胱结合部，离断尿道，拔除导尿管。确认膀胱颈后壁和三角区的位置后，切开膀胱颈后壁，分离精囊及输精管，切断输精管。提起精囊，沿前列腺背面与迪氏筋膜之间分离至尖部，切断前列腺侧蒂。切断背深静脉复合体，游离尿道并离断。吻合膀胱颈部及尿道，更换导尿管。留置耻骨后引流管，逐层缝合关闭切口。

2. 腹腔镜前列腺癌根治术

平卧位，头低足高，消毒后留置导尿管。经腹腔外途径建立腹腔镜操作空间，置入套管。游离耻骨后间隙，显露前列腺。打开盆内筋膜，缝扎背深静脉复合体。分辨膀胱颈与前列腺之间的解剖平面，分离前列腺膀胱结合部，离断尿道，拔除导尿管。确认膀胱颈后壁和三角区的位置后，切开膀胱颈后壁，分离精囊及输精管，切断输精管。提起精囊，沿前列腺背面与迪氏筋膜之间分离至尖部，切断前列腺侧蒂。切断背深静脉复合体，游离尿道并离断。吻合膀胱颈部及尿道，更换导尿管。对于中危和高危的患者，可进行淋巴结清扫术，包括闭孔、髂外、髂内、髂总区域的淋巴结。留置耻骨后引流管，逐层缝合关闭切口。

3. 机器人辅助腹腔镜前列腺癌根治术

平卧位，头低足高，消毒后留置导尿管。经腹腔途径建立腹腔镜操作空间，置入套管，连接机械臂。切开耻骨联合上方的腹膜，离断脐正中韧带和脐尿管，显露耻骨联合并分离耻骨后间隙，显露前列腺。打开盆内筋膜，缝扎背深静脉复合体。分辨膀胱颈与前列腺之间的解剖平面，分离前列腺膀胱结合部，离断尿道，拔除导尿管。确认膀胱颈后壁和三角区的位置后，切开膀胱颈后壁，分离精囊及输精管，切断输精管。提起精囊，沿前列腺背面与迪氏筋膜之间分离至尖部，切断前列腺侧蒂。切断背深静脉复合体，游离尿道并离断。吻合膀胱颈部及尿道，更换导尿管。对于中危和高危的患者，可进行淋巴结清扫术，包括闭孔、髂外、髂内、髂总区域的淋巴结。留置耻骨后引流管，逐层缝合关闭切口。

第六章

精囊输精管手术

一、经膀胱精囊肿物切除术

手术分级：四级

平卧位，消毒，电刀逐层切开，打开膀胱，探查膀胱，切开膀胱后壁，分离精囊肿物，切除精囊肿物，缝合膀胱，留置盆腔引流管，逐层缝合关闭切口。不含盆腔淋巴结清扫。

1. 经膀胱左侧精囊肿物切除术

平卧位，消毒，电刀逐层切开，打开膀胱，探查膀胱，切开膀胱后壁，分离左侧精囊肿物，切除精囊肿物，缝合膀胱，留置盆腔引流管，逐层缝合关闭切口。不含盆腔淋巴结清扫。

2. 经膀胱右侧精囊肿物切除术

平卧位，消毒，电刀逐层切开，打开膀胱，探查膀胱，切开膀胱后壁，分离右侧精囊肿物，切除精囊肿物，缝合膀胱，留置盆腔引流管，逐层缝合关闭切口。不含盆腔淋巴结清扫。

3. 经膀胱双侧精囊肿物切除术

平卧位，消毒，电刀逐层切开，打开膀胱，探查膀胱，切开膀胱后壁，分别分离双侧精囊肿物，切除精囊肿物，缝合膀胱，留置盆腔引流管，逐层缝合关闭切口。不含盆腔淋巴结清扫。

二、腹腔镜精囊肿物切除术

手术分级：四级

平卧位，头低足高。消毒，经腹腔镜或经机器人辅助腹腔镜，游离膀胱，进入膀胱与直肠之间，分离精囊肿物，切除精囊肿物，留置盆腔引流管，逐层缝合关闭切口。不含盆腔淋巴结清扫。

1. 腹腔镜左侧精囊肿物切除术

平卧位，消毒，建立经腹腹腔镜通道，游离膀胱，进入膀胱与直肠之间，分离左侧精囊肿物，切除精囊肿物，留置盆腔引流管，逐层缝合关闭切口。不含盆腔淋巴结清扫。

2. 腹腔镜右侧精囊肿物切除术

平卧位，消毒，建立经腹腹腔镜通道，游离膀胱，进入膀胱与直肠之间，分离右侧精囊肿物，切除精囊肿物，留置盆腔引流管，逐层缝合关闭切口。不含盆腔淋巴结清扫。

3. 腹腔镜双侧精囊肿物切除术

平卧位，消毒，建立经腹腹腔镜通道，游离膀胱，进入膀胱与直肠之间，分别分离双侧精囊肿物，切除精囊肿物，留置盆腔引流管，逐层缝合关闭切口。不含盆腔淋巴结清扫。

4. 机器人辅助腹腔镜左侧精囊肿物切除术

平卧位，消毒，建立经腹机器人腹腔镜通道，游离膀胱，进入膀胱与直肠之间，分离左侧精囊肿物，切除精囊肿物，留置盆腔引流管，逐层缝合关闭切口。不含盆腔淋巴结清扫。

5. 机器人辅助腹腔镜右侧精囊肿物切除术

平卧位，消毒，建立经腹机器人腹腔镜通道，游离膀胱，进入膀胱与直肠之间，分离右侧精囊肿物，切除精囊肿物，留置盆腔引流管，逐层缝合关闭切口。不含盆腔淋巴结清扫。

6. 机器人辅助腹腔镜双侧精囊肿物切除术

平卧位，消毒，建立经腹机器人腹腔镜通道，游离膀胱，进入膀胱与直肠之间，分别分离双侧精囊肿物，切除精囊肿物，留置盆腔引流管，逐层缝合关闭切口。不含盆腔淋巴结清扫。

三、双侧输精管结扎术

手术分级：二级

平卧位，消毒，麻醉，固定输精管，分离切口，钳住输精管，提出输精管，分离输精管，切断输精管，双侧输精管断端以石炭酸、碘酒、酒精消毒，结扎双侧输精管，还纳输精管，逐层缝合关闭切口。

四、输精管吻合术

手术分级：二级

平卧位，消毒，逐层切开阴囊皮肤，切除狭窄段输精管，取近睾丸侧输精管溢出液，在显微镜下观察有无精子，使用灌洗针插入腹段输精管腔注射生理盐水判断输精管是否通畅，如果通畅，吻合输精管断端或输精管和附睾。逐层缝合关闭切口。

1. 左侧输精管吻合术

平卧位，消毒，逐层切开左侧阴囊皮肤，切除左侧狭窄段输精管，取近睾丸侧输精管溢出液，在显微镜下观察有无精子，使用灌洗针插入腹段输精管腔注射生理盐水判断输精管是否通畅，如果通畅，吻合输精管断端。逐层缝合关闭切口。

2. 右侧输精管吻合术

平卧位，消毒，逐层切开右侧阴囊皮肤，切除右侧狭窄段输精管，取近睾丸侧输精管溢出液，在显微镜下观察有无精子，使用灌洗针插入腹段输精管腔注射生理盐水判断输精管是否通畅，如果通畅，吻合输精管断端。逐层缝合关闭切口。

3. 双侧输精管吻合术

平卧位，消毒，逐层切开一侧阴囊皮肤，切除一侧狭窄段输精管，取近睾丸侧输精管溢出液，在显微镜下观察有无精子，使用灌洗针插入腹段输精管腔注射生理盐水判断输精管是否通畅，如果通畅，吻合输精管断端。逐层缝合关闭切口。重复以上步骤，完成对侧手术。

4. 左侧输精管附睾吻合术

平卧位，消毒，逐层切开左侧阴囊皮肤，切除左侧狭窄段输精管，取近睾丸侧输精管溢出液，在显微镜下观察有无精子，使用灌洗针插入腹段输精管腔注射生理盐水判断输精管是否通畅，如果通畅，吻合输精管和附睾。逐层缝合关闭切口。

5. 右侧输精管附睾吻合术

平卧位，消毒，逐层切开右侧阴囊皮肤，切除右侧狭窄段输精管，取近睾丸侧输精管溢出液，在显微镜下观察有无精子，使用灌洗针插入腹段输精管腔注射生理盐水判断输精管是否通畅，如果通畅，吻合输精管和附睾。逐层缝合关闭切口。

6. 双侧输精管附睾吻合术

平卧位，消毒，逐层切开一侧阴囊皮肤，切除一侧狭窄段输精管，取近睾丸侧输精管溢出液，在显微镜下观察有无精子，使用灌洗针插入腹段输精管腔注射生理盐水判断输精管是否通畅，如果通畅，吻合输精管和附睾。逐层缝合关闭切口。重复以上步骤，完成对侧手术。

五、精囊镜检查

手术分级：二级

截石位，消毒，经尿道置入精囊镜，观察双侧输尿管开口及膀胱颈，如无问题，退镜至精阜处，寻找射精管开口，置入精囊镜，检查精囊内情况。

1. 左侧精囊镜检查

截石位，消毒，经尿道置入精囊镜，观察双侧输尿管开口及膀胱颈，如无问题，退镜至精阜处，寻找左侧射精管开口，置入精囊镜，检查精囊内情况。

2. 右侧精囊镜检查

截石位，消毒，经尿道置入精囊镜，观察双侧输尿管开口及膀胱颈，如无问题，退镜至精阜处，寻找右侧射精管开口，置入精囊镜，检查精囊内情况

3. 双侧精囊镜检查

截石位，消毒，经尿道置入精囊镜，观察双侧输尿管开口及膀胱颈，如无问题，退镜至精阜处，寻找双侧射精管开口，分别置入精囊镜，检查精囊内情况。

六、经精囊镜精囊病变激光治疗术

手术分级：二级

截石位，消毒，经尿道置入精囊镜，观察双侧输尿管开口及膀胱颈，如无问题，退镜至精阜处，寻找射精管开口，置入精囊镜，检查精囊内情况，如有问题可使用激光治疗。

1. 经精囊镜左侧精囊激光治疗

截石位，消毒，经尿道置入精囊镜，观察双侧输尿管开口及膀胱颈，如无问题，退镜至精阜处，寻找左侧射精管开口，置入精囊镜，检查精囊内情况，如果有问题可使用激光治疗。

2. 经精囊镜右侧精囊激光治疗

截石位，消毒，经尿道置入精囊镜，观察双侧输尿管开口及膀胱颈，如无问题，退镜至精阜处，寻找右侧射精管开口，置入精囊镜，检查精囊内情况，如果有问题可使用激光治疗。

3. 经精囊镜双侧精囊激光治疗

截石位，消毒，经尿道置入精囊镜，观察双侧输尿管开口及膀胱颈，如无问题，退镜至精阜处，寻找双侧射精管开口，分别置入精囊镜，检查精囊内情况，如果有问题可使用激光治疗。

七、输精管复通术

手术分级：二级

平卧位，消毒，建立气腹，经腹腔镜在内环口附近探查输精管，找到梗阻部位后，将输精管提出体外，切除梗阻段，显微镜下吻合断端，将输精管放回原位。

1. 腹腔镜左侧输精管复通术

平卧位，消毒，建立腹腔镜操作空间，经腹腔镜在内环口附近探查左侧输精管，找到梗阻部位后，将输精管提出体外，切除梗阻段，显微镜下吻合断端，将输精管放回原位。

2. 腹腔镜右侧输精管复通术

平卧位，消毒，建立腹腔镜操作空间，经腹腔镜在内环口附近探查右侧输精管，找到梗阻部位后，将输精管提出体外，切除梗阻段，显微镜下吻合断端，将输精管放回原位。

3. 腹腔镜双侧输精管复通术

平卧位，消毒，建立腹腔镜操作空间，经腹腔镜在内环口附近探查双侧输精管，找到梗阻部位后，分别将输精管提出体外，切除梗阻段，显微镜下吻合断端，将输精管放回原位。

第七章

尿道手术

一、尿道口结石取出术

手术分级：一级

截石位，会阴区消毒，沿尿道触摸，在尿道口部触及结石，经尿道口使用血管钳取出结石或夹碎后取出结石。留置导尿管。

二、尿道结石碎石取石术

手术分级：二级

截石位，会阴消毒，润滑，经尿道外口置入膀胱镜尿道镜，检查尿道结石，采用气压弹道、激光等能量装置击碎结石并取出结石、血块等。留置导尿管。

三、尿道外口切开术

手术分级：一级

平卧位，消毒，探查狭窄的尿道口，用尖刀插入尿道向系带侧切开，直到正常尿道，长0.5～1.0cm。间断缝合尿道黏膜或外口两侧的皮肤，留置导尿管。

四、尿道外口成形术

手术分级：二级

平卧位，常规消毒，铺巾，切开狭窄的尿道外口，仔细检查术野是否有出血，彻底止血，利用皮瓣转移等方法，局部内衬组织翻转缝合，使尿道外口至正常，留置导尿管。

五、尿道肉阜切除术

手术分级：二级

截石位，消毒会阴区，留置导尿管，牵引脱垂黏膜，切除脱垂黏膜，缝合基底部，缝合黏膜及尿道外口的皮肤，确保缝合口没有狭窄。

六、尿道狭窄内切开术

手术分级：二级

截石位，会阴消毒，经尿道放入电切镜，观察狭窄部尿道，使用冷刀、激光等设备，将尿道狭窄处环切开，适当切除瘢痕，留置导尿管。

七、尿道会阴造口术

手术分级：三级

截石位，先行膀胱造瘘术，会阴消毒，会阴部尿道切开，分离，尿道外翻缝合。不含膀胱造瘘术。

八、人工尿道括约肌植入术

手术分级：四级

利用特制的尿道袖套包裹于尿道周围，并由储水囊及控制泵来控制尿道袖套的充胀和减胀，达到控尿和排尿的目的。取会阴阴囊联合切口（男性）或腹股沟切口（女性），游离球部尿道（男性）或膀胱颈（女性），测量球部尿道（男性）或膀胱颈（女性）周径后选择合适长度的套袖包绕球部尿道（男性）或膀胱颈（女性），经腹股沟切口将压力调节球囊置于耻骨后间隙，泵置于阴囊内，经皮肤通道连接相应导管（男性）或压力调节球囊置于耻骨后间隙经腹股沟管将泵置于大阴唇内，连接各导管（女性）。术野留置引流管后逐层关闭切口。通过手术的方法将尿道袖套、储水囊、控制泵置入体内，形成人工尿道括约肌。

九、经阴道前壁尿道悬吊术

手术分级：三级

截石位，留置导尿管，取阴道前壁切口，使用穿刺针置入悬吊器或吊带、固定、关闭切口。不包括吊带等耗材。

十、经尿道镜尿道良性肿物切除术

手术分级：三级

截石位，会阴消毒，润滑，经尿道外口置入尿道膀胱镜，寻查尿道肿物，采用激光、等离子电切、冷刀等方法切除尿道肿物。

十一、女性尿道憩室切除术

手术分级：三级

截石位，留置导尿管，在阴道前壁尿道憩室部位做一纵行切口。游离憩室，切除憩室（用组织钳将憩室提起，在其与尿道切口处剪断，切除憩室）。憩室切除后，即可见到尿道内的导尿管。缝合尿道，加固阴道前壁，关闭阴道切口。

十二、尿道囊肿切除术

手术分级：二级

截石位，会阴消毒，局部麻醉，润滑，插入导尿管并向外牵拉，切开囊肿表面皮肤，沿囊肿表面分离，完整切除囊肿。

十三、尿道狭窄瘢痕切除术

手术分级：二级

截石位，常规消毒，铺巾，显露尿道狭窄段，行狭窄尿道及阴茎腹侧瘢痕索条松解切除，释放阴茎海绵体白膜，阴茎矫直，仔细检查术野是否有出血，彻底止血。

十四、重复尿道切除术

手术分级：三级

截石位，会阴消毒，会阴切口逐层进入，显露重复尿道，分离其远侧尿道海绵体和尿道，将阴茎套入阴茎皮肤，于重复尿道进入阴茎头处的近侧切断尿道，向近侧游离尿道，结扎相应血管，将尿道残留的附着切断。

十五、尿道会师术

手术分级：三级

截石位，常规消毒、铺巾，下腹正中切口，电刀逐层切开，显露耻骨后间隙，切开膀胱，术者用手指经膀胱切口引导后尿道探子与尿道外口探子会师，或在示指引导下将外口探子导入膀胱，使其会师于尿道损伤部，将尿道外口插入探子导入膀胱内。然后在尿道里面留置气囊导尿管。用无菌的等渗盐水充盈气囊，然后沿着尿道的方向牵引气囊导尿管，使尿道两端对合。逐层缝合关闭切口。

十六、尿道癌根治术

手术分级：四级

截石位，腹部或会阴部切口，暴露尿道和膀胱。将尿道从周围组织中游离出来，确保术野清晰。根据肿瘤的位置和范围，切除整个尿道或部分尿道。如果肿瘤侵犯到膀胱颈或周围组织，可能需要同时切除膀胱颈或邻近组织。切除尿道后，对尿道残端或膀胱颈进行缝合或重建，以防止漏尿液。如果手术过程中切开了阴道，需要对阴道切口进行缝合。为了重建尿流路径，通常需要进行永久性耻骨上膀胱造口，以便排尿。此外，根据患者病情还需要进行淋巴结清扫术，以清除可能存在的转移淋巴结。

1. 前尿道癌根治术

截石位，会阴消毒，腹部正中切口或外阴切口，进入腹腔后探查肿瘤是否转移至盆腔或腹腔。行双侧盆腔淋巴结清扫术，清除受累淋巴结以降低转移风险。女性：环形切除尿道周围软组织至耻骨联合和膀胱颈，包括阴道前壁部分组织。男性：根据肿瘤位置选择阴茎部分切除或全尿道切除，需确保切缘距肿瘤至少2cm。若肿瘤累及球部或膜部，可能需联合膀胱、前列腺及精囊切除。切除尿道后，需进行尿流改道术，如回肠膀胱术或膀胱造瘘术。缝合腹部及外阴切口，留置盆腔引流管和膀胱造瘘道，术后定期冲洗引流管。

2. 全尿道癌根治术

截石位，会阴消毒，取耻骨上至脐上方的正中或旁正中切口，进入腹腔后探查肿瘤范围及淋巴结转移情况。女性需环形切除阴道前壁及尿道周围组织，男性则需分离阴茎、阴囊及会阴部皮肤。需环形切除全尿道及周围软组织，包括双侧球海绵体肌、阴道前壁（女性）或阴茎脚（男性），确保切缘阴性。若肿瘤侵犯膀胱、前列腺或直肠，需联合切除部分或全部器官（如根治性膀胱前列腺切除术）。常规清扫盆腔淋巴结（髂血管旁、闭孔区等），必要时扩大至腹股沟淋巴结，以降低转移风险。缝合盆腔及会阴切口，留置盆腔引流管及膀胱造瘘道，术后需持续冲洗引流。本手术不含各种尿流改道术。根据手术范围选择尿流改道方式，如回肠膀胱术、输尿管腹壁造口或原位新膀胱重建。

十七、尿道狭窄扩张术

手术分级：一级

截石位，会阴消毒，利多卡因凝胶润滑尿道，选择合适起始尿道探子，依次增加尿道探子2～3号码扩张尿道。

十八、尿道扩张+金属支架置入术

手术分级：二级

截石位，会阴消毒，梭形探针探及狭窄并通过狭窄后，以7～13号尿道探子依次扩张尿道，狭窄处位于阴茎根部吻合口处，在9号探子指引下，放置直径5mm、长5cm镍钛合金金属支架达球部尿道水平，挤压膀胱排尿通畅，尿道外口缝合两针丝线固定支架。

十九、尿道修补术

手术分级：三级

截石位，会阴消毒，会阴部入路，显露尿道，清除血肿，切开球海绵体肌，显露尿道，明确尿道破裂处，全层间断缝合并缝合白膜加固，如尿道大部分破裂，可将破裂部切断，修剪创缘后吻合。必要时可行耻骨劈开、尿道套入等。

二十、尿道直肠瘘修补术

手术分级：三级

截石位，常规消毒，铺巾，沿瘘道分离，彻底切除瘘道及周围瘢痕组织，确保创面新鲜、无张力。分离至尿道时将瘘道切断，将该处尿道游离后，将其和瘘道一并切除，行尿道对端吻合。切除直肠瘘口周围瘢痕，直肠创面两层缝合。尿道与直肠修补处需用软组织隔开，防止死腔形成。（若局部组织缺损，可用带蒂股薄肌瓣、大网膜或阴囊肉膜填充隔离瘘口，降低复发风险。本术式不包含此类操作。）留置盆腔引流管，逐层缝合关闭切口。

二十一、尿道阴道瘘修复术

手术分级：三级

截石位，常规消毒，铺巾，小阴唇固定于大阴唇，暴露阴道前壁，金属导尿管经尿道瘘孔顶出以明确瘘孔位置。沿瘘孔周围瘢痕外缘环形切开阴道黏膜，分离黏膜下层与尿道壁交界处约1.5cm。修剪瘘孔边缘瘢痕组织，确保创面清洁，避免用力擦拭。用3-0或4-0可吸收线横行间断内翻缝合瘘孔。若瘘孔＜0.5cm，可做内翻8字缝合，覆盖后用2-0可吸收线间断外翻缝合阴道黏膜。缝合后经导尿管注入亚甲蓝溶液，确认无渗漏后完成第二层缝合。仔细检查术野是否有出血，彻底止血。不含导尿术、其他皮瓣转移术。

二十二、尿道下裂修复术

手术分级：三级

尿道下裂修复术涉及多个步骤，通常包括矫正阴茎弯曲、尿道成形和皮肤整形等。患者通常采用全身麻醉或半身麻醉，平卧位，充分暴露会阴区。①切开和包皮处理。在距离冠状沟0.5～1.0cm处环形切开包皮内板，同时切断尿道板，并将阴茎皮肤及皮下组织脱套至阴茎根部。②尿道成形。切除不良组织，切除尿道口近端发育不良的黏膜组织，修剪至匙形。③测量和准备皮瓣。根据尿道缺损长度量取适当宽度的包皮或阴囊皮瓣，沿浅筋膜面游离形成带血管蒂的皮瓣。④重建尿道。将皮瓣转移到腹侧，近端与修剪后的尿道口吻合，远端形成新的尿道口。可使用硅胶气囊尿管辅助成形。⑤皮肤整形。在阴茎背侧剪开形成蝶状皮瓣，转移至腹侧覆盖新成形的尿道。⑥缝合和固定。使用可吸收线进行连续缝合，确保尿道口位置正确并防止术后狭窄。⑦术后处理。术后通常需要留置导尿管，并进行适当的抗生素预防感染。这些步骤可能因手术类型（如一期手术或分期手术）和患者具体情况而有所不同。

二十三、尿道下裂Ⅰ期成形术

手术分级：三级

Ⅰ期成形术旨在一次性完成阴茎下弯矫正和尿道重建，使尿道开口恢复至阴茎头或冠状沟正常位置，同时改善阴茎外观。平卧位，常规消毒，铺巾，阴茎下弯分离，矫正下曲畸形，尿道口成形，游离带蒂皮片，皮片反转成管状与尿道吻合，与龟头成形，缝合阴茎皮肤，留置导尿管。不含膀胱造瘘术。

二十四、尿道下裂Ⅱ期成形术

手术分级：三级

Ⅱ期成形术主要针对Ⅰ期术后出现的并发症（如尿瘘、尿道狭窄）或复杂病例（如严重阴茎下弯未完全矫正），通过再次手术修复尿道或调整阴茎形态。通常需在Ⅰ期术后6个月至1年进行Ⅱ期手术，待瘢痕软化后实施。平卧位，常规消毒，铺巾，在阴茎腹侧围绕尿道口做两条平行斜切口，间距约阴茎周径的1/3，斜向背侧延伸至冠状沟或超过中线，形成皮管皮瓣。掀起冠状沟处的皮瓣，切除阴茎腹侧纤维束带，彻底矫正阴茎下曲。将导尿管置入原尿道口，将皮管皮瓣边缘分离后包裹导尿管，卷成管状结构并与原尿道残端吻合，使用5-0尼龙线或丝线间断缝合，线结留于管腔内。部分术式会采用包皮、颊黏膜或膀胱黏膜作为替代材料延长尿道。在阴茎头做隧道，将新建尿道远端埋入隧道内，外口与阴茎头创缘缝合固定，确保开口位于龟头正中或冠状沟处。使用包皮瓣覆盖新建尿道，进一步减张并促进愈合。分离并缝合剩余皮瓣，覆盖创面。检查无活动性出血后，放置胶皮片引流条，阴茎牵引固定于腹壁。不含膀胱造瘘术。

二十五、尿道下裂阴茎下弯矫形术

手术分级：三级

平卧位，常规消毒，铺巾，阴茎下弯分离，切除纤维索带，矫正畸形，游离带蒂皮片，皮片反转成管状与尿道吻合，与龟头成形，缝合阴茎皮肤，留置导尿管。不含膀胱造瘘术。

二十六、黏膜卷预制+尿道吻接Ⅰ期成形术

手术分级：三级

平卧位，常规消毒，铺巾，异位尿道外口开大，阴茎远段尿道黏膜卷成形，同时与近端尿道口吻合一次成形。不含口腔黏膜采取。

二十七、包皮瓣尿道成形修复术

手术分级：三级

平卧位，常规消毒，铺巾，异位尿道外口开大，以阴茎背侧浅血管为蒂岛状皮瓣形成尿道，与近端尿道口吻合。不含包皮瓣移植术。

二十八、会阴阴囊皮瓣尿道成形术

手术分级：三级

平卧位，常规消毒，铺巾，先行膀胱造瘘术，切开尿道狭窄部分，切取会阴阴囊带蒂皮片，皮片反转与尿道的吻合，留置导尿管。不含膀胱造瘘术。

二十九、尿道上裂膀胱外翻矫治术

手术分级：三级

尿道上裂膀胱外翻矫治术是一种复杂的重建手术，旨在修复膀胱外翻和尿道上裂的解剖结构，恢复排尿功能及保护肾功能。手术通常分阶段进行，具体步骤根据患者年龄、畸形严重程度和合并症调整。本条目的内涵仅介绍本单位常用的手术方式。体位为平卧位，耻骨上切口。

第一阶段：新生儿期膀胱关闭术（出生后72小时内最佳）。

①膀胱关闭。分离并松解外翻的膀胱黏膜与腹壁粘连。缝合膀胱壁（双层闭合），必要时用腹膜或筋膜加固。若膀胱容量过小，可暂时贴敷硅胶膜促进扩容。②腹壁修复。分层缝合腹直肌及筋膜，关闭腹壁缺损。严重者需联合骨科行骨盆截骨术（如髂骨截骨）以减少闭合张力。③耻骨联合闭合。钢丝或缝线拉拢耻骨，恢复骨盆环完整性。④临时尿流改道。留置膀胱造瘘道或输尿管支架管。

第二阶段：尿道重建术（1～2岁后，膀胱容量达标）。

①尿道上裂修复。男性：分离阴茎背侧尿道板，矫正阴茎上翘，重建尿道至龟头尖端。女性：闭合尿道背侧裂口，重建阴蒂与阴唇。②抗反流机制建立。行输尿管再植术预防膀胱输尿管反流。③膀胱颈重建。缩窄膀胱颈，提高控尿能力。

第三阶段（可选）：后续功能修复。

①控尿功能不佳。可植入人工尿道括约肌或行膀胱扩大术。②外观整形。矫正生殖器畸形（如阴茎延长术、阴唇成形术）。

三十、局部皮瓣尿道上裂修复术

手术分级：三级

平卧位，如果阴茎上翘已经矫正，沿背侧尿道板做两平行切口，宽约1.5cm，远端分开两侧阴茎头翼瓣。缝合尿道板做尿道，尿道内留置导尿管。关闭阴茎头翼瓣，成形正位尿道口。对于阴茎上翘尚未矫正者，需要距冠状沟1.0cm环行切开包皮。腹侧切至阴茎深筋膜，背侧切断尿道板达阴茎海绵体白膜。阴茎皮肤呈脱套状退至阴茎根，松解尿道板。切断阴茎悬韧带，将阴茎海绵体脚的绝大部分从耻骨分离，以伸长并矫正阴茎上翘。取腹侧包皮做成岛状皮瓣转至背侧插至尿道板中央代尿道。尿道内留置导尿管。

三十一、尿道吻接术

手术分级：三级

平卧位，常规消毒，铺巾，异位尿道外口开大，在两尿道断端之间纵形切开至浅筋膜，以导尿管为支撑，局部皮瓣或黏膜瓣翻转缝合两层，形成缺损段尿道，连接缺损段两断端尿道口，两侧组织缝合覆盖阴茎腹侧创面，留置引流、导尿管，仔细检查术野是否有出血，彻底止血。不含导尿术、皮瓣覆盖、阴囊筋膜皮瓣或阴囊中隔岛状皮瓣转移术。

三十二、前尿道吻合术

手术分级：三级

平卧位，会阴消毒，用金属尿道探子确定尿道狭窄的部位后，在狭窄的阴茎侧面做直切口，长3～4cm。用小拉钩将旁边的包皮切缘拉向中央，使切口移至腹侧，显露尿道局限的狭窄段，分离和切除狭窄部位，将远近尿道断端拉拢，用3-0可吸收线间断缝合尿道黏膜，重新吻合切断的尿道。取去拉钩使阴茎包皮切口复位至侧面，用1号丝间断逐层缝合关闭切口。此时尿道吻合口表面覆盖的是完整的包皮，不易形成尿瘘。伤口处可放置橡皮引流片。

三十三、后尿道吻合术

手术分级：四级

高截石位，做耻骨上膀胱切开，小心探查膀胱及后尿道，若有结石须彻底清除，注意膀胱有无憩室，有无膀胱颈挛缩。做会阴部倒U形切口，向前达阴囊后方，向后达两坐骨粗隆前内侧。于覆盖球海绵体肌的筋膜浅面和皮瓣分离。此切口的优点是当无法做尿道吻合时，可改做后尿道切开术。

中线切开球海绵体肌，剥离尿道球部，将球部完全分离直达尿生殖膈。认清进入三角韧带的尿道膜部，小心将其游离，在尿道的前、后方纵行切开尿生殖膈，环绕膜部尿道用尖刀小心切除瘢痕组织，直达狭窄的膜上尿道处，将尿道横断。海绵体神经血管束在前列腺尖部平面上，前列腺包膜与神经血管束的距离为1.5～3.0mm，从前列腺尖部的后外侧下行，穿过尿生殖膈至尿道和阴茎海绵体。在此部位分离应紧贴尿道及前列腺，以免损伤神经血管束，而致术后阳痿。继续切除前列腺尖附近的瘢痕组织，至显露正常的前列腺尖部，用手指探查证实已无硬实的瘢痕，指尖可通过尿道断端进入前列腺部尿道，膀胱、会阴双合检查时，感觉前列腺可有小范围的上下移动，说明瘢痕组织切除已充分，可以进行尿道吻合。将前尿道游离至耻骨联合下方，经充分游离后，尿道弹性延长可达2～3cm。用24号金属探子从尿道外口插入，经两断端进入膀胱，如果尿道无狭窄，探子能压向下方与躯干平行，说明尿道剥离及瘢痕切除已经充分。用2-0铬制肠线4～6针间断缝合尿道膜部与前列腺尖断端，缝线暂不打结。从尿道口插入20号导尿管通过吻合口进入膀胱，然后依次结扎吻合的缝线。冲洗伤口，将尿道球部用数针丝线固定于尿生殖膈筋膜。缝合球海绵体肌。伤口置橡皮条引流，逐层缝合关闭切口。留置耻骨上膀胱造瘘道。

三十四、女性尿道重建术

手术分级：四级

女性尿道重建术是一种复杂的手术，旨在修复或重建受损的尿道结构，以恢复正常的排尿功能。手术方式多样，包括阴道瓣膜重建术、膀胱黏膜重建术、前阴道瓣膜管状化术、改良的神经血管阴部大腿瓣膜重建术、膀胱壁瓣重建术、带蒂阴唇皮瓣背侧嵌入扩大成形术等方法。这些手术方法的选择取决于患者的具体情况，包括尿道损伤的程度、位置及患者的整体健康状况。每种方法都有其特定的适应证和可能的并发症，因此，在选择最适合的手术方法时需要仔细考虑。女性尿道重建术成功标准中的解剖修复成功定义主要包括尿道解剖结构的有效恢复、尿道功能的维持，以及并发症的有效控制。这些标准反映了手术目标不仅仅是恢复尿道的解剖形态，还包括确保尿道功能的正常运作和减少术后并发症的发生。本条目的内涵仅介绍本单位常用的手术方式。

①游离尿道及膀胱颈。手术分两组协同进行，腹部组行下腹部耻骨上横切口或腹正中旁切口，常规显露膀胱前壁，阴道组于阴蒂下方前庭做一小横切口，紧贴耻骨联合下缘向耻骨后分离阴道前壁，必要时再纵行切开阴道前壁，两组互相引导，相互协作，将膀胱颈及尿道分离出来。②提出膀胱颈。将膀胱颈做成游离缘，膀胱底部三角区亦应游离一部分，使膀胱颈部完全松解。用组织钳将已游离的膀胱颈提起，经由腹部切口拉出。③切取膀胱瓣。在膀胱前壁正中，切一全层膀胱瓣。由膀胱颈的前缘起，垂直向上，长5.0cm，宽3.0cm，膀胱瓣的基底与膀胱相连，以保证血供。④制作尿道。膀胱瓣衬以16F导尿管，用3-0可吸收肠线间断全层缝合，再用0号丝线间断缝合肌层。如此，即可将膀胱瓣做成长5.0cm、周径为3.0cm的平滑肌管。⑤缝合膀胱颈。将游离的膀胱颈用3-0可吸收线横行间断缝合，其肌层再用细丝线间断缝合加强，使整个膀胱及新形成的尿道呈壶状。⑥尿道会阴移植。将膀胱壁形成的平滑肌管经耻骨后由阴道拉出，置于尿道床的位置。肌管四周与其相邻的软组织用丝线缝合数针，以作固定，防其回缩。阴道前壁用2-0可吸收线间断缝合以覆盖新形成的尿道。重建的尿道口用3-0可吸收线与前庭黏膜间断全层缝合，固定在正常尿道口的位置上。重建的尿道内换以12号硅橡胶导尿管，妥善固定。⑦阴道内放一消毒干纱布。行耻骨上膀胱造口，耻骨后置橡皮条引流，关闭腹部切口。

三十五、男性尿道重建术

手术分级：四级

男性尿道重建术是一种复杂的手术，旨在修复或重建受损的尿道结构，以恢复正常的排尿功能。本条目的内涵仅介绍本单位常用的手术方式。

男性尿道重建术的手术步骤通常包括以下几个主要步骤。

①矫正阴茎下曲。在手术开始时，进行阴茎矫正，以确保手术过程中阴茎处于正确的位置。在阴茎头部缝一针牵引丝线，并在阴茎外侧离冠状沟0.3～0.5cm处平行冠状沟切开阴茎皮肤，达到腹侧尿道板处弯向近侧，与对侧切口会合。②切除受损组织并准备尿道板。切除尿道口近端发育不良的组织至良好尿道海绵体组织平面，并修剪至匙型。然后在紧贴阴茎干的白膜处采用可吸收线固定近端尿道。③重建尿道。使用阴囊皮肤或其他移植物（如包皮瓣、膀胱黏膜、口腔黏膜等）来重建尿道。例如，可以取阴囊正中纵行长4～5cm皮瓣，周围切开深达肉膜层，使用可吸收线缝合阴囊纵隔皮瓣，重建阴囊段尿道并与原尿道口端端吻合。④阴茎皮肤整形。在重建尿道后，进行阴茎皮肤整形。包括背侧包皮正中剪开，形成蝶状皮瓣，转移至阴茎腹侧，并缝合新尿道口。⑤缝合和固定。将新形成的尿道与原尿道口吻合，并确保所有缝合处牢固。留置引流管皮片。

以上步骤可能会根据患者的具体情况和手术类型有所不同，但总体上男性尿道重建术均包括矫正、切除、重建和缝合等关键步骤。

三十六、经尿道射精管切开术

手术分级：三级

经尿道射精管切开术（transurethral resection of the ejaculatory duct, TURED）是一种用于治疗射精管梗阻的手术方法。平卧位，全身麻醉或局部麻醉。在麻醉成功后，置入电切镜。通过电切镜切开精阜。如果在切开后有浑浊液体通过切口溢出，并且抽吸液体后镜检可见精子，则证明电切位置正确，射精管梗阻解除。在直肠内放入手指引导前列腺的位置，以确保手术的准确性。手术后，观查尿道口是否有浑浊液体溢出，通过显微镜观察液体中是否含有精子，以确认梗阻是否已经解除。

三十七、阴茎海绵体尿道海绵体分流术

手术分级：三级

平卧位，经会阴部阴茎阴囊交界正中纵切口或阴茎侧面切口，长约5cm。切开皮肤、皮下组织和球海绵体肌，显露阴茎海绵体及尿道海绵体。自尿道海绵体一侧分离阴茎海绵体至中线汇合处，切除阴茎海绵体1.0～1.5cm的椭圆形白膜。轻压海绵体，排出瘀血，待出现新鲜血液，用肝素生理盐水冲洗阴茎松软后，在相应的尿道海绵体上做近似的切口，用5-0尼龙线间断或连续吻合两切口的后壁和前壁。仔细检查术野是否有出血，彻底止血，皮下放置橡皮引流条。逐层缝合关闭切口，包扎。

第八章

阴茎手术

一、阴茎延长术

手术分级：三级

平卧位，术前清洗会阴、备皮，常规消毒，铺巾。患者取平卧位，选择合适的麻醉方式进行麻醉。在阴茎根部做弧形、倒V形、W形或其他形状的切口，切开皮肤。分离阴茎浅悬韧带并紧靠耻骨联合切断，分离阴茎深悬韧带并将其大部分切断。必要时可进一步分离出两侧阴茎海绵体脚20～30cm，向中央拉拢缝合，进一步延长阴茎。仔细检查术野是否有出血，彻底止血，将耻骨弓两侧的结缔组织和脂肪组织向中央拉拢缝合，衬垫于耻骨弓的最低处。然后将阴茎根部两侧皮肤缝合固定于耻骨弓处的脂肪垫上，以防止韧带切断后的创面再度粘连。缝合创口皮下组织，可选用不同的局部皮瓣包绕阴茎根部和封闭创面。

二、包皮环切术

手术分级：二级

平卧位，常规消毒，铺巾，保留适当长短的包皮内板及外板，使用手工或一次性切割缝合器，在阴茎包皮口环形切开包皮全层并切除，仔细检查术野是否有出血，彻底止血，缝合伤口，包扎。

三、阴茎包皮过短矫形术

手术分级：二级

平卧位，常规消毒，铺巾，沿阴茎冠状沟或阴茎根部环形切开阴茎皮肤皮下，松解粘连至牵拉无短缩，创面应用游离皮片或于阴囊部设计局部皮瓣覆盖，留置导尿管。不含游离植皮术、局部皮瓣转移术。

四、包皮系带过短矫形术

手术分级：二级

平卧位，常规消毒，铺巾，系带处做横切口，松解粘连后，系带横切口做纵行缝合。

五、包茎口扩张术

手术分级：二级

平卧位，局部麻醉下，消毒，包皮口纵切，扩张包皮口，清洁阴茎头，缝合。

六、阴茎瘢痕松解术

手术分级：二级

平卧位，常规消毒，铺巾，麻醉，沿设计切口切开皮肤至深筋膜浅层，充分松解瘢痕组织，仔细检查术野是否有出血，彻底止血。不含植皮、皮瓣转移术。

七、龟头成形术

手术分级：二级

平卧位，常规消毒，铺巾，切除阴茎头下瘢痕组织，形成两侧龟头海绵体组织瓣向腹侧转移缝合，包绕尿道外口，留置导尿管。

八、阴茎畸形整形术

手术分级：二级

阴茎畸形整形术的手术步骤因具体的畸形类型和手术方法而有所不同，主要步骤为阴囊皮肤切开，暴露阴茎海绵体，修正海绵体，缝合固定，缝合阴茎各层。

九、阴茎弯曲矫正术

手术分级：二级

平卧位，常规消毒，铺巾，使用前列地尔阴茎海绵体注射，使阴茎处于充分勃起状态，于阴茎弯曲最高点远近端使用2-0血管缝线缝扎，远近端缝线打结，将阴茎海绵体伸直，局部包皮瓣移位缝合，仔细检查术野是否有出血，彻底止血，留置导尿管。

十、阴茎活组织检查

手术分级：二级

平卧位，常规消毒，铺巾，于阴茎病损处取组织，送病理活检。

十一、隐匿型阴茎矫治术

手术分级：二级

排除肥胖导致的阴茎体埋缩。一般选择在学龄前完成。①切开与分离。首先在阴茎腹侧正中进行纵行切口，向上至包皮口，切开狭窄环，向下至阴茎阴囊角，并在冠状沟下方环形切开，充分暴露术野。然后纵向切开包皮内外板，直至白膜层。②脱套和松解。将阴茎皮肤逆向脱套至阴茎根部背侧正中的阴茎悬韧带及呈U形。切断异常增生的肉膜和纤维条索组织，保护精索和尿道。③固定和缝合。在阴茎根部两侧真皮层缝合固定于耻骨骨膜上，向外固定于阴茎根部2点、10点方向的真皮层。缝合阴茎白膜与相对应位置的阴茎根部肉膜层及皮肤真皮层。④处理脂肪和筋膜。切除耻骨前脂肪垫，使阴茎处于伸直状态，防止回缩。在阴茎深浅筋膜之间向下游离至根部，切断浅悬韧带，选择性放置异体真皮补片填充耻骨下方间隙。术后常规应用弹力绷带包扎，留置导尿管。

十二、阴茎阴囊粘连矫治术

手术分级：二级

平卧位，常规消毒，铺巾，以导尿管为支撑，做V形或Y形切口，切开阴茎阴囊交界处，切断筋膜层血管及纤维条索，仔细检查术野是否有出血，彻底止血，分离阴茎及阴囊，将形成的两侧阴囊皮瓣交叉移位缝合。不含阴茎腹侧延长术、蹼状阴茎矫治。

十三、阴茎再植术

手术分级：四级

平卧位，常规消毒，铺巾，局部清创，于阴茎离断部位分离出尿道及血管，将离断的阴茎体、尿道、血管在显微镜下与近断端相应组织进行吻合，留置导尿管。

十四、阴茎支撑体植入术

手术分级：四级

平卧位，常规消毒，时间最少5分钟，阴茎阴囊切口，使用扩张器扩张阴茎海绵体隧道，植入支撑体，关闭白膜，于膀胱侧间隙置入储水囊，阴囊内置入开关，将支撑体储水囊和开关连接好，充水试验支撑体是否可以正常勃起，逐层缝合关闭切口，切口加压包扎。

十五、阴茎内部假体去除术

手术分级：四级

平卧位，常规消毒，阴茎阴囊切口，将阴茎假体及储水囊去除，仔细检查术野是否有出血，彻底止血，逐层关闭，伤口加压包扎。

十六、阴茎阴囊皮肤撕脱伤回植术

手术分级：四级

平卧位，常规消毒，铺巾，阴茎阴囊皮肤撕脱伤，常规清创，将与人体相连有血运的撕脱组织，清创后复位缝合，将已失去血运的组织，修剪成全厚或中厚皮片回植于创面上，包堆适度加压固定，留置导尿管。

十七、阴茎赘生物切除术

手术分级：二级

平卧位，局部消毒，局部麻醉，高频电刀电灼赘生物，仔细检查术野是否有出血，彻底止血，包扎。不含病理学检查。

十八、阴茎外伤清创缝合术

手术分级：二级

平卧位，消毒，清洁伤口，仔细检查术野是否有出血，彻底止血，显微镜下缝合创面。

十九、阴茎白膜修补术

手术分级：三级

平卧位，术前充分消毒手术区域，清洁伤口，彻底仔细检查术野是否有出血，彻底止血以保持术野清晰。找到破裂的白膜后，进行修补，确保白膜的完整性，恢复其结构和功能。最后，检查止血情况，确保无出血点后结束手术。

二十、阴茎部分切除术

手术分级：三级

平卧位，标记手术部位，消毒铺单。阴茎根部放置止血带。将阴茎远端及肿瘤部分用消毒避孕套包裹，再用粗丝线或橡皮筋于包裹之近端结扎，以免肿瘤组织扩散。沿标记线环形切开，直至分离出阴茎白膜，再将背侧的血管神经束分离并结扎，沿该平面向远端分离，在距阴茎海绵体 1 ～ 2cm 处横断尿道，并将横断的尿道末端分离为上、下两瓣，将黏膜外翻与断端皮缘缝合，形成稍向外凸的尿道外口。缝合阴茎海绵体白膜和皮肤，并做尿道口整形。注意术后有无渗血。

二十一、阴茎肿物切除术

手术分级：二级

平卧位，设计切口，常规消毒、铺巾，进行局部麻醉或全身麻醉。完整切除阴茎肿物，随后缝合皮肤，注意切口整齐，不要损伤尿道，预防感染。

二十二、阴茎硬结切除术

手术分级：二级

平卧位，术前消毒手术区域，局部麻醉。使用电刀逐层切开皮肤和组织，仔细显露斑块。切除斑块后，修补白膜缺损，确保组织完整性和功能恢复。最后，逐层缝合关闭切口，注意缝合整齐，防止感染和术后并发症。

二十三、阴茎囊肿切除术

手术分级：二级

平卧位，术前对手术区域进行消毒，局部麻醉后，仔细分离囊肿及周围组织，确保完整切除囊肿。切除后，检查术野，确认无出血和残留囊肿组织，最后逐层缝合关闭切口，确保切口整齐，预防感染。

二十四、阴囊病损切除术

手术分级：二级

平卧位，设计切口，常规消毒、铺巾，进行局部麻醉或全身麻醉。完整切除阴囊病损，随后缝合皮肤，注意切口整齐，预防感染。

二十五、阴囊切开引流术

手术分级：二级

平卧位，在麻醉下进行，术前充分消毒并铺单。对阴囊皮肤进行多处切开引流，必要时使用3%过氧化氢溶液进行局部冲洗。彻底切除坏死组织，确保感染区域清理干净。通常无需植皮，坏疽部位可自行修复；若皮肤缺损较大，待感染控制、创面清洁后可进行二期缝合或植皮以促进恢复。

二十六、阴囊活组织检查

手术分级：二级

平卧位，常规消毒，铺巾，于阴茎病损处取组织，送病理活检。

二十七、阴囊修补术

手术分级：二级

平卧位，常规消毒，铺巾，对阴囊受伤处进行清创缝合，修补外伤伤口。术后局部加压包扎。

二十八、阴茎全切术

手术分级：四级

平卧位，术前充分消毒手术区域，包裹肿瘤以防扩散，仔细游离阴茎组织。切断尿道后，精确切断阴茎海绵体。进行尿道会阴移植，确保尿道功能的恢复。最后，逐层缝合关闭切口，注意切口整齐，预防感染和术后并发症。

二十九、阴茎阴囊全切除术

手术分级：四级

截石位，术前充分消毒手术区域，仔细游离阴茎组织，阻断相关血管，分离并夹闭背动静脉。切断尿道和阴茎海绵体，确保切口整齐。随后切除阴囊，并进行阴囊部位的植皮。进行尿道会阴部造口，确保尿道功能恢复。最后，逐层缝合关闭切口，注意切口整齐，预防感染及并发症。该手术不包含尿流改道。

三十、阴茎癌根治性手术

手术分级：四级

截石位，术前充分消毒手术区域，包裹肿瘤以防扩散，仔细游离阴茎组织，阻断相关血管，分离并夹闭背动静脉。清除阴茎根部周围的脂肪及淋巴组织，彻底清除腹股沟淋巴结和髂淋巴结。切断尿道及阴茎海绵体后，进行尿道会阴移植，确保尿道功能恢复。最后，逐层缝合关闭切口，注意切口的整齐，防止感染和术后并发症。该手术不包含盆腔淋巴结清扫。

三十一、腹股沟淋巴结清扫术

手术分级：四级

平卧位，术前对外阴和腹股沟区域进行彻底常规消毒、铺巾。手术方式可采用开放、经腹腔镜或经机器人辅助腹腔镜技术。根据手术方式在腹股沟区域制备操作空间。首先，清扫皮下组织及腹股沟淋巴结，暴露并切开阔筋膜，以充分显露淋巴结和重要解剖结构。其次，分离并结扎大隐静脉，确保血管的安全处理。缝扎阴部外动脉以防止术中及术后出血。继续清扫股三角区域的淋巴结，确保彻底清除病变组织。再次，对腹股沟区域的淋巴结进行清扫，保证彻底清除病变或可疑组织。最后，逐层缝合关闭切口，确保切口整齐，预防术后感染。术中注意止血和保护大血管、神经及周围组织的完整性，确保手术的安全性和效果。

1. 开放左侧腹股沟淋巴结清扫术

平卧位，术前对左侧腹股沟和外阴区域进行彻底消毒并铺巾。采用开放手术方式，通过左侧腹股沟区域的皮肤切口进入手术区域。切开皮下组织，显露阔筋膜，清扫皮下组织及左侧腹股沟的淋巴结。切开左侧阔筋膜后，分离并结扎左侧大隐静脉，缝扎左侧阴部外动脉。继续清扫左侧股三角区和腹股沟区域的淋巴结，确保彻底清除病变组织。逐层缝合关闭切口，留置腹股沟皮下负压引流管，并加压包扎。

2. 开放右侧腹股沟淋巴结清扫术

平卧位，术前对右侧腹股沟和外阴区域进行彻底消毒并铺巾。采用开放手术方式，通过右侧腹股沟区域的皮肤切口进入手术区域。切开皮下组织，显露阔筋膜，清扫皮下组织及右侧腹股沟的淋巴结。切开右侧阔筋膜后，分离并结扎右侧大隐静脉，缝扎右侧阴部外动脉。继续清扫右侧股三角区和腹股沟区域的淋巴结，确保彻底清除病变组织。逐层缝合关闭切口，留置腹股沟皮下负压引流管，并加压包扎。

3. 开放双侧腹股沟淋巴结清扫术

平卧位，术前对双侧腹股沟和外阴区域进行彻底消毒并铺巾。采用开放手术方式，首先通过右侧腹股沟区域的皮肤切口进入手术区域。切开右侧皮下组织，显露阔筋膜，清扫皮下组织及右侧腹股沟的淋巴结。切开右侧阔筋膜后，分离并结扎右侧大隐静脉，缝扎右侧阴部外动脉，继续清扫右侧股三角区淋巴结。完成右侧手术后，同法完成左侧腹股沟淋巴结清扫。逐层缝合关闭切口，分别留置腹股沟皮下负压引流管，并加压包扎。

4. 腹腔镜左侧腹股沟淋巴结清扫术

平卧位，术前对左侧腹股沟和外阴区域进行彻底消毒并铺巾。建立左侧腹股沟区域腹腔镜操作空间。通过腹腔镜切开皮下组织并显露左侧阔筋膜，清扫皮下组织及左侧腹股沟淋巴结。切开左侧阔筋膜后，分离并结扎左侧大隐静脉，缝扎左侧阴部外动脉。继续通过腹腔镜清扫左侧股三角区和腹股沟区域的淋巴结，确保彻底清除病变组织。逐层缝合关闭切口，留置腹股沟皮下负压引流管，并加压包扎。

5. 腹腔镜右侧腹股沟淋巴结清扫术

平卧位，术前对右侧腹股沟和外阴区域进行彻底消毒并铺巾。建立右侧腹股沟区域腹腔镜操作空间。通过腹腔镜切开皮下组织并显露右侧阔筋膜，清扫皮下组织及右侧腹股沟淋巴结。切开右侧阔筋膜后，分离并结扎右侧大隐静脉，缝扎右侧阴部外动脉。继续通过腹腔镜清扫右侧股三角区和腹股沟区域的淋巴结，确保彻底清除病变组织。逐层缝合关闭切口，留置腹股沟皮下负压引流管，并加压包扎。

6. 腹腔镜双侧腹股沟淋巴结清扫术

平卧位，术前对双侧腹股沟和外阴区域进行彻底消毒并铺巾。通过腹腔镜技术，首先在右侧腹股沟区域制备操作空间并放置套管，切开右侧皮下组织并显露右侧阔筋膜，清扫右侧股三角区及腹股沟的淋巴结。切开右侧阔筋膜后，分离并结扎右侧大隐静脉，缝扎右侧阴部外动脉。完成右侧清扫后，同法完成左侧腹股沟淋巴结清扫。逐层缝合关闭切口，留置腹股沟皮下负压引流管，并加压包扎。

7. 机器人辅助腹腔镜左侧腹股沟淋巴结清扫术

平卧位，术前对左侧腹股沟和外阴区域进行彻底消毒并铺巾。使用机器人辅助腹腔镜技术，在左侧腹股沟区域制备操作空间，放置机器人操作臂并连接控制台。通过机器人辅助腹腔镜切开皮下组织，显露左侧阔筋膜，清扫左侧皮下组织及腹股沟淋巴结。切开左侧阔筋膜后，分离并结扎左侧大隐静脉，缝扎左侧阴部外动脉。继续清扫左侧股三角区淋巴结，确保彻底清除病变组织。逐层缝合关闭切口，留置腹股沟皮下负压引流管，并加压包扎。

8. 机器人辅助腹腔镜右侧腹股沟淋巴结清扫术

平卧位，术前对右侧腹股沟和外阴区域进行彻底消毒并铺巾。使用机器人辅助腹腔镜技术，在右侧腹股沟区域制备操作空间，放置机器人操作臂并连接控制台。通过机器人辅助腹腔镜切开皮下组织，显露右侧阔筋膜，清扫右侧皮下组织及腹股沟淋巴结。切开右侧阔筋膜后，分离并结扎右侧大隐静脉，缝扎右侧阴部外动脉。继续清扫右侧股三角区淋巴结，确保彻底清除病变组织。逐层缝合关闭切口，留置腹股沟皮下负压引流管，并加压包扎。

9. 机器人辅助腹腔镜双侧腹股沟淋巴结清扫术

平卧位，术前对双侧腹股沟和外阴区域进行彻底消毒并铺巾。首先使用机器人辅助腹腔镜技术在右侧腹股沟区域制备操作空间，放置机器人操作臂并连接控制台。通过机器人辅助腹腔镜切开右侧皮下组织，显露右侧阔筋膜，清扫右侧皮下组织及腹股沟淋巴结。切开右侧阔筋膜后，分离并结扎右侧大隐静脉，缝扎右侧阴部外动脉，继续清扫右侧股三角区淋巴结。右侧手术完成后，同法完成左侧腹股沟淋巴结清扫。逐层缝合关闭切口，留置腹股沟皮下负压引流管，并加压包扎。

三十二、髂腹股沟淋巴结清扫术

手术分级：四级

髂腹股沟淋巴结清扫术主要用于治疗恶性肿瘤（如阴茎癌、外阴癌、恶性黑色素瘤等）的淋巴结转移，旨在清除髂外、腹股沟区及闭孔淋巴结。手术需精细操作以避免损伤周围血管、神经及淋巴结构。

平卧位或截石位，开放或经腹腔镜或经机器人辅助腹腔镜。清扫腹股沟韧带下方、大隐静脉周围及卵圆窝内的浅组淋巴结。沿髂外动静脉鞘向上分离至髂总动脉分叉处，清除血管旁淋巴结。沿闭孔神经及血管清除闭孔组淋巴结，将深、浅组淋巴结及脂肪组织整块移除。彻底止血，冲洗术野。留置腹股沟负压引流管（1～2根），预防淋巴囊肿及感染。逐层缝合阔筋膜、皮下组织及皮肤。局部加压包扎。

1. 开放左侧髂腹股沟淋巴结清扫术

平卧位，患侧下肢轻度外展外旋，膝关节稍屈曲。切口平行于腹股沟韧带，长10～15cm（上起髂前上棘内侧，下至股三角顶点）。若需清扫髂血管旁淋巴结，可向上延长至下腹部。切开皮肤及皮下脂肪，显露腹外斜肌腱膜及阔筋膜。清扫腹股沟韧带下方、大隐静脉周围及卵圆窝内的浅组淋巴结。结扎淋巴管预防术后淋巴漏。切开阔筋膜，分离股动脉、股静脉及股神经，避免损伤。结扎旋髂浅静脉、阴部外动静脉等分支。沿髂外动静脉鞘向上分离至髂总动脉分叉处，清除血管旁淋巴结。向内牵拉髂外静脉，进入闭孔窝。沿闭孔神经及血管清除闭孔组淋巴结，注意避免闭孔神经损伤。将深、浅组淋巴结及脂肪组织整块移除。彻底止血，冲洗术野。留置左侧腹股沟负压引流管（1～2根），预防淋巴囊肿及感染。逐层缝合阔筋膜、皮下组织及皮肤。局部加压包扎。

2. 开放右侧髂腹股沟淋巴结清扫术

平卧位，患侧下肢轻度外展外旋，膝关节稍屈曲。切口平行于腹股沟韧带，长10～15cm（上起髂前上棘内侧，下至股三角顶点）。若需清扫髂血管旁淋巴结，可向上延长至下腹部。切开皮肤及皮下脂肪，显露腹外斜肌腱膜及阔筋膜。清扫腹股沟韧带下方、大隐静脉周围及卵圆窝内的浅组淋巴结。结扎淋巴管预防术后淋巴漏。切开阔筋膜，分离股动脉、股静脉及股神经，避免损伤。结扎旋髂浅静脉、阴部外动静脉等分支。沿髂外动静脉鞘向上分离至髂总动脉分叉处，清除血管旁淋巴结。向内牵拉髂外静脉，进入闭孔窝。沿闭孔神经及血管清除闭孔组淋巴结，注意避免闭孔神经损伤。将深、浅组淋巴结及脂肪组织整块移除。彻底止血，冲洗术野。留置右侧腹股沟负压引流管（1～2根），预防淋巴囊肿及感染。逐层缝合阔筋膜、皮下组织及皮肤。局部加压包扎。

3. 开放双侧髂腹股沟淋巴结清扫术

平卧位，下肢轻度外展外旋，膝关节稍屈曲。切口平行于腹股沟韧带，长10～15cm（上起髂前上棘内侧，下至股三角顶点）。若需清扫髂血管旁淋巴结，可向上延长至下腹部。切开皮肤及皮下脂肪，显露腹外斜肌腱膜及阔筋膜。清扫腹股沟韧带下方、大隐静脉周围及卵圆窝内的浅组淋巴结。结扎淋巴管预防术后淋巴漏。切开阔筋膜，分离股动脉、股静脉及股神经，避免损伤。结扎旋髂浅静脉、阴部外动静脉等分支。沿髂外动静脉鞘向上分离至髂总动脉分叉处，清除血管旁淋巴结。向内牵拉髂外静脉，进入闭孔窝。沿闭孔神经及血管清除闭孔组淋巴结，注意避免闭孔神经损伤。将深、浅组淋巴结及脂肪组织整块移除。彻底止血，冲洗术野。留置腹股沟负压引流管（1～2根），预防淋巴囊肿及感染。逐层缝合阔筋膜、皮下组织及皮肤。局部加压包扎。重复以上步骤，完成对侧髂腹股沟淋巴结清扫。

4. 腹腔镜左侧髂腹股沟淋巴结清扫术

改良截石位（头低足高15°～20°），患侧下肢轻度外展，术侧上肢内收。建立下腹部腹腔镜操作空间。切开腹膜，进入髂血管区。切开髂外动脉鞘，显露血管。沿血管表面向头侧分离至髂总动脉分叉处。清除髂外动静脉周围淋巴脂肪组织，注意结扎淋巴管（超声刀或夹闭）。向内牵拉髂外静脉，进入闭孔窝。识别闭孔神经（避免牵拉或电灼损伤）。沿闭孔动静脉及神经表面锐性分离，整块切除淋巴组织。向下延伸至腹股沟韧带深面，清除股管淋巴结。保留股血管鞘完整，避免损伤股神经。将标本装入取物袋，避免切口种植转移。留置负压引流管于左侧闭孔窝及髂血管区。逐层缝合伤口。撤走腹腔镜设备，改平卧位，附加腹股沟区小切口（3～5cm）开放清扫浅组淋巴结。留置左侧腹股沟负压引流管（1～2根），局部加压包扎。

5. 腹腔镜右侧髂腹股沟淋巴结清扫术

改良截石位（头低足高15°～20°），患侧下肢轻度外展，术侧上肢内收。建立下腹部腹腔镜操作空间。切开腹膜，进入髂血管区。切开髂外动脉鞘，显露血管。沿血管表面向头侧分离至髂总动脉分叉处。清除髂外动静脉周围淋巴脂肪组织，注意结扎淋巴管（超声刀或夹闭）。向内牵拉髂外静脉，进入闭孔窝。识别闭孔神经（避免牵拉或电灼损伤）。沿闭孔动静脉及神经表面锐性分离，整块切除淋巴组织。向下延伸至腹股沟韧带深面，清除股管淋巴结。保留股血管鞘完整，避免损伤股神经。将标本装入取物袋，避免切口种植转移。留置负压引流管于右侧闭孔窝及髂血管区。逐层缝合伤口。撤走腹腔镜设备，改平卧位，附加腹股沟区小切口（3～5cm）开放清扫浅组淋巴结。留置右侧腹股沟负压引流管（1～2根），局部加压包扎。

6. 腹腔镜双侧髂腹股沟淋巴结清扫术

改良截石位（头低足高15°～20°），下肢轻度外展，上肢内收。建立下腹部腹腔镜操作空间。切开腹膜，进入髂血管区。切开髂外动脉鞘，显露血管。沿血管表面向头侧分离至髂总动脉分叉处。清除髂外动静脉周围淋巴脂肪组织，注意结扎淋巴管（超声刀或夹闭）。向内牵拉髂外静脉，进入闭孔窝。识别闭孔神经（避免牵拉或电灼损伤）。沿闭孔动静脉及神经表面锐性分离，整块切除淋巴组织。向下延伸至腹股沟韧带深面，清除股管淋巴结。保留股血管鞘完整，避免损伤股神经。将标本装入取物袋，避免切口种植转移。留置负压引流管于双侧闭孔窝及髂血管区。逐层缝合伤口。撤走腹腔镜设备，改平卧位，附加右侧腹股沟区小切口（3～5cm）开放清扫浅组淋巴结。留置右侧腹股沟负压引流管（1～2根），局部加压包扎。重复以上步骤，完成左侧腹股沟浅组淋巴结清扫。

7. 机器人辅助腹腔镜左侧髂腹股沟淋巴结清扫术

改良截石位（头低足高15°～20°），患侧下肢轻度外展，术侧上肢内收。建立机器人辅助腹腔镜下腹部操作空间。切开腹膜，进入髂血管区。切开髂外动脉鞘，显露血管。沿血管表面向头侧分离至髂总动脉分叉处。清除髂外动静脉周围淋巴脂肪组织，注意结扎淋巴管（超声刀或夹闭）。向内牵拉髂外静脉，进入闭孔窝。识别闭孔神经（避免牵拉或电灼损伤）。沿闭孔动静脉及神经表面锐性分离，整块切除淋巴组织。向下延伸至腹股沟韧带深面，清除股管淋巴结。保留股血管鞘完整，避免损伤股神经。将标本装入取物袋，避免切口种植转移。留置负压引流管于左侧闭孔窝及髂血管区。逐层缝合伤口。撤走机器人设备，改平卧位，附加腹股沟区小切口（3～5cm）开放清扫浅组淋巴结。留置左侧腹股沟负压引流管（1～2根），局部加压包扎。

8. 机器人辅助腹腔镜右侧髂腹股沟淋巴结清扫术

改良截石位（头低足高15°～20°），患侧下肢轻度外展，术侧上肢内收。建立机器人辅助腹腔镜下腹部操作空间。切开腹膜，进入髂血管区。切开髂外动脉鞘，显露血管。沿血管表面向头侧分离至髂总动脉分叉处。清除髂外动静脉周围淋巴脂肪组织，注意结扎淋巴管（超声刀或夹闭）。向内牵拉髂外静脉，进入闭孔窝。识别闭孔神经（避免牵拉或电灼损伤）。沿闭孔动静脉及神经表面锐性分离，整块切除淋巴组织。向下延伸至腹股沟韧带深面，清除股管淋巴结。保留股血管鞘完整，避免损伤股神经。将标本装入取物袋，避免切口种植转移。留置负压引流管于右侧闭孔窝及髂血管区。逐层缝合伤口。撤走机器人设备，改平卧位，附加腹股沟区小切口（3 ～ 5cm）开放清扫浅组淋巴结。留置右侧腹股沟负压引流管（1 ～ 2 根），局部加压包扎。

9. 机器人辅助腹腔镜双侧髂腹股沟淋巴结清扫术

改良截石位（头低足高 15°～ 20°），下肢轻度外展，上肢内收。建立机器人辅助腹腔镜下腹部操作空间。切开腹膜，进入髂血管区。切开髂外动脉鞘，显露血管。沿血管表面向头侧分离至髂总动脉分叉处。清除髂外动静脉周围淋巴脂肪组织，注意结扎淋巴管（超声刀或夹闭）。向内牵拉髂外静脉，进入闭孔窝。识别闭孔神经（避免牵拉或电灼损伤）。沿闭孔动静脉及神经表面锐性分离，整块切除淋巴组织。向下延伸至腹股沟韧带深面，清除股管淋巴结。保留股血管鞘完整，避免损伤股神经。将标本装入取物袋，避免切口种植转移。留置负压引流管于闭孔窝及髂血管区。逐层缝合伤口。撤走机器人设备，改平卧位，附加右侧腹股沟区小切口（3 ～ 5cm）开放清扫浅组淋巴结。留置右侧腹股沟负压引流管（1 ～ 2 根），局部加压包扎。重复以上步骤，完成左侧腹股沟浅组淋巴结清扫。

三十三、盆腔淋巴结清扫术

手术分级：四级

平卧位，术前对整个盆腔区域进行彻底消毒并铺巾。采用开放、经腹腔镜或经机器人辅助腹腔镜技术，根据手术方式开腹或在盆腔区域制备操作空间。首先探查盆腹腔及盆腔淋巴结，剪开后腹膜，暴露盆腔双侧的血管和淋巴解剖结构。行髂总、髂内、髂外、闭孔及腹股沟深淋巴结组的淋巴结清扫，确保彻底清除病变组织。留置盆腔引流管，逐层缝合关闭切口，注意切口的整齐和预防感染。

1. 开放左侧盆腔淋巴结清扫术

平卧位，术前对整个盆腔区域进行彻底消毒并铺巾。采用开放手术方式，开腹后探查盆腹腔及盆腔淋巴结，剪开后腹膜，暴露左侧盆腔的血管和淋巴解剖结构。行左侧髂总、髂内、髂外、闭孔及腹股沟深淋巴结组的清扫，确保彻底清除病变组织。留置盆腔引流管。逐层缝合关闭切口，注意切口的整齐和预防感染。

2. 开放右侧盆腔淋巴结清扫术

平卧位，术前对整个盆腔区域进行彻底消毒并铺巾。采用开放手术方式，开腹后探查盆腹腔及盆腔淋巴结，剪开后腹膜，暴露右侧盆腔的血管和淋巴解剖结构。行右侧髂总、髂内、髂外、闭孔及腹股沟深淋巴结组的清扫，确保彻底清除病变组织。留置盆腔引流管。逐层缝合关闭切口，注意切口的整齐和预防感染。

3. 开放双侧盆腔淋巴结清扫术

平卧位，术前对整个盆腔区域进行彻底消毒并铺巾。采用开放手术方式，开腹后探查盆腹腔及盆腔淋巴结，剪开后腹膜，依次暴露右侧和左侧盆腔的血管和淋巴解剖结构。首先行右侧髂总、髂内、髂外、闭孔及腹股沟深淋巴结组的清扫，完成右侧后，同法进行左侧的淋巴结清扫。留置盆腔引流管。逐层缝合关闭切口，确保切口的整齐和预防感染。

4. 腹腔镜左侧盆腔淋巴结清扫术

平卧位，术前对整个盆腔区域进行彻底消毒并铺巾。通过腹腔镜技术，在盆腔区域制备操作空间并放置套管，探查盆腹腔及左侧盆腔淋巴结。剪开后腹膜，暴露左侧盆腔的血管和淋巴解剖结构。行左侧髂总、髂内、髂外、闭孔及腹股沟深淋巴结组的清扫。留置盆腔引流管，逐层缝合关闭切口，注意切口的整齐和预防感染。

5. 腹腔镜右侧盆腔淋巴结清扫术

平卧位，术前对整个盆腔区域进行彻底消毒并铺巾。通过腹腔镜技术，在盆腔区域制备操作空间并放置套管，探查盆腹腔及右侧盆腔淋巴结。剪开后腹膜，暴露右侧盆腔的血管和淋巴解剖结构。行右侧髂总、髂内、髂外、闭孔及腹股沟深淋巴结组的清扫。留置盆腔引流管，逐层缝合关闭切口，注意切口的整齐和预防感染。

6. 腹腔镜双侧盆腔淋巴结清扫术

平卧位，术前对整个盆腔区域进行彻底消毒并铺巾。通过腹腔镜技术，在盆腔区域制备操作空间并放置套管。探查盆腹腔及盆腔淋巴结，首先进行右侧髂总、髂内、髂外、闭孔及腹股沟深淋巴结组的清扫，完成右侧后，同法进行左侧的清扫。留置盆腔引流管，逐层缝合关闭切口，注意切口的整齐和预防感染。

7. 机器人辅助腹腔镜左侧盆腔淋巴结清扫术

平卧位，术前对整个盆腔区域进行彻底消毒并铺巾。通过机器人辅助腹腔镜技术，在盆腔区域制备操作空间，放置机器人操作臂并连接控制台。剪开后腹膜，暴露左侧盆腔的血管和淋巴解剖结构。行左侧髂总、髂内、髂外、闭孔及腹股沟深淋巴结组的清扫。留置盆腔引流管，逐层缝合关闭切口，注意切口的整齐和预防感染。

8. 机器人辅助腹腔镜右侧盆腔淋巴结清扫术

平卧位，术前对整个盆腔区域进行彻底消毒并铺巾。通过机器人辅助腹腔镜技术，在盆腔区域制备操作空间，放置机器人操作臂并连接控制台。剪开后腹膜，暴露右侧盆腔的血管和淋巴解剖结构。行右侧髂总、髂内、髂外、闭孔及腹股沟深淋巴结组的清扫。留置盆腔引流管，逐层缝合关闭切口，注意切口的整齐和预防感染。

9. 机器人辅助腹腔镜双侧盆腔淋巴结清扫术

平卧位，术前对整个盆腔区域进行彻底消毒并铺巾。通过机器人辅助腹腔镜镜技术，在盆腔区域制备操作空间，放置机器人操作臂并连接控制台。剪开后腹膜，首先清扫右侧髂总、髂内、髂外、闭孔及腹股沟深淋巴结组，完成右侧后，同法清扫左侧淋巴结。留置盆腔引流管，逐层缝合关闭切口，注意切口的整齐和预防感染。

第九章

腹膜后肿瘤

一、腹膜后肿物切除术

手术分级：四级

术前根据手术方式选择体位，若为经腹腔手术，取健侧半侧卧位。患侧抬高45°～60°；若为经腹膜后腔手术，取健侧卧位，抬高腰桥，暴露患侧。术前对腹部（经腹腔手术）或患侧腰部（经腹膜后腔手术）进行彻底消毒并铺巾。手术可采用开放、经腹腔镜或经机器人辅助腹腔镜技术。若为经腹腔手术，通过腹腔进入腹膜后区域；若为经腹膜后腔手术，通过患侧腰部切口或在腹膜后腔内制备操作空间进入腹膜后。探查腹膜后区域，确定肿瘤位置。手术过程中保护大血管、神经及相邻器官，确保肿瘤完整切除。切除肿物后，关闭后腹膜并仔细检查术野是否有出血，彻底止血，确保无活动性出血。术毕后，清点所有器具和纱布，确保无误后逐层缝合关闭切口。术中不涉及其他脏器切除及血管吻合术。

1. 开放经腹腔左侧腹膜后肿物切除术

平卧位，术前对腹部进行彻底消毒并铺巾。采用开放手术方式，通过腹腔切口进入腹膜后，探查腹腔和腹膜后区域，明确左侧肿瘤位置。保护大血管、神经及相邻器官，完整切除左侧腹膜后肿物，关闭后腹膜，仔细检查术野是否有出血，彻底止血。清点器具和纱布，确保无误后逐层缝合关闭切口。

2. 开放经腹腔右侧腹膜后肿物切除术

平卧位，术前对腹部进行彻底消毒并铺巾。采用开放手术方式，通过腹腔切口进入腹膜后，探查腹腔和腹膜后区域，明确右侧肿瘤位置。保护大血管、神经及相邻器官，完整切除右侧腹膜后肿物，关闭后腹膜，仔细检查术野是否有出血，彻底止血。清点器具和纱布，确保无误后逐层缝合关闭切口。

3. 腹腔镜经腹腔左侧腹膜后肿物切除术

患侧抬高45°～60°，术前对腹部进行彻底消毒并铺巾。通过腹腔镜技术，在腹腔内制备操作空间并放置套管，探查腹腔和左侧腹膜后区域，确定左侧肿瘤位置。保护大血管、神经及相邻器官，完整切除左侧腹膜后肿物，关闭后腹膜，仔细检查术野是否有出血，彻底止血。清点器具和纱布后逐层缝合关闭切口。

4. 腹腔镜经腹腔右侧腹膜后肿物切除术

患侧抬高45°～60°，术前对腹部进行彻底消毒并铺巾。通过腹腔镜技术，在腹腔内制备操作空间并放置套管，探查腹腔和右侧腹膜后区域，确定右侧肿瘤位置。保护大血管、神经及相邻器官，完整切除右侧腹膜后肿物，关闭后腹膜，仔细检查术野是否有出血，彻底止血。清点器具和纱布后逐层缝合关闭切口。

5. 机器人辅助腹腔镜经腹腔左侧腹膜后肿物切除术

患侧抬高45°～60°，术前对腹部进行彻底消毒并铺巾。通过机器人辅助腹腔镜技术，在腹腔内制备操作空间，放置机器人操作臂并连接控制台。探查腹腔和左侧腹膜后区域，确定左侧肿瘤位置。保护大血管、神经及相邻器官，完整切除左侧腹膜后肿物，关闭后腹膜，仔细检查术野是否有出血，彻底止血。清点器具和纱布后逐层缝合关闭切口。

6. 机器人辅助腹腔镜经腹腔右侧腹膜后肿物切除术

患侧抬高45°～60°，术前对腹部进行彻底消毒并铺巾。通过机器人辅助腹腔镜技术，在腹腔内制备操作空间，放置机器人操作臂并连接控制台。探查腹腔和右侧腹膜后区域，确定右侧肿瘤位置。保护大血管、神经及相邻器官，完整切除右侧腹膜后肿物，关闭后腹膜，仔细检查术野是否有出血，彻底止血。清点器具和纱布后逐层缝合关闭切口。

7. 开放经腹膜后腔左侧腹膜后肿物切除术

健侧卧位，抬高腰桥，暴露患侧，术前对左侧腰部进行彻底消毒并铺巾。采用开放手术方式，通过左侧腹膜后区域的切口进入腹膜后腔，探查腹膜后区域并确定肿瘤位置。保护大血管、神经及相邻器官，完整切除左侧腹膜后肿物，关闭后腹膜，仔细检查术野是否有出血，彻底止血。清点器具和纱布后逐层缝合关闭切口。

8. 开放经腹膜后腔右侧腹膜后肿物切除术

健侧卧位，抬高腰桥，暴露患侧，术前对右侧腰部进行彻底消毒并铺巾。采用开放手术方式，通过右侧腹膜后区域的切口进入腹膜后腔，探查腹膜后区域并确定肿瘤位置。保护大血管、神经及相邻器官，完整切除右侧腹膜后肿物，关闭后腹膜，仔细检查术野是否有出血，彻底止血。清点器具和纱布后逐层缝合关闭切口。

9. 腹腔镜经腹膜后腔左侧腹膜后肿物切除术

健侧卧位，抬高腰桥，暴露患侧，术前对左侧腰部进行彻底消毒并铺巾。通过腹腔镜技术，在左侧腹膜后区域制备操作空间并放置套管，探查腹膜后腔并确定左侧肿瘤位置。保护大血管、神经及相邻器官，完整切除左侧腹膜后肿物，关闭后腹膜，仔细检查术野是否有出血，彻底止血。清点器具和纱布后逐层缝合关闭切口。

10. 腹腔镜经腹膜后腔右侧腹膜后肿物切除术

健侧卧位，抬高腰桥，暴露患侧，术前对右侧腰部进行彻底消毒并铺巾。通过腹腔镜技术，在右侧腹膜后区域制备操作空间并放置套管，探查腹膜后腔并确定右侧肿瘤位置。保护大血管、神经及相邻器官，完整切除右侧腹膜后肿物，关闭后腹膜，仔细检查术野是否有出血，彻底止血。清点器具和纱布后逐层缝合关闭切口。

11. 机器人辅助腹腔镜经腹膜后腔左侧腹膜后肿物切除术

健侧卧位，抬高腰桥，暴露患侧，术前对左侧腰部进行彻底消毒并铺巾。通过机器人辅助腹腔镜技术，在左侧腹膜后腔制备操作空间，放置机器人操作臂并连接控制台。探查腹膜后腔并确定左侧肿瘤位置。保护大血管、神经及相邻器官，完整切除左侧腹膜后肿物，关闭后腹膜，仔细检查术野是否有出血，彻底止血。清点器具和纱布后逐层缝合关闭切口。

12. 机器人辅助腹腔镜经腹膜后腔右侧腹膜后肿物切除术

健侧卧位，抬高腰桥，暴露患侧，术前对右侧腰部进行彻底消毒并铺单。通过机器人辅助腹腔镜技术，在右侧腹膜后腔制备操作空间，放置机器人操作臂并连接控制台。探查腹膜后腔并确定右侧肿瘤位置。保护大血管、神经及相邻器官，完整切除右侧腹膜后肿物，关闭后腹膜，仔细检查术野是否有出血，彻底止血。清点器具和纱布后逐层缝合关闭切口。

二、睾丸肿瘤腹膜后淋巴结清扫术

手术分级：四级

若为经腹腔手术，如开放手术，一般取平卧位；如经腹腔镜或经机器人辅助腹腔镜手术，取患侧抬高45°～60°的体位，术前对腹部进行彻底消毒并铺巾；若为经腹膜后腔手术，取健侧卧位，抬高腰桥，暴露患侧，术前对患侧腰部进行彻底消毒并铺巾。手术方式可采用开放、经腹腔镜或经机器人辅助腹腔镜。根据选择的手术方式，通过腹腔或腹膜后腔进入腹膜后区域。①右侧清扫。自肾蒂平面上方2cm起，沿下腔静脉解剖至腹主动脉分叉处，切除所有脂肪、结缔组织及淋巴组织。同时清除腹主动脉与下腔静脉之间的淋巴结，继续向右清扫髂淋巴结。②左侧清扫。沿腹主动脉自肾蒂平面上方2cm起向下解剖至腹主动脉分叉处，切除所有脂肪、结缔组织及淋巴组织。同时切除腹主动脉与下腔静脉之间的淋巴结，向左沿髂血管解剖至左侧内环，切除髂淋巴结，并切除精索残端。若为双侧清扫，则先后清扫双侧淋巴结，确保彻底清除脂肪和淋巴组织。术中注意保护大血管和神经结构，确保彻底清除病变组织的同时保持手术安全。术毕后进行仔细检查术野是否有出血，彻底止血，清点器具及纱布，逐层缝合关闭切口，注意预防术后感染和并发症。

1. 开放经腹腔左侧腹膜后淋巴结清扫术

平卧位，消毒铺巾。腹部正中切口，从剑突至下腹中部，电刀逐层切开，打开结肠旁沟，进入腹膜后腔。沿腹主动脉，从肾蒂平面上方2cm开始向下解剖至腹主动脉分叉处，切除所有脂肪、结缔组织及淋巴组织。切除腹主动脉与下腔静脉之间的淋巴结，继续向左沿髂血管解剖，切除髂淋巴结，达左侧内环处。最后，切除精索残端并结扎。留置腹膜后腔引流管，逐层缝合关闭切口。

2. 开放经腹腔右侧腹膜后淋巴结清扫术

平卧位，消毒铺巾。腹部正中切口，从剑突至下腹中部，电刀逐层切开，打开结肠旁沟，进入腹膜后腔。自肾蒂平面上方2cm开始沿下腔静脉向下解剖至腹主动脉分叉处，切除所有脂肪、结缔组织及淋巴结，切除腹主动脉与下腔静脉之间的淋巴结。随后，自腹主动脉分叉处向右解剖至髂血管区域，切除髂淋巴结。留置腹膜后腔引流管，逐层缝合关闭切口。

3. 开放经腹腔双侧腹膜后淋巴结清扫术

平卧位，消毒铺巾。腹部正中切口，从剑突至下腹中部，电刀逐层切开。打开结肠旁沟，进入腹膜后腔。右侧：自肾蒂平面上方2cm开始沿下腔静脉解剖至腹主动脉分叉处，切除脂肪、结缔组织及淋巴结，同时清扫腹主动脉与下腔静脉之间的淋巴结，再向右清扫髂淋巴结。左侧：沿腹主动脉自肾蒂上方2cm解剖至腹主动脉分叉处，切除脂肪、结缔组织及淋巴组织，向左清扫髂淋巴结至左侧内环。留置腹膜后腔引流管，逐层缝合关闭切口。

4. 腹腔镜经腹腔左侧腹膜后淋巴结清扫术

健侧半侧卧位，左侧抬高45°～60°，消毒铺巾。建立经腹腹腔镜操作空间，打开结肠旁沟，进入腹膜后腔。游离左侧的脂肪和淋巴组织。自肾蒂上方2cm开始解剖至腹主动脉分叉处，切除脂肪和淋巴结，同时切除腹主动脉与下腔静脉之间的淋巴结，再沿髂血管解剖至左侧内环，切除髂淋巴结和精索残端。留置腹膜后腔引流管，逐层缝合关闭切口。

5. 腹腔镜经腹腔右侧腹膜后淋巴结清扫术

健侧半侧卧位，右侧抬高45°～60°，消毒铺巾。建立经腹腹腔镜操作空间，打开结肠旁沟，进入腹膜后腔。游离右侧的脂肪和淋巴组织。自肾蒂上方2cm开始解剖沿下腔静脉至腹主动脉分叉处，切除脂肪、结缔组织及淋巴组织，随后向右沿髂血管解剖，切除髂淋巴结。留置腹膜后腔引流管，逐层缝合关闭切口。

6. 腹腔镜经腹腔双侧腹膜后淋巴结清扫术

平卧位，头低足高，消毒铺巾。建立经腹腹腔镜操作空间，打开结肠旁沟，进入腹膜后腔。自右侧肾蒂上方2cm开始沿下腔静脉解剖至腹主动脉分叉处，清扫腹主动脉与下腔静脉之间的淋巴结，再向右清扫髂淋巴结。同法进入左侧腹膜后腔。自左侧肾蒂上方2cm开始解剖至腹主动脉分叉处，切除脂肪和淋巴结，同时切除腹主动脉与下腔静脉之间的淋巴结，再沿髂血管解剖至左侧内环，切除髂淋巴结和精索残端。留置腹膜后腔引流管，逐层缝合关闭切口。改变体位，重复以上步骤，完成对侧淋巴结清扫。

7. 机器人辅助腹腔镜经腹腔左侧腹膜后淋巴结清扫术

健侧半侧卧位，左侧抬高45°～60°，消毒铺巾。建立机器人辅助腹腔镜经腹腔操作空间，放置机器人操作臂并连接控制台。打开结肠旁沟，进入左侧腹膜后腔，沿左侧腹主动脉自肾蒂上方2cm解剖至腹主动脉分叉处，切除脂肪、结缔组织及淋巴结，随后沿髂血管解剖至左侧内环，切除髂淋巴结和精索残端。留置腹膜后腔引流管，逐层缝合关闭切口。

8. 机器人辅助腹腔镜经腹腔右侧腹膜后淋巴结清扫术

健侧半侧卧位，右侧抬高45°～60°，消毒铺巾。建立机器人辅助腹腔镜经腹腔操作空间，放置机器人操作臂并连接控制台。打开结肠旁沟，进入右侧腹膜后腔，沿右侧下腔静脉自肾蒂上方2cm解剖至腹主动脉分叉处，切除脂肪、结缔组织及淋巴结，随后向右清扫髂淋巴结。留置腹膜后腔引流管，逐层缝合关闭切口。

9. 机器人辅助腹腔镜经腹腔双侧腹膜后淋巴结清扫术

平卧位，头低足高，消毒铺巾。建立机器人辅助腹腔镜经腹腔操作空间，放置机器人操作臂并连接控制台。打开结肠旁沟，进入腹膜后腔，首先清扫右侧脂肪、结缔组织及淋巴结。自肾蒂上方2cm开始沿下腔静脉至腹主动脉分叉处，切除腹主动脉与下腔静脉之间的淋巴结，随后向右清扫髂淋巴结。同法进入左侧腹膜后腔。自肾蒂上方2cm开始解剖至腹主动脉分叉处，切除脂肪和淋巴结，同时切除腹主动脉与下腔静脉之间的淋巴结，再沿髂血管解剖至左侧内环，切除髂淋巴结和精索残端。留置腹膜后腔引流管，逐层缝合关闭切口。

第十章

精索静脉

一、精索静脉曲张高位结扎术

手术分级：三级

仰卧位或平卧位，15° ～ 30° 头低足高卧位，消毒，开放或经腹腔镜，分离，处理血管或组织，在腹股沟管或腹膜后分离，切断精索静脉，逐层缝合关闭切口。

1. 开放左侧精索静脉曲张高位结扎术

仰卧位，麻醉完成后，消毒铺巾。经腹膜后入路，从左髂前上棘内侧跨过内环口做切口，切开皮肤及皮下组织，沿腹外斜肌腱膜纤维切开，拉开腹内斜肌，切开腹横肌，在腹股沟韧带上方 3 ～ 5cm 处进入后腹腔。在腹膜后脂肪内的血管与输精管汇合处暴露血管束，在精索与输精管结合的水平上结扎精索静脉，冲洗伤口，并关闭腹壁各层。

2. 开放右侧精索静脉曲张高位结扎术

仰卧位，麻醉完成后，消毒铺巾。经腹膜后入路，从右髂前上棘内侧跨过内环口做切口，切开皮肤及皮下组织，沿腹外斜肌腱膜纤维切开，拉开腹内斜肌，切开腹横肌，在腹股沟韧带上方 3 ～ 5cm 处进入后腹腔。在腹膜后脂肪内的血管与输精管汇合处暴露血管束，在精索与输精管结合的水平上结扎精索静脉，冲洗伤口，并关闭腹壁各层。

3. 开放双侧精索静脉曲张高位结扎术

仰卧位，麻醉完成后，消毒铺巾。经腹膜后入路，从一侧髂前上棘内侧跨过内环口做切口，切开皮肤及皮下组织，沿腹外斜肌腱膜纤维切开，拉开腹内斜肌，切开腹横肌，在腹股沟韧带上方 3 ～ 5cm 处进入后腹腔。在腹膜后脂肪内的血管与输精管汇合处暴露血管束，在精索与输精管结合的水平上结扎精索静脉，冲洗伤口，并关闭腹壁各层。重复以上手术步骤，完成对侧手术。

4. 腹腔镜左侧精索静脉曲张高位结扎术

平卧位，15°～ 30°头低足高卧位，建立腹腔镜操作通道，建立气腹。沿左侧输精管远端与精索的汇合识别内环，在精索上方横向切开腹膜，钝性分离暴露静脉，结扎切断曲张静脉。逐层缝合关闭切口。

5. 腹腔镜右侧精索静脉曲张高位结扎术

平卧位，15°～ 30°头低足高卧位，建立腹腔镜操作通道，建立气腹。沿右侧输精管远端与精索的汇合识别内环，在精索上方横向切开腹膜，钝性分离暴露静脉，结扎切断曲张静脉。逐层缝合关闭切口。

6. 腹腔镜双侧精索静脉曲张高位结扎术

平卧位，15°～ 30°头低足高卧位，建立腹腔镜操作通道，建立气腹。沿着一侧输精管远端与精索的汇合识别内环，在精索上方横向切开腹膜，钝性分离暴露静脉，结扎切断曲张静脉。逐层缝合关闭切口。重复以上手术步骤，完成对侧手术。

二、精索静脉曲张结扎术

手术分级：三级

使用显微镜进行精索静脉结扎术。平卧位，经外环口下，寻找分离精索静脉，在显微镜下逐一结扎静脉，逐层缝合伤口。

1. 显微镜外环口下左侧精索静脉曲张结扎术

平卧位，在左侧腹股沟管外环口以下做斜切口，逐层切开皮肤、皮下组织和肌肉层，分离至精索位置，游离出精索静脉丛。使用手术显微镜放大4～6倍，仔细分离精索内的动脉、静脉和淋巴管。确认曲张的静脉后，提起并结扎曲张的精索静脉，同时切除中间一段静脉以彻底阻断静脉血流。在显微镜下精准识别并提起曲张的精索静脉，进行结扎。如果遇到曲张明显的精索外静脉及输精管静脉，也一并结扎。在手术过程中，特别注意保护精索内的动脉和淋巴管，避免损伤。完成静脉结扎后，仔细检查无出血点，逐层缝合关闭切口。

2. 显微镜外环口下右侧精索静脉曲张结扎术

平卧位，在右侧腹股沟管外环口以下做斜切口，逐层切开皮肤、皮下组织和肌肉层，分离至精索位置，游离出精索静脉丛。使用手术显微镜放大4～6倍，仔细分离精索内的动脉、静脉和淋巴管。确认曲张的静脉后，提起并结扎曲张的精索静脉，同时切除中间一段静脉以彻底阻断静脉血流。在显微镜下精准识别并提起曲张的精索静脉，进行结扎。如果遇到曲张明显的精索外静脉及输精管静脉，也一并结扎。在手术过程中，特别注意保护精索内的动脉和淋巴管，避免损伤。完成静脉结扎后，仔细检查无出血点，逐层缝合关闭切口。

3. 显微镜外环口下双侧精索静脉曲张结扎术

平卧位，在一侧腹股沟管外环口以下做斜切口，逐层切开皮肤、皮下组织和肌肉层，分离至精索位置，游离出精索静脉丛。使用手术显微镜放大4～6倍，仔细分离精索内的动脉、静脉和淋巴管。确认曲张的静脉后，提起并结扎曲张的精索静脉，同时切除中间一段静脉以彻底阻断静脉血流。在显微镜下精准识别并提起曲张的精索静脉，进行结扎。如果遇到曲张明显的精索外静脉及输精管静脉，也一并结扎。在手术过程中，特别注意保护精索内的动脉和淋巴管，避免损伤。完成静脉结扎后，仔细检查无出血点，逐层缝合关闭切口。重复以上手术步骤，完成对侧手术。

第十一章

睾丸手术

一、睾丸扭转整复术

手术分级：二级

平卧位，取阴囊切口，依次切开皮肤、肉膜，选择无血管区打开鞘膜，吸净清除淤积的鞘膜积液。挤出暴露睾丸，检查精索扭转方向及程度，进行复位，检查睾丸颜色、血运。将睾丸还纳回阴囊，将睾丸固定于阴囊壁或中隔，留置皮片引流，逐层缝合关闭切口。

1. 左侧睾丸扭转复位术

平卧位，取左侧阴囊切口，依次切开皮肤、肉膜，选择无血管区打开鞘膜，吸净清除淤积的鞘膜积液。挤出暴露左侧睾丸，检查精索扭转方向及程度，进行复位，检查睾丸颜色、血运。将睾丸还纳回阴囊，将睾丸固定于阴囊壁或中隔，留置皮片引流，逐层缝合关闭切口。

2. 右侧睾丸扭转复位术

平卧位，取右侧阴囊切口，依次切开皮肤、肉膜，选择无血管区打开鞘膜，吸净清除淤积的鞘膜积液。挤出暴露右侧睾丸，检查精索扭转方向及程度，进行复位，检查睾丸颜色、血运。将睾丸还纳回阴囊，将睾丸固定于阴囊壁或中隔，留置皮片引流，逐层缝合关闭切口。

二、睾丸鞘膜翻转术

手术分级：二级

平卧位，常规消毒后固定患侧阴囊，取阴囊前壁无血管区（双侧可取阴囊中隔切口或分侧切口），切开皮肤、肉膜及各层筋膜至鞘膜壁层。沿鞘膜壁层表面与提睾肌之间的无血管区钝性分离，将鞘膜囊挤出阴囊。于鞘膜囊前壁切开并吸尽液体，扩大切口，检查睾丸附睾正常、鞘膜囊不与腹腔相通、不合并精索鞘膜积液后，于距睾丸附睾边缘2cm处剪去多余鞘膜，边缘仔细检查术野是否有出血，彻底止血，将鞘膜壁翻转至睾丸附睾后侧对位缝合。睾丸下方及侧方鞘膜各与其后方的肉膜固定。仔细检查术野是否有出血，彻底止血，睾丸正位还纳于阴囊内，放置皮片引流，逐层缝合关闭切口。

1. 左侧睾丸鞘膜翻转术

平卧位，阴囊进行常规消毒并固定。选择左侧阴囊前壁无血管区进行切口，切开皮肤至鞘膜壁层。在鞘膜壁层与提睾肌之间钝性分离，挤出鞘膜囊。切开鞘膜囊前壁吸尽液体，扩大切口，确认睾丸附睾正常且鞘膜囊不与腹腔相通，无精索鞘膜积液后，剪去多余鞘膜并止血。将鞘膜壁翻转至睾丸附睾后侧并缝合。固定睾丸下方及侧方鞘膜，彻底止血后将睾丸还纳阴囊内，留置引流管，逐层缝合关闭切口。

2. 右侧睾丸鞘膜翻转术

平卧位，阴囊进行常规消毒并固定。选择右侧阴囊前壁无血管区进行切口，切开皮肤至鞘膜壁层。在鞘膜壁层与提睾肌之间钝性分离，挤出鞘膜囊。切开鞘膜囊前壁吸尽液体，扩大切口，确认睾丸附睾正常且鞘膜囊不与腹腔相通，无精索鞘膜积液后，剪去多余鞘膜并止血。将鞘膜壁翻转至睾丸附睾后侧并缝合。固定睾丸下方及侧方鞘膜，彻底止血后将睾丸还纳阴囊内，留置引流管，逐层缝合关闭切口。

3. 双侧睾丸鞘膜翻转术

平卧位，阴囊进行常规消毒并固定。选择一侧阴囊前壁无血管区进行切口，切开皮肤至鞘膜壁层。在鞘膜壁层与提睾肌之间钝性分离，挤出鞘膜囊。切开鞘膜囊前壁吸尽液体，扩大切口，确认睾丸附睾正常且鞘膜囊不与腹腔相通，无精索鞘膜积液后，剪去多余鞘膜并止血。将鞘膜壁翻转至睾丸附睾后侧并缝合。固定睾丸下方及侧方鞘膜，彻底止血后将睾丸还纳阴囊内，留置引流管，逐层缝合关闭切口。重复以上手术步骤，完成对侧手术。

三、睾丸鞘膜切除

手术分级：二级

平卧位，常规消毒后固定患侧阴囊，取阴囊前壁无血管区（双侧可取阴囊中隔切口或分侧切口），切开皮肤、肉膜及各层筋膜至鞘膜壁层。沿鞘膜壁层表面与提睾肌之间的无血管区钝性分离，将鞘膜囊挤出阴囊。于鞘膜囊前壁切开并吸尽液体，扩大切口，检查睾丸附睾正常、鞘膜囊不与腹腔相通、不合并精索鞘膜积液后，于距睾丸附睾边缘2cm处剪去多余鞘膜，边缘仔细检查术野是否有出血，彻底止血。睾丸下方肉膜固定。仔细检查术野是否有出血，彻底止血，睾丸正位还纳于阴囊内，放置皮片引流，逐层缝合关闭切口。

1. 左侧睾丸鞘膜切除术

平卧位，阴囊进行常规消毒并固定。选择左侧阴囊前壁无血管区进行切口，切开皮肤至鞘膜壁层。在鞘膜壁层与提睾肌间钝性分离，挤出鞘膜囊。切开鞘膜囊前壁吸尽液体，检查睾丸附睾正常且鞘膜囊不与腹腔相通，无精索鞘膜积液。剪去距睾丸附睾边缘2cm处多余鞘膜并止血。固定睾丸下方肉膜，彻底止血后将睾丸还纳阴囊内，放置引流片，逐层缝合关闭切口。

2. 右侧睾丸鞘膜切除术

平卧位，阴囊进行常规消毒并固定。选择右侧阴囊前壁无血管区进行切口，切开皮肤至鞘膜壁层。在鞘膜壁层与提睾肌间钝性分离，挤出鞘膜囊。切开鞘膜囊前壁吸尽液体，检查睾丸附睾正常且鞘膜囊不与腹腔相通，无精索鞘膜积液。剪去距睾丸附睾边缘2cm处多余鞘膜并止血。固定睾丸下方肉膜，彻底止血后将睾丸还纳阴囊内，放置引流片，逐层缝合关闭切口。

3. 双侧睾丸鞘膜切除术

平卧位，阴囊进行常规消毒并固定。选择一侧阴囊前壁无血管区进行切口，切开皮肤至鞘膜壁层。在鞘膜壁层与提睾肌间钝性分离，挤出鞘膜囊。切开鞘膜囊前壁吸尽液体，检查睾丸附睾正常且鞘膜囊不与腹腔相通，无精索鞘膜积液。剪去距睾丸附睾边缘2cm处多余鞘膜并止血。固定睾丸下方肉膜，彻底止血后将睾丸还纳阴囊内，放置引流片，逐层缝合关闭切口。重复以上手术步骤，完成对侧手术。

四、睾丸固定术

手术分级：二级

平卧位，常规消毒后固定患侧阴囊，取阴囊前壁无血管区（双侧可取阴囊中隔切口或分侧切口），切开皮肤、肉膜和各层筋膜及鞘膜。检查睾丸附睾正常，游离部分精索，睾丸侧方与下方肉膜固定数针。仔细检查术野是否有出血，彻底止血，放置皮片引流，逐层缝合关闭切口。

1. 左侧睾丸固定术

平卧位，常规消毒后固定患侧阴囊，取左侧阴囊前壁无血管区，切开皮肤、肉膜及各层筋膜及鞘膜。检查睾丸附睾正常，游离部分精索，睾丸侧方与下方肉膜固定数针。仔细检查术野是否有出血，彻底止血，放置皮片引流，逐层缝合关闭切口。

2. 右侧睾丸固定术

平卧位，常规消毒后固定患侧阴囊，取右侧阴囊前壁无血管区，切开皮肤、肉膜及各层筋膜及鞘膜。检查睾丸附睾正常，游离部分精索，睾丸侧方与下方肉膜固定数针。仔细检查术野是否有出血，彻底止血，放置皮片引流，逐层缝合关闭切口。

3. 双侧睾丸固定术

平卧位，常规消毒后固定患侧阴囊，取阴囊中隔切口，于阴囊前壁无血管区，切开皮肤、肉膜及各层筋膜及鞘膜。检查双侧睾丸附睾正常，游离部分精索，睾丸侧方与下方肉膜固定数针。仔细检查术野是否有出血，彻底止血，放置皮片引流，逐层缝合关闭切口。

五、睾丸切除术

手术分级：二级

平卧位，常规消毒后固定患侧阴囊，取阴囊前壁无血管区（双侧可取阴囊中隔切口或分侧切口），切开皮肤、肉膜及各层筋膜及鞘膜，翻转鞘膜，将睾丸挤出切口，识别、结扎分离出输精管，分离提睾肌，游离并缝扎精索血管。将睾丸附睾一并切除，仔细检查术野是否有出血，彻底止血，放置皮片引流，逐层缝合关闭切口。

1. 左侧睾丸切除术

平卧位，常规消毒后固定左侧阴囊，取左侧阴囊前壁无血管区，切开皮肤、肉膜和各层筋膜及鞘膜，翻转鞘膜，将睾丸挤出切口，识别、结扎分离出输精管，分离提睾肌，游离并缝扎精索血管。将睾丸附睾一并切除，仔细检查术野是否有出血，彻底止血，放置皮片引流，逐层缝合关闭切口。

2. 右侧睾丸切除术

平卧位，常规消毒后固定右侧阴囊，取右侧阴囊前壁无血管区，切开皮肤、肉膜和各层筋膜及鞘膜，翻转鞘膜，将睾丸挤出切口，识别、结扎分离出输精管，分离提睾肌，游离并缝扎精索血管。将睾丸附睾一并切除，仔细检查术野是否有出血，彻底止血，放置皮片引流，逐层缝合关闭切口。

3. 双侧睾丸切除术

平卧位，常规消毒后固定患侧阴囊，于阴囊前壁无血管区，取阴囊中隔切口，切开皮肤、肉膜和各层筋膜及鞘膜，翻转鞘膜，将睾丸挤出切口，识别、结扎分离出输精管，分离提睾肌，游离并缝扎精索血管。将睾丸附睾一并切除，仔细检查术野是否有出血，彻底止血，放置皮片引流，逐层缝合关闭切口。

六、睾丸肿瘤根治切除术

手术分级：三级

平卧位，患侧腹股沟取斜切口，逐层切开至腹外斜肌腱膜，切开后游离出精索，分离提睾肌，阻断精索后将睾丸从阴囊推向手术切口，切断睾丸引带，切开鞘膜完全游离睾丸，游离精索至腹股沟管内环口附近，结扎并缝扎切断输精管及精索，仔细检查术野是否有出血，彻底止血，留置阴囊引流皮片，逐层缝合关闭切口。

1. 左侧睾丸肿瘤根治性切除术

平卧位，左侧腹股沟取斜切口，逐层切开至腹外斜肌腱膜，切开后游离出精索，分离提睾肌，阻断精索后将睾丸从阴囊推向手术切口，切断睾丸引带，切开鞘膜完全游离睾丸，游离精索至腹股沟管内环口附近，结扎并缝扎切断输精管及精索，仔细检查术野是否有出血，彻底止血，留置阴囊引流皮片，逐层缝合关闭切口。

2. 右侧睾丸肿瘤根治性切除术

平卧位，右侧腹股沟取斜切口，逐层切开至腹外斜肌腱膜，切开后游离出精索，分离提睾肌，阻断精索后将睾丸从阴囊推向手术切口，切断睾丸引带，切开鞘膜完全游离睾丸，游离精索至腹股沟管内环口附近，结扎并缝扎切断输精管及精索，仔细检查术野是否有出血，彻底止血，留置阴囊引流皮片，逐层缝合关闭切口。

3. 双侧睾丸肿瘤根治性切除术

平卧位，一侧腹股沟取斜切口，逐层切开至腹外斜肌腱膜，切开后游离出精索，分离提睾肌，阻断精索后将睾丸从阴囊推向手术切口，切断睾丸引带，切开鞘膜完全游离睾丸，游离精索至腹股沟管内环口附近，结扎并缝扎切断输精管及精索，仔细检查术野是否有出血，彻底止血，留置阴囊引流皮片，逐层缝合关闭切口。重复以上手术步骤，完成对侧手术。

七、睾丸破裂修补术

手术分级：三级

消毒，电刀逐层切开，探查伤口，清除血肿，修补睾丸，逐层缝合关闭切口。

1. 左侧睾丸破裂修补术

处理左侧开放性损伤时，消毒清洗伤口，清除异物和血块，结扎出血点。左侧闭合性损伤需切开左侧阴囊皮肤，清除积血，探查睾丸伤情。清创后，修整阴囊皮肤，使其平整。睾丸裂伤需剪除突出组织，碎裂则切除碎裂部分。用0号丝线缝合睾丸白膜破裂处，保持低张力，避免萎缩。修补睾丸后放回鞘膜内，留置阴囊引流皮片，逐层缝合关闭切口。术后用抗生素预防感染，采取措施托起阴囊，24～48小时后拔除引流管。

2. 右侧睾丸破裂修补术

处理右侧开放性损伤时，消毒清洗伤口，清除异物和血块，结扎出血点。右侧闭合性损伤需切开右侧阴囊皮肤，清除积血，探查睾丸伤情。清创后，修整阴囊皮肤，使其平整。睾丸裂伤需剪除突出组织，碎裂则切除碎裂部分。用0号丝线缝合睾丸白膜破裂处，保持低张力，避免萎缩。修补睾丸后放回鞘膜内，留置阴囊引流皮片，逐层缝合关闭切口。术后用抗生素预防感染，采取措施托起阴囊，24～48小时后拔除引流管。

3. 双侧睾丸破裂修补术

处理双侧开放性损伤时，消毒清洗伤口，清除异物和血块，结扎出血点。闭合性损伤需切开一侧阴囊皮肤，清除积血，探查睾丸伤情。清创后，修整阴囊皮肤，使其平整。睾丸裂伤需剪除突出组织，碎裂则切除碎裂部分。用0号丝线缝合睾丸白膜破裂处，保持低张力，避免萎缩。修补睾丸后放回鞘膜内，留置阴囊引流皮片，逐层缝合关闭切口。重复以上手术步骤，完成对侧手术。术后用抗生素预防感染，采取措施托起阴囊，24～48小时后拔除引流管。

八、睾丸穿刺活检术

手术分级：二级

说明：单侧

平卧位，外生殖器消毒，局部麻醉，穿刺针刺入睾丸，抽取生精组织，送病理学检查，包扎伤口。不含病理学检查。

1. 左侧睾丸穿刺活检术

平卧位，局部麻醉，消毒，铺巾。固定睾丸，右手持穿刺针准备穿刺。在左侧阴囊皮肤上选择少血管区域做一小切口（2～3mm），并刺破白膜。将穿刺针通过切口刺入睾丸组织，旋转穿刺针外鞘，瞬间完成睾丸组织切割。抽吸负压，通过针管获取少量睾丸组织或生精小管。送病理检查。压迫穿刺部位止血，并给予加压包扎。

2. 右侧睾丸穿刺活检术

平卧位，局部麻醉，消毒，铺巾。固定睾丸，右手持穿刺针准备穿刺。在右侧阴囊皮肤上选择少血管区域做一小切口（2～3mm），并刺破白膜。将穿刺针通过切口刺入睾丸组织，旋转穿刺针外鞘，瞬间完成睾丸组织切割。抽吸负压，通过针管获取少量睾丸组织或生精小管。送病理检查。压迫穿刺部位止血，并给予加压包扎。

3. 双侧睾丸穿刺活检术

平卧位，局部麻醉，消毒，铺巾。固定睾丸，右手持穿刺针准备穿刺。在一侧阴囊皮肤上选择少血管区域做一小切口（2～3mm），并刺破白膜。将穿刺针通过切口刺入睾丸组织，旋转穿刺针外鞘，瞬间完成睾丸组织切割。抽吸负压，通过针管获取少量睾丸组织或生精小管。送病理检查。压迫穿刺部位止血，并给予加压包扎。重复以上手术步骤，完成对侧穿刺活检。

九、睾丸切开活检术

手术分级：二级

说明：单侧

平卧位，外生殖器消毒，局部麻醉，切开睾丸，取生精组织，缝合睾丸，标本送病理学检查，包扎伤口，冰敷。不含病理学检查。

1. 左侧睾丸切开活检术

平卧位，局部麻醉，消毒和铺单。于左侧阴囊皮肤上做一个小切口，通常选择少血管区域，切开左侧睾丸的白膜，暴露睾丸。在直视下，用小剪刀或钳子切取一小块左侧睾丸组织样本。样本大小通常为1～3mm立方体。取出样本后，对切口进行压迫止血，逐层缝合关闭切口。标本送病理。

2. 右侧睾丸切开活检术

平卧位，局部麻醉，消毒和铺单。于右侧阴囊皮肤上做一个小切口，通常选择少血管区域，切开右侧睾丸的白膜，暴露睾丸。在直视下，用小剪刀或钳子切取一小块右侧睾丸组织样本。样本大小通常为1～3mm立方体。取出样本后，对切口进行压迫止血，逐层缝合关闭切口。标本送病理。

3. 双侧睾丸切开活检术

平卧位，局部麻醉，消毒和铺单。于一侧阴囊皮肤上做一个小切口，通常选择少血管区域，切开睾丸的白膜，暴露睾丸。在直视下，用小剪刀或钳子切取一小块睾丸组织样本。样本大小通常为1～3mm立方体。取出样本后，对切口进行压迫止血，逐层缝合关闭切口。重复以上手术步骤，完成对侧手术。标本送病理。

十、睾丸附件扭转探查术

手术分级：二级

说明：单侧

平卧位，消毒，电刀逐层切开，探查，睾丸附件复位，固定精索，逐层缝合关闭切口。

1. 左侧睾丸附件扭转探查术

平卧位，局部麻醉，常规消毒、铺巾。取左侧阴囊切口，长1～3cm，逐层切开，暴露精索及睾丸，用血管钳提起睾丸鞘膜并切开。睾丸附件通常位于睾丸上极，呈暗红色或紫黑色，质地变硬，表明可能已发生缺血坏死。确认睾丸附件是否存在扭转，通常为顺时针方向扭转360°或更多。若睾丸附件扭转，需将其复位。复位后，若睾丸附件血液循环恢复，颜色恢复正常，则考虑保留睾丸附件。若睾丸附件已坏死，则需切除坏死的睾丸附件，并对周围组织进行彻底止血和清洗。将睾丸附件复位后，在睾丸鞘膜囊内将精索固定。将睾丸白膜缝合固定于阴囊底部。确认无活动性出血后，逐层缝合关闭切口，留置阴囊引流皮片，加压包扎。

2. 右侧睾丸附件扭转探查术

平卧位，局部麻醉，常规消毒、铺巾。取右侧阴囊切口，长1～3cm，逐层切开，暴露精索及睾丸，用血管钳提起睾丸鞘膜并切开。睾丸附件通常位于睾丸上极，呈暗红色或紫黑色，质地变硬，表明可能已发生缺血坏死。确认睾丸附件是否存在扭转，通常为顺时针方向扭转360°或更多。若睾丸附件扭转，需将其复位。复位后，若睾丸附件血液循环恢复，颜色恢复正常，则考虑保留睾丸附件。若睾丸附件已坏死，则需切除坏死的睾丸附件，并对周围组织进行彻底止血和清洗。将睾丸附件复位后，在睾丸鞘膜囊内将精索固定。将睾丸白膜缝合固定于阴囊底部。确认无活动性出血后，逐层缝合关闭切口，留置阴囊引流皮片，加压包扎。

3. 双侧睾丸附件扭转探查术

平卧位，局部麻醉，常规消毒、铺巾。取一侧阴囊切口，长1～3cm，逐层切开，暴露精索及睾丸，用血管钳提起睾丸鞘膜并切开。睾丸附件通常位于睾丸上极，呈暗红色或紫黑色，质地变硬，表明可能已发生缺血坏死。确认睾丸附件是否存在扭转，通常为顺时针方向扭转360°或更多。若睾丸附件扭转，需将其复位。复位后，若睾丸附件血液循环恢复，颜色恢复正常，则考虑保留睾丸附件。若睾丸附件已坏死，则需切除坏死的睾丸附件，并对周围组织进行彻底止血和清洗。将睾丸附件复位后，在睾丸鞘膜囊内将精索固定。将睾丸白膜缝合固定于阴囊底部。确认无活动性出血后，留置阴囊引流皮片，逐层缝合关闭切口。重复以上手术步骤，完成对侧手术。加压包扎。

十一、显微镜下睾丸切开取精术（MTSA）

手术分级：三级

说明：单侧

平卧位，外生殖器消毒，局部麻醉，固定附睾，阴囊横切口，手术显微镜下在无血管区沿长轴纵行切开白膜，获取曲细精管，置入精子培养液，送常规体外受精胚胎移植实验室（IVF），通常反复操作10～20次，显微镜下观察精子质量，缝合白膜及伤口各层，留置阴囊引流皮片，包扎，冰敷。不含睾丸附睾精子分离、精子优选处理、精子培养、精子冷冻。

1. 显微镜下左侧睾丸切开取精术

平卧位，外生殖器消毒，局部麻醉，固定附睾，左侧阴囊横切口，手术显微镜下在无血管区沿长轴纵行切开白膜，获取曲细精管，置入精子培养液，送常规体外受精胚胎移植实验室（IVF），通常反复操作10～20次，显微镜下观察精子质量，缝合白膜及伤口各层，留置阴囊引流皮片，包扎，冰敷。不含睾丸附睾精子分离、精子优选处理、精子培养、精子冷冻。

2. 显微镜下右侧睾丸切开取精术

平卧位，外生殖器消毒，局部麻醉，固定附睾，右侧阴囊横切口，手术显微镜下在无血管区沿长轴纵行切开白膜，获取曲细精管，置入精子培养液，送常规体外受精胚胎移植实验室（IVF），通常反复操作10～20次，显微镜下观察精子质量，缝合白膜及伤口各层，留置阴囊引流皮片，包扎，冰敷。不含睾丸附睾精子分离、精子优选处理、精子培养、精子冷冻。

3. 显微镜下双侧睾丸切开取精术

平卧位，外生殖器消毒，局部麻醉，固定附睾，阴囊横切口，手术显微镜下在无血管区沿长轴纵行切开白膜，获取曲细精管，置入精子培养液，送常规体外受精胚胎移植实验室（IVF），通常反复操作10～20次，显微镜下观察精子质量。如单侧睾丸未发现精子，可根据患者情况决定是否继续对侧睾丸的探查。缝合白膜及伤口各层，留置阴囊引流皮片，包扎，冰敷。不含睾丸附睾精子分离、精子优选处理、精子培养、精子冷冻。

十二、睾丸切开取精术

手术分级：三级

说明：单侧

平卧位，外生殖器消毒，局部麻醉，切开睾丸，获取曲细精管置入精子培养液中，缝合睾丸，送常规体外受精胚胎移植实验室（IVF），加压包扎，冰敷，显微镜下观察精子质量。不含精子优选处理、精子培养、精子冷冻。

1. 左侧睾丸切开取精术

平卧位，消毒铺巾，局部麻醉。在左侧阴囊上做纵行切口，长约1cm。逐层切开皮肤、皮下组织和鞘膜，暴露睾丸。在手术显微镜下沿睾丸赤道面切开坚韧的白膜，注意避开粗大血管。在显微镜下仔细观察睾丸内部结构，寻找发育良好的生精小管。如果发现粗大、饱满、不透明的生精小管，可使用显微器械将其游离并取出。如果成功获取精子，可立即进行冷冻保存或用于单精子注射治疗。手术过程中需保护睾丸的血供，避免过度损伤组织。逐层关闭伤口，局部加压包扎。

2. 右侧睾丸切开取精术

平卧位，消毒铺巾，局部麻醉。在右侧阴囊上做纵行切口，长约1cm。逐层切开皮肤、皮下组织和鞘膜，暴露睾丸。在手术显微镜下沿睾丸赤道面切开坚韧的白膜，注意避开粗大血管。在显微镜下仔细观察睾丸内部结构，寻找发育良好的生精小管。如果发现粗大、饱满、不透明的生精小管，可使用显微器械将其游离并取出。如果成功获取精子，可立即进行冷冻保存或用于单精子注射治疗。手术过程中需保护睾丸的血供，避免过度损伤组织。逐层关闭伤口，局部加压包扎。

3. 双侧睾丸切开取精术

平卧位，消毒铺巾，局部麻醉。在阴囊中线上做纵行切口，长约1cm。逐层切开皮肤、皮下组织和鞘膜，暴露睾丸。在手术显微镜下沿睾丸赤道面切开坚韧的白膜，注意避开粗大血管。在显微镜下仔细观察睾丸内部结构，寻找发育良好的生精小管。如果发现粗大、饱满、不透明的生精小管，可使用显微器械将其游离并取出。如果一侧睾丸未发现精子，可考虑对对侧睾丸进行同样的操作。如果成功获取精子，可立即进行冷冻保存或用于单精子注射治疗。手术过程中需保护睾丸的血供，避免过度损伤组织。逐层关闭伤口，局部加压包扎。

第十二章

脐尿管手术

一、脐尿管切除术

手术分级：三级

平卧位，耻骨联合上方3cm处做横切口，显露膀胱顶部，显露脐动脉及脐尿管，向下分离至膀胱，将脐尿管从膀胱壁上切除，腹膜外逆行向上游离脐尿管至脐部，一并切除脐尿管及脐动脉。从内侧关闭脐缺损，留置腹腔引流管，逐层缝合关闭切口。

二、脐尿管囊肿切除术

手术分级：三级

平卧位，耻骨联合上方3cm处做横切口，显露膀胱顶部，显露脐动脉及脐尿管，向下分离至膀胱，腹膜外逆行向上游离脐尿管至脐部，游离出囊肿并从后方腹膜上分离出来，切断其与膀胱及脐的关系并切除囊肿。留置腹腔引流管，逐层缝合关闭切口。

三、脐尿管肿瘤切除术

手术分级：四级

平卧位，耻骨联合上方3cm处做横切口，显露膀胱顶部，显露脐动脉、脐尿管及肿瘤，向下分离至膀胱，将脐尿管从膀胱壁上切除，腹膜外逆行向上游离脐尿管至脐部，彻底切除脐尿管及肿瘤、脐动脉、脐部。从内侧分层关闭脐缺损，留置腹腔引流管，逐层缝合关闭切口。

四、脐尿管瘘切除术

手术分级：三级

平卧位，环绕瘘口做环形切口，尽量多保留脐，提起窦口，显露末端，结扎脐动脉，结扎并完整切除窦道，留置腹腔引流管，逐层缝合关闭切口。

五、脐尿管脓肿清创缝合术

手术分级：三级

平卧位，取脐尿管脓肿部位做切口，显露脐尿管及脓肿，进行清创处理，冲洗创面，留置腹腔引流管，逐层缝合关闭切口。